ANATOMY OF AN EPIDEMIC

Magic Bullets, Psychiatric Drugs, and the Astonishing Rise of Mental Illness in America

心の病の「流行」と精神科治療薬の真実

ロバート・ウィタカー 著

小野善郎 監訳

門脇陽子／森田由美 訳

福村出版

リンジーへ
あなたがもう一度『シーズンズ・オブ・ラブ』を歌い
喜びにあふれる日が来ますように

ANATOMY OF AN EPIDEMIC
Magic Bullets, Psychiatric Drugs, and
the Astonishing Rise of Mental Illness in America
by Robert Whitaker

Published in the United States by Crown Publishers,
an imprint of the Crown Publishing Group,
a division of Random House, Inc., New York

Japanese translation rights arranged
with Robert Whitaker c/o The Park Literary Group, LLC., New York
through Tuttle-Mori Agency, Inc., Tokyo

監訳者まえがき

科学の進歩はまさに日進月歩である。われわれ人類は常に前進し、新たな知識や技術を獲得することで、社会を豊かにし、健康な生活を手に入れてきたと誰もが信じていることであろう。その信念のために、われわれはともすればより新しい情報が最新の知識であるように思い、古い情報は何となく時代遅れのもののように感じてしまいがちである。

その一方で、科学の知識は一つひとつの発見の積み重ねで構成されていることも事実である。過去の知識をベースに、そこから新たな知見を発見することは科学の合理的な方法論であり、特に科学的な基礎知識を応用する産業技術の世界では一般的なことである。医学も同様で、一つの偉大な発見が多くの疾病の原因究明や新たな治療法の開発につながることはよくあることである。

しかし、その前提となっている知見が明確に確認されていない「仮説」であったとすれば、そこから派生する理論の確かさには限界があることになる。もし、その「仮説」に基づく疾病理解や治療法が広く普及し、もはや衆人の「常識」になってしまっているとしたら、天動説を覆したガリレオの苦難を引用するまでもなく、その「常識」を覆すことは容易なことではない。それでも、もし不確かなところがあるとすれば、それはできるだけ速やかに修正することが肝要である。

そのためには、新たな情報だけを追い求めるのではなく、その「常識」の前提となっている知見を過去に遡って一つひとつ検証していく作業が不可欠となる。

統合失調症やうつ病などの精神疾患に対して、向精神薬による薬物療法が始まって既に半世紀以上の時が流れ、いまやほとんどの精神疾患に対して薬物療法は実質的に最も主流の治療法となっている。精神疾患に対して有効な治療薬が存在し、それが広く普及しているとすれば、精神疾患の本質的な原因が究明されたとまでは言わないまでも、症状が発現するメカニズムは解明されたと思い込んだとしても不思議ではない。昨今の「脳科学ブーム」は、そんな精神疾患の理解に対する楽観主義を後押しするだけでなく、精神疾患の生物学的「仮説」を信じない精神科医は変人扱いすらされかねないムードを作り上げている。

本書の著者であるロバート・ウィタカーの知的探求の出発点はきわめて明快である――画期的な精神科治療薬が普及したのに、精神疾患の転帰は薬物療法が導入される以前よりも決して良くなっていないどころか、むしろ悪化しているようにさえ思われるのは何故なのだろうか。薬物療法が有効であるとすれば、その疾病の転帰は良くならなければならないのは当然である。疾病の症状は軽減し、病期は短くならなければならないはずである。しかし、精神科医療の現場は、より長期的に薬物療法を必要とする人たちが増え、そもそも精神疾患を有する人々が急増し、まさに現代の「流行病」になっているのが現実である。

精神科医療のどこかに問題があることは間違いない。少なくとも、現在の薬物療法の科学的根拠のどこかに欠陥がある可能性を疑うのは当然の帰結である。それは精神疾患に対する薬物療法がすでに「既成事実」になっている今日においては、特に専門家にとってはまさに盲点になっているかもしれない。あらためて考えてみれば、統合失調症や気分障害の生物学的な説明は、全て「仮説」のままなのである。われわれが精神疾患の薬物療法を標準的な治療として行っている拠り所は「仮説」に過ぎないのである。しかし、この「仮説」をあらためて検証する作業は大変であり、考えただけでも尻込みしたくなるが、いつかは誰かがしなければならない作業である。その難作業に果敢に挑んだのがウィタカーであり、本書はその貴重な成果である。

著者も明確に述べているように、本書は決して精神科薬物療法を否定するものではない。そうではなく、本書は、今日において「既成事実」となっている精神疾患に対する薬物療法と、その根拠となっている「仮説」の意義と限界を提示することによって、精神科医だけでなく、精神保健関係者、患者とその家族、そして広く社会全般の人々が、精神疾患とその治療をより良く理解するために必要な正しい情報の受け取り方、すなわちメディア・リテラシーに資するものと言えよう。精神科医療だけに限らず、患者と家族に最終的な治療の選択が委ねられることが一般的になっている今日の医療においては、医学情報を受け取るスキルはますます重要になるだろう。

それにしても、本書が詳細に伝える精神科薬物療法の「仮説」をめぐる精神科医、精神医学会、患者団体、製薬会社、政府の利害関係は生々しいものがある。しかし、これらはあくまでもアメリカでの物語であり、同じようなことが必ずしも日本でも起こっているわけではない。残念ながら、日本は向精神薬の開発やマーケティングにおいて中心的な役割を果たしてきていないので、ここまでの生々しい利害関係が生じる環境にはなかったというのが正直なところである。かといって、日本がこの利害関係と無縁でいられるわけでもない。なぜなら、日本は本書に登場する巨大な製薬会社にとって重要なマーケットだからである。

本書の物語が日本にとって決して「対岸の火事」ではないもう一つの理由がある。現在の医療は、厳密な科学的データによって実証された診療、すなわちエビデンス（根拠）に基づいた医療（evidence-based medicine）が強調されている。精神科医療も同様で、明確なエビデンスのある治療が良質な治療として推奨されている。しかし、日本の精神科医療の拠り所となるエビデンスの多くはアメリカの情報に基づいているという事実は、われわれがアメリカの新薬開発をめぐる利害関係と無縁ではないことを運命づけている。特に、アメリカの有力な医学雑誌に掲載された論文は日本でも高く評価され、超一流のエビデンスとして臨床に大きな影響を与えている。

ここでも著者や雑誌の権威だけで研究結果を受け止めるのではなく、その研究者の利害関係（利益相反という）を踏まえて解釈することが求められている。精神科薬物療法の根幹に関わる「仮説」の様々な利害関係を理解することは、エビデンスに基づいた合理的な医療を目指す流れにおいても重要である。本書はそのための重要な情報を提供している点で、全ての精神科医療関係者にとって一読の価値があるものと信じる。

なお、本書の翻訳にあたっては、アメリカにおける薬物療法の経緯と現状をありのままに紹介するために、本文中に登場する薬剤の商品名については原書のままとしている。日本における商品名や一般名と対比されたい読者は、凡例を掲載しているので参照されたい。

二〇一二年八月　　　監訳者　小野善郎

凡例

本文中に登場する向精神薬のうちアメリカの商品名で記述されている薬剤の一般名と日本での商品名（代表的なもののみ）は以下のとおりである。ここに挙げた以外の薬剤名は一般名が使用されている。なお、日本での商品名については二〇二〇年一月現在の情報である。

アメリカでの商品名	一般名（化学名）	日本での商品名
アチバン	ロラゼパム	ワイパックスなど
アデラール	アンフェタミンとデキストロアンフェタミンの合剤	日本未発売
アンビエン	ゾルピデム	マイスリー
ウェルブトリン	ブプロピオン	日本未発売
エビリファイ	アリピプラゾール	日本でも同名で発売
イフェクサー	ベンラファキシン	日本でも同名で発売
クロザリル	クロザピン	日本でも同名で発売
クロノピン	クロナゼパム	リボトリール、ランドセンなど（ただし日本では抗不安薬ではなく抗てんかん薬に分類される）
コゲンチン	ベンズトロピン	日本未発売
コンサータ	メチルフェニデート徐放錠	日本でも同名で発売
ザナックス	アルプラゾラム	コンスタン、ソナラックスなど
ジオドン	ジプラシドン	日本未発売
ジプレキサ	オランザピン	日本でも同名で発売
スアビチル	ベナクチジン	日本未発売
セロクエル	クエチアピン	日本でも同名で発売

アメリカでの商品名	一般名（化学名）	日本での商品名
セルゾン	ネファゾドン	日本未発売
ソラジン	クロルプロマジン	コントミン、ウィンタミンなど
ゾロフト	セルトラリン	ジェイゾロフト
テグレトール	カルバマゼピン	日本でも同名で発売
デパコート	ジバルプロックス	日本未発売
ニューロンチン	ガバペンチン	日本でも同名で発売
バリウム	ジアゼパム	セルシン、ホリゾンなど
ハルシオン	トリアゾラム	日本でも同名で発売
ハルドール	ハロペリドール	セレネースなど
プロザック	フルオキセチン	日本未発売
ベナドリル	ジフェンヒドラミン	ドリエル（市販薬）
ベンゼドリン	ラセミ体アンフェタミン	日本未発売
マルシリド	イプロニアジド	日本未発売
ミルタウン	メプロバメート	アトラキシンとして発売されていたが一九七〇年に発売中止
ラミクタール	ラモトリギン	日本でも同名で発売
リスパダール	リスペリドン	日本でも同名で発売
リタリン	メチルフェニデート	アメリカと同名で発売されているが、日本では現在ナルコレプシーにのみ適応が認められている
リブリウム	クロルジアゼポキシド	コントール、バランスなど
ルボックス	フルボキサミン	ルボックス、デプロメールなど
レクサプロ	エスシタプラム	日本でも同名で発売

目次

心の病の「流行」と精神科治療薬の真実

はじめに
Foreword

精神医学とその治療の歴史は、アメリカ社会で時として大きな議論を呼ぶ問題だ。そのため私が前著 *Mad in America* で試みたように、精神医学について執筆すると、たいていこのテーマに興味を持つようになった経緯をたずねられる。著者には、このテーマに関心を抱く個人的理由があるに違いない、さもなくば政治的問題を孕んだ地雷原に足を踏み入れるはずがない、と思われるのだ。加えてこんな質問を投げかける人は、私の執筆内容に影響を与える個人的バイアスがないか確かめようとする。

私の場合、精神医学というテーマへの個人的な思い入れは一切なかった。ただ一風変わった形で、このテーマに関わることになったのだ。

長年新聞記者を務めた後、私は一九九四年に報道を離れてセンターウォッチという出版社を共同で設立し、新薬開発の臨床治験を商業的視点で捉えた刊行物の出版を手掛けた。主な読者は、製薬会社、大学医学部、民間医療機関、金融関係者などで、新薬開発をもっぱら業界に好意的な立場で扱った。私たちは臨床治験を、進んだ治療法を市場化するためのプロセスの一つと捉え、成長する製薬業界の財務面について報じた。やがて一九九八年初め、研究現場での精神病患者虐待を伝えるエピソードに遭遇した。私はセンターウォッチの共同経営者を務める傍ら、時々新聞・雑誌向けにフリーランスで記事を書いていた。その秋、私はドロレス・コンと共同で、『ボストン・グローブ』にこの問題を扱った一連の記事を発表した。

私たちが着目した「虐待」には、いくつかの種類があった。私たちは、国立精神保健研究所(National Institute of Mental Health: NIMH)が助成した一連の研究のうち、統合失調症患者に症状を悪化させる薬を投与した試験を調査した(これらの研究は、精神病の生物学的特徴を調べるものだった)。さらに、新たに登場した非定型抗精神病薬の試験中に発生した死亡例を検討した。最終的には、統合失調症患者を抗精神病薬から離脱させた研究について報告を行った。私たちはこの種の退薬研究は非倫理的だと考えた。いやそれどころか、言語道断とさえ思っていた。

私たちの論法は、分かりやすいものだった。抗精神病薬は、「糖尿病患者にとってのインシュリン」のようなものだと言われる。私は『アルバニー・タイムズ・ユニオン』で医療関係の記事を書いて以降、しばらくはその喩えが「正しい」ものと考えていた。だとすれば当然、精神医学研究者が退薬研究を一〇回以上行い、症状が再発して再入院が必要になる割合を細かく計算するのは虐待に当たる。果たしてこれまで、糖尿病患者にインシュリンを止めさせ症状再発までの時間を計るような試験を実施した研究者がいるだろうか?

私たちは一連の記事の中で、概ねこのような視点で退薬研究を捉えた。頭にこびりついて離れない、未解決のとある疑問にさえ襲われなければ、精神医学に関して書くのはこれで終わりにしていただろう。前述の記事のため取材する中で、私はどうしても納得できない二つの研究結果に出くわした。一つ目の研究結果はハーバード大学医学部の研究者らが一九九四年に発表したもので、アメリカの統合失調症患者の転帰は過去二〇年間に悪化しており、現在の転帰は一〇〇年前とさして変わらないという。二つ目として、世界保健機関（World Health Organization; WHO）が、統合失調症の転帰はアメリカなどの富裕国より、インドやナイジェリアなどの貧困国の方がはるかに良好であるという結果を二度にわたり導き出していた。ＷＨＯのこの研究結果について様々な専門家に話を聞くと、アメリカで転帰が悪いのは社会政策と文化的価値観のせいだと示唆された。貧困国では、家族が積極的に統合失調症患者の面倒をみるのだという。確かにありそうな話に思えたが、完全に納得できる説明ではなかった。前述の記事が『ボストン・グローブ』に掲載された後、私はＷＨＯの統合失調症の転帰に関する研究に言及した全ての学術論文を改めて読み返した。その時点で、私は驚くべき事実を発見した。貧困国では、抗精神病薬を日常的に服用している患者はわずか一六パーセントに過ぎなかったのだ。

こうした経緯で私は、精神医学という「地雷原」に足を踏み入れることになった。当時の私は、ちょうど統合失調症患者への投薬を中止するのがいかに非倫理的かを訴える内容を含む記事を、共同で書き上げたばかりだった。それなのに、手元にあるＷＨＯの研究では、良好な転帰と薬を持続的に服用しないことの関連性が確認されているようだった。私は、アメリカにおける重度精神病患者の治療史を綴った著書*Mad in America*を執筆し、一体どうしてそんな事態が起こり得るのか理解しようと努めた。

私がこうした経緯を正直に告白するのは、しごく単純な理由からだ。精神医学は議論が大きく分かれるテーマであるため、読者の皆さんに、私自身も最初は従来的な通念を信じてこの長い知的探求の旅に乗り出したことを知っておいていただきたいのだ。私は、精神医学研究者らが精神疾患の生物学的原因を明らかにし、その知識に基づいて脳内化学物質の「バランス」を整えるのに役立つ新世代の精神科治療薬を開発したのだと信じていた。それらの薬は、いわば「糖尿病患者にとってのインシュリン」のようなものだと。取材中に精神科医たちからそういう説明を受けたため、素直にその通りだと思い込んでいた。ところがハーバード大学の研究やＷＨＯの研究結果に出くわしたため、知的探求を始めることになり、最終的にその旅の所産として本書が生まれたのだ。

第I部
Part One

流行病
The Epidemic

第1章

現代の疫病
A Modern Plague

「科学の真髄はこれだ。的外れな質問をせよ。そうすれば的を射た答えに近づく」
——ジェイコブ・ブロノフスキー（一九七三年）[1]

これは、ある医療をめぐる謎の物語である。きわめて不可思議な謎だが、この社会にとっては是が非でも解く必要のある謎だ。それは何百万人ものアメリカ人の寿命を縮め、子どもたちにまで急速に広がりつつある、隠れた流行病に関わることだからだ。その病は過去五〇年間で規模も範囲も拡大し、今や毎日八五〇人の大人と二五〇人の子どもを障害に至らしめている。だが、この衝撃的な数字も、この現代の疫病の氷山の一角にすぎない。それは、病が悪化して、家族や養育者が政府の障害者給付の受給資格を新たに取得した人の数にすぎないからである。

では、その謎とは——。

この社会では、精神病の治療は過去五〇年間で長足の進歩を遂げたと理解されている。科学者は精神障害の生物学的原因を解明しつつあり、製薬会社は精神病の治療に効果のある多くの薬を開発している。新聞、雑誌、本はそういう筋書きを語ってきたし、社会はそれを信じている。その認識は消費の実態にも反映され、二〇〇七年には、抗うつ薬と抗精神病薬に二五〇億ドルが費やされた。これは人口一八〇〇万人の国、カメルーンの国民総生産を上回る金額だ。(2)

一九九九年に、アメリカ公衆衛生局長官デビッド・サッチャーは*Mental Health*という四五八ページにわたる報告書で、この科学的進展について簡潔にまとめている。彼によると、精神医学にとっての現代は一九四五年に始まった。それ以前の精神医学には「病気の慢性化を防ぐ」ような治療がなかったが、そこにソラジンが登場したのである。ソラジンは精神障害の最初の特効薬——抗精神病薬——であり、「薬物療法革命」の先鞭をつけた薬だ。その後まもなく抗うつ薬と抗不安薬が発見され、おかげで今日の私たちは、サッチャーの言葉によれば「一生の間に起こり得る、一連の明確に定義された精神的・行動的障害に対して、既に効果が実証された種々の治療」の恩恵に浴しているわけである。またプロザックと他の「第二世代」の精神科治療薬の導入は、「神経科学と分子生物学の発展によって勢いを増し」、精神障害の治療をまた一つ、飛躍させたのである。(3)

精神科医を目指す医学生はこうした歴史を教科書で学び、一般人は一般向けの医療関係の記事で知る。トロント大学教授エドワード・ショーターは、一九九七年の著書*A History of Psychiatry*で、ソラジンは「精神医学に革命を起こした。それはちょうど一般医学におけるペニシリンの導入になぞらえることができる」と述べた。(4) そして「薬物療法時代」が始まった。今日、精神科の薬品棚に並んだ薬は、科学的に有効性が証明されたものばかりなのだから、安心してもよいはずだ。ワイルコーネル医科大学精神薬理クリニック所長リチャード・フリードマンは、二〇〇七年六月一九日の『ニューヨーク・タイムズ』で、「私たちは広範囲にわたる精神障害について、極めて効果的で安全な治療法を持っている」と述べた[5]。三日後の『ボストン・グローブ』の「子どもに薬が必要なとき」という論説にも、同じ思いが表れている。「強力な薬の開発が、精神病の治療を根本的に刷新したのである[6]」。

世界の精神科医も、それが真実だと思っている。二〇〇八年五月、ワシントンDCで開催されたアメリカ精神医学会（American Psychiatric Association; APA）第一六一回年次総会には二万人の精神科医が参加したが、海外からの参加者がほぼ半数を占めていた。廊下では、統合失調症や双極性障害、うつ病、パニック障害、注意欠如・多動性障害、その他APAの『精神疾患の分類・診断マニュアル』（*Diagnostic and Statistical Manual of Mental Disorders*; DSM）にある種々の症状をめぐって話に花が咲き、5日間の大会での講演、ワークショップ、シンポジウムのほとんどは、精神医学の進歩を語っていた。APA会長キャロライン・ラビノウィッツは初日の演説で、「精神障害の解明はめざましく進み、知識はますます豊かになっています」と述べた。「私たちの仕事は多くの人々を救い、生活をよりよいものにしているのです[7]」。

ところがここで、どうにも不可解な謎にぶつかる。それほど医療が大きく進歩しているなら、アメリカの精神障害者の数は、過去五〇年間で人口比で減少したはずだ。一九八八年にプロザックや他の第二世代の精神科治療薬が登場してからは、さらに減ったと期待していいところだ。障害者率は二段階で減少したはずである。ところが薬物療法革命が進むにつれて、アメリカの精神障害者数は劇的に増加しているのである。しかもプロザックや他の第二世代の精神科治療薬の導入以来、一段とピッチを上げているのだ。何より憂うべきことに、この現代の疫病は今や子どもたちにまで広がっている。

障害者数の増加という一つの事実から、さらに大きな疑問が湧いてくる。なぜ今日、これほど多くのアメリカ人が障害に至らないまでも、慢性的な精神的問題——再発を繰り返す抑うつ、躁うつ、激しい不安——に苛まれているのだろうか。精神障害の効果的な治療薬があるというのに、なぜこの国で精神病がますます大きな健康問題になっているのだろうか。

流行病

最初に約束しておくが、この本はただの統計だけでは終わらない。私たちはここである謎を解こうとしている。科学と歴史を探りながら、最終的には、意外なひねりがいくつも入った筋書きにたどりつこうとしている。だがそもそもこの謎は、政府統計を徹底分析するうちに浮かび上がったものなので、最初のステップとして、過去五〇年の障害者数の推移をたどり、この流行病がまぎれもなく現実のものだということを確認したい。

一九五五年頃、精神障害者は主に州立・郡立の精神病院で治療されていた。一方、今日の精神障害者は一般に補足的所得保障（Supplemental Security Income; SSI）または社会保障障害保険

表1　1955年の精神病による入院患者

	初回入院の患者数	入院患者数
精神病性障害		
統合失調症	28,482	267,603
躁うつ病	9,679	50,937
その他	1,387	14,734
精神神経症（不安）	6,549	5,415
パーソナリティ障害	8,730	9,739
その他全て	6,497	6,966

1955年の州立・郡立精神病院の入院患者は558,922人だが、そのうち精神病患者は35万人のみである。残りの20万人は、認知症や末期の梅毒、アルコール依存症、精神遅滞、その他の様々な神経学の症候群のある高齢者である。

出典：Silverman, C. *The Epidemiology of Depression*（1968）：139.

(Social Security Disability Insurance; SSDI）で月々の給付を受け、[訳注(1)] 多くの人が居住型シェルターに住むか住宅援助を受けている。どちらの統計からも、精神病による障害で公的保護を受けている人のおおまかな数が把握できる。

一九五五年に、州立・郡立の精神病院に入院していた患者は五六万六〇〇〇人だった。ただし精神病と診断された人はそのうち三五万五〇〇〇人だけで、残りはアルコール依存症、梅毒による認知症、アルツハイマー病、精神遅滞など、今日の統計では精神障害者に含まれないような人々だった。[8] したがって一九五五年に精神障害のために入院していたアメリカ人は四六八人に一人である。一方、一九八七年に精神障害によってSSIまたはSSDIを受給した人は一二五万人、比率でいうと一八四人に一人となる。

だが条件の違うものを比較しても意味がないと、反論されるかもしれない。例えば、一九五五年当時は、精神病にまつわる社会的タブーのせいで、病院に行くのをためらう人が多かったので、入院率も低いのかもしれない。また一九五五年の精神病院の入院患者より症状の軽い人も、一九八七年のＳＳＩやＳＳＤＩの受給者に含まれるので、一九八七年の障害者率が高くなるとも考えられる。だが反対の議論も成り立つ。ＳＳＩとＳＳＤＩの受給者数には六五歳未満の精神障害者しか含まれていないが、一九五五年の精神病院には高齢の統合失調症患者が多数、入院していた。また精神病のあるホームレスや受刑者は一九五五年よりも八七年の方が多いが、それは障害者数に含まれていない。確かに完璧な比較というわけにはいかないが、一九五五年から八七年までの障害者数の推移をたどるには、これがベストの方法だろう。

幸い、一九八七年以降は、ＳＳＩとＳＳＤＩの受給者数による同一条件の比較ができる。一九八七年にプロザックがアメリカ食品医薬品局（Food and Drug Administration; FDA）から認可されたが、その後二〇年間で、ＳＳＩとＳＳＤＩの精神障害者の登録数は三九七万に膨れ上がった。[9]二〇〇七年のアメリカの障害者の比率は七六人に一人で、一九八七年の二倍以上、一九五五年の六倍にあたる。同一条件で比較すると、何かがおかしいことがはっきり見えてくる。

データをもう少し掘り下げると、二つ目の謎にぶつかる。一九五五年には、大うつ病や双極性障害による障害者はそれほど多くなかった。州立・郡立精神病院で、こうした感情障害と診断された患者は五万九三七人しかいなかった。[10]ところが一九九〇年代になると、ＳＳＩやＳＳＤＩにうつ病や双極性障害の患者が目立つようになり、その数は増える一方で、現在では、一八歳から六四歳までの感情障害による受給者はおよそ一四〇万人にのぼっている。[11]しかもこの傾向には、

図1　プロザック時代の精神障害者

精神障害による65歳未満のSSIおよびSSDIの受給者　1987～2007年

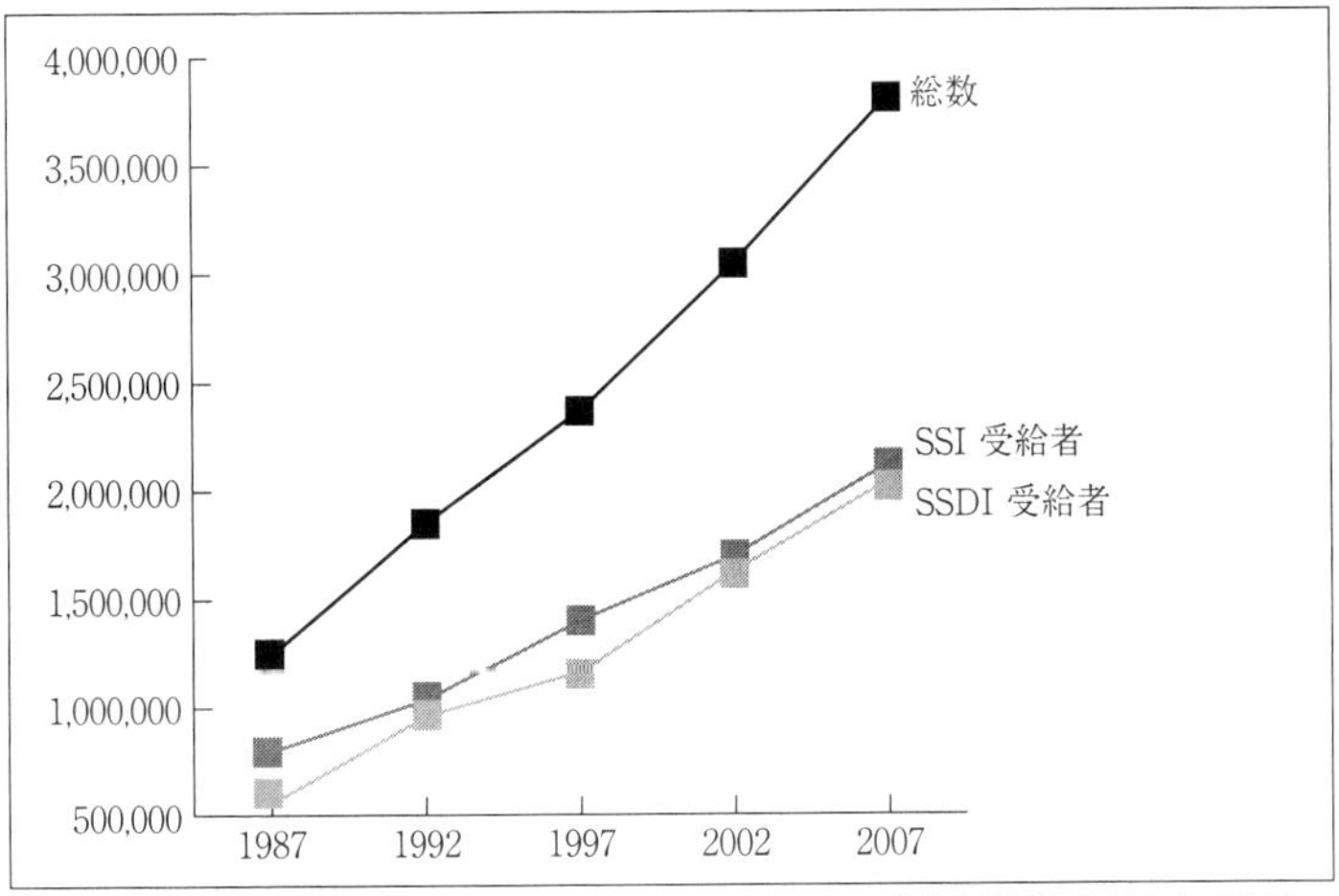

SSDI受給者の6人に1人はSSIも受給しているので、受給者総数はSSIとSSDIの合計よりも少ない。

出典：Social Security Administration reports, 1987–2007.

ますます拍車がかかっている。二〇〇八年のアメリカ会計検査院の報告書によると、二〇〇六年に精神障害のためにSSIまたはSSDIを受給した青年（一八歳から一六歳まで）のうち、実に四六パーセントまでもが感情障害と診断されている（その他に「不安障害」が八パーセント）[12]。

精神病による障害という流行病は、今や子どもたちにまで広まっている。一九八七年には、重度の精神障害でSSIに登録された一八歳未満の子どもは一万六二〇〇人だった。これは障害者として登録された二九万三〇〇〇人の子どもの五・五パーセントにすぎず、精神病は子どもの障害の主要な要因ではなかった。ところが一九九〇年を境に子どもの精神病が激増し、二〇〇七年末には五六万一五六九人がＳＳＩに障害者として登録された。二〇年という短い期間で、精神障害のある子どもの数が三五倍に膨れ上がったのである。今では精神病は子どもの障害の主要な要因であり、二〇〇七年にＳＳＩに登録された子ども全体の五〇パーセントが精神病を抱えている。[13]

この現代の子どもの流行病の不可解さは、ことに一九九六年から二〇〇七年にかけてのＳＳＩのデータにくっきりと現れている。この期間に精神病による障害児の数が二倍以上になったのに対し、他の原因（がん、精神遅滞、その他）でＳＳＩに登録された子どもは七二万八一一〇人から五五万九四四八人に減少している。他の全ての病気や障害では治療の進歩のあとが見えるのに、精神障害にかぎっては、まったく逆のことが起きているのだ。

科学的探究

何が謎なのか、的がしぼられてきた。私たちは、一方では精神科治療薬が多くの人に役立っているのを知っている。薬のおかげで症状が安定し、普通の生活が送れるようになったと個人的に証言する人はたくさんいるだろう。それに、サッチャーの一九九九年の報告書にあるように、薬に少なくとも短期的な「効果がある」ことは、科学文献で実証されている。薬を処方する精神科医や他の医師もそう証言するだろうし、精神科治療薬を服用する子どもの親たちも薬に絶大な信頼を置く。だから、精神科治療薬には効果があり、薬を飲めば、概ね普通の生活を送れるようになるという強力なコンセンサスがある。しかし、気がかりな事実もある。すなわち一九五五年以降、精神障害者は爆発的に増え、精神科治療薬の処方が激増したこの二〇年間で、精神障害のある大人や子どもの数が、思わずたじろぐほど増えているのである。そうなると、あるはっきりとした疑問にたどりつく――それは異端的な疑問かもしれないが。投薬中心の治療パラダイムは、思いもよらないかたちで、この現代の流行病を促進しているのではないだろうか。

本書では、この疑問を追及していきたい。この謎を解くために必要なことは分かっている。この五五年間で展開した科学の歴史、この謎のあらゆる面を説明してくれるような、最高の研究から生まれた歴史を見つけ出す必要がある。その歴史は、精神障害者が激増した原因、また五〇年前よりも感情障害が大幅に増えている原因を明らかにし、今日、多くの子どもが深刻な精神病に苛まれている理由も解き明かすものでなければならない。もしそのような歴史を発見できたら、これまでなぜそれが隠され知られなかったのかも説明できるだろう。

また今、どんな危機が迫っているかも分かっている。障害者の統計は、精神病がこの社会に強いる甚大な被害を仄めかしているにすぎない。会計検査院の二〇〇八年六月の報告書によると、アメリカの青年の一六人に一人に「深刻な精神病」があるという。まだ大人になったばかりの初々しい青年たちに精神病が疫病のように蔓延した社会など前代未聞である。また、この若さでSSIやSSDIに登録されたということは、残りの人生も障害者給付をもらい続ける可能性が高いということだ。二〇歳でSSIまたはSSDIに登録された人が以後約四〇年間で受け取る給付額は、一〇〇万ドルを超える。もしこの流行病の蔓延が止まらないなら、社会はそのコストを負いきれなくなるだろう。

この流行病は、もっと見えにくいかたちでもひたひたと広がっている。この二五年間で、精神医学はＤＳＭによって何が「正常」で何がそうでないかの線引きをしたが、それによって社会を根本から再編成してしまった。かつて人々は人間の精神を様々な情報源（偉大な文学作品、科学研究、哲学的・宗教的書物）から理解していたが、今ではＤＳＭというフィルターを通して解釈している。精神医学が教える脳内の「化学的アンバランス」という概念は、精神作用についての理解を一変させ、自由意志という概念を揺るがしている。人間は脳内の神経伝達物質に支配される奴隷なのだろうか。何よりアメリカの子どもたちは、絶えず「精神病」の影に脅かされながら成長する、人類史上、最初の子どもたちなのである。それほど遠くない昔、学校の校庭には怠け者、道化役、いじめっ子、オタク系、恥ずかしがり屋、先生のお気に入り、その他いろいろなタイプの子どもがいて、程度の差はあれ、みな正常だということになっていた。この子たちがどんな大人になるのか、誰にも予想できなかったし、そこに人生の面白さがあった。二〇年後に同窓会を開けば、五年生の時の怠け者が大物企業家になっているかもしれないし、引っ込み思案だった女の子が洗練された女優になっているかもしれない。だが今日、校庭を賑わしめているのは、精神障害と診断された子どもたちなのだ（特にＡＤＨＤ、うつ病、双極性障害）。彼らは、君の脳にはおかしいところがあるので、「糖尿病患者にインシュリンが必要」なように、一生、精神科治療薬を飲まなくてはいけないと教え込まれている。この医学的所見が「人間とは何か」について子どもに教えるものは、かつての子どもたちが教えられたこととは、まったく異次元のものだ。

そういうわけで、本書では次のことを課題として探っていく。もし通説の通り、精神医学が本当に精神障害の生物学的原因を明らかにし、効果的な治療を開発して大きく躍進したのなら、精神医学は社会をよい方向に再編成したと言えるだろう。また精神病による障害という流行病は深刻であるにしろ、もし医学の進歩がなければ、事態はもっと悪化していたと考えるべきだろう。二〇〇八年APA総会時のキャロライン・ラビノウィッツ会長の演説にあったように、精神科治療薬は何百万人もの子どもと大人を救い、彼らの人生をより豊かにし充実させていると、科学文献も証するはずだ。だがもしそれとは違う歴史――精神病の生物学的原因はいまだに解明されていないし、実は精神科治療薬が精神障害という流行病を煽っていることを示す歴史――が掘り起こされたら、どうだろうか。すっかり惑わされ、いわば裏切られた社会の歴史を実証することになるだろう。

もしそうなら、本書の最終章では、そうではない未来を築くために何が私たちにできるかということについて、ページを割くことになる。

【訳注】

（1） SSIとSSDIは共にアメリカの障害者のための所得保障プログラム。

【注】

＊以下［各章末注］に挙げる原資料の多くは、madinamerica.com または robertwhitaker.org で閲覧することができる。

（1） J. Bronowski, *The Ascent of Man* (New York: Little, Brown & Co., 1973), 153.

(2) IMS Health, "2007 top therapeutic classes by U.S. sales."

(3) U.S. Department of Health and Human Services, *Mental Health: A Report of the Surgeon General* (1999), 3, 68, 78.

(4) E. Shorter, *A History of Psychiatry* (New York: John Wiley & Sons, 1997), 255.

(5) R. Friedman, "On the Horizon, Personalized Depression Drugs," *New York Times*, June 19, 2007.

(6) *Boston Globe* 社説、"When Kids Need Meds,"June 22, 2007.

(7) Carolyn Robinowitz の演説、ワシントンDCの APA年次総会にて。二〇〇八年五月四日。

(8) C. Silverman, *The Epidemiology of Depression* (Baltimore: Johns Hopkins Press, 1968), 139.

(9) Social Security Administration, annual statistical reports on the SSDI and SSI programs, 1987—2008. 一九八七年と二〇〇七年の障害者総数を計算するにあたって、当年の六五歳未満のＳＳＩ受給者数と精神病を理由としたＳＳＤＩ受給者数を加えたうえで、ＳＳＤＩ受給者の六人に一人はＳＳＩも受給しているという事実を反映させて、合計数を調整した。従って数学的にいうと「ＳＳＩ受給者＋(0.833×SSDI 受給者)＝精神障害者総数」である。

(10) Silverman, *The Epidemiology of Depression*, 139.

(11) 社会保険庁（Social Security Administration）の年次報告書には、精神障害のあるＳＳＩおよびＳＳＤＩ受給者の個別的な診断名のデータはない。だが様々な研究者が、現在、精神障害の三七パーセント（またはそれ以上）を感情障害が占めると報告している。例えば、J. Cook, "Results of a multi-site clinical trials study of employment models for mental health consumers,"（psych.uic.edu/EIDP/eidp-3-20-03.pdf. で閲覧できる）を参照。

(12) U.S. Government Accountability Office, "Young adults with serious mental illness,"June, 2008.

(13) Social Security Administration, annual statistical reports on the SSI program, 1996-2008 ; and Social Security Bulletin, Annual Statistical Supplement, 1988-1992.

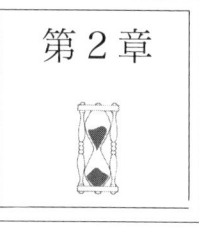

第2章

事例からの考察

Anecdotal Thoughts

「知識の探究を重んじるというなら、それが私たちをどこへ導こうと、喜んでついていかなければならない」

——アドレー・スティーブンソン（一九五二年）[1]

マサチューセッツ州ベルモントにあるマクリーン病院は、創立一八一七年というアメリカ最古の精神病院の一つで、かつては、クエーカー教徒によって普及した道徳療法という治療を行っていた。彼らは、精神を患う人が静養する施設は田園にあるべきだと考えていたので、今日でもマクリーン病院の構内は、緑の木陰と芝生が瀟洒なレンガの建物を取り囲むオアシスのような場所である。二〇〇八年八月のある夜、私は、うつ病・双極性障害支援連盟（Depression and Bipolar Support Alliance; DBSA）の集会に出席するため、この病院に来ていた。満天に星が輝く美しい夏の夜で、あたりは静寂に包まれていた。たぶん今夜の出席者は少ないだろうと思いながら会場のカフェテリアに向かった。室内にいるのが、もったいないような夜だ。今日の集会は地域の人々が対象なので、自宅からわざわざ出かけてこなければならないし、マクリーン病院のグループは週五回もセッションがあるので（毎週月・木・金・土の午後と水曜の夜）、きっと来ないにちがいない。

だがそれは見込み違いだった。

カフェテリアは約一〇〇人の人々で埋まっていた。その光景は、過去二〇年間でこの国に爆発的に広がった精神障害という流行病の縮図のようだった。DBSAは一九八五年に設立されたが（当初は、抑うつ・躁うつ協会）、マクリーン病院のグループはその直後から活動を始めている。現在のDBSAは全国に一〇〇〇あまりの支援グループを抱える大組織だ。大ボストン都市圏だけでも七つのグループがあり、大半はマクリーン病院のように、週に数回、集まって語り合っている。DBSAは、精神病の蔓延と歩調を合わせるようにして拡大してきた。

集会の最初の一時間は、「浮遊療法」についての講演だった。少なくとも私のような部外者にとっては、一見しただけでは患者団体の集まりのように思えない。年齢層は幅広く、一番若い人が一〇代後半、最年長が六〇代だ。男性より女性の方が多いが、うつ病は男性よりも女性に多いので、この比率は予想通りというところだ。白人が大半を占めるのは、ここベルモントが高級住宅地であることとの反映だろう。精神病と診断された人々の集会と分かる一つのしるしは、肥満の人がかなり多いことだ。双極性障害の患者によく処方されるジプレキサのような非定型抗精神病薬は体重の増加を誘発することがある。

講演が終わると、ボストンDBSAのリーダーの一人であるスティーブ・ラッペンが、これから始まる分科会の名を読み上げた。「初参加者」「家族・友人」「青年」「安定を維持する」など。八つ目にあたる最後のグループが、ラッペンが私のために設けてくれた「オブザーバーのグループ」だ。

私たちのグループは（私を除いて）九人だった。まず初めに全員が短く近況報告をした。皆、異口同音に「辛かった」と言いながら、自分の病気の話をした。私の右隣の男性は企業の管理職だったが、うつ病の再発を繰り返した末に失職した。一巡するうちに、いろいろな身の上話が出てきた。中国人に嫁いだ若い女性は、夫が自国の文化の影響から精神病の話題を避けたがるので、結婚生活にひびが入っていた。その隣の元検事は二年前に妻を亡くしてから、「自分が誰だか分からなくなったような感じがする」と言う。地域の大学の非常勤教授をしている女性は仕事でとても難儀していると言った。最後に、最近までうつ病でマクリーン病院に入院していた看護師が、病気になったきっかけを話した。彼女の場合、病気の父の介護、仕事、「虐待的な夫」との長年の生活で、いくつものストレスが重なっていた。

自己紹介の中で、一瞬、重苦しい空気がなごんだのは、最年長の男性の番になった時だった。彼はこのごろかなり調子がいいらしいが、その理由というのが、『となりのサインフェルド』のジョージ・コスタンザ[訳注(1)]が聞いたら膝を打って喜びそうなものだった。「夏は、みんな幸せそうに見えるんで、普段は辛い季節なんだけどね。このところ雨ばかり降ってるおかげで、今年はさほどじゃないんだよ」。

それからの一時間は、いろいろな話題が飛び交った。この社会で、特に職場で精神病患者がこうむる汚名や屈辱について、また家族や友人の共感は時が経つと薄れていくことなどなど。これこそが、多くの人がここに来た理由なのだろう。思いを分かち合うことで、楽になれるのだ。薬の話も出たが、体験も意見も十人十色だった。元管理職の男性は、今でもうつはあるが、薬は「奇跡」のようによく効き、最大の不安は薬が「効かなくなる」ことだと言った。ある程度症状が軽快する薬にたどりつくまで、次々と薬を変えた人たちもいる。DBSAリーダーのスティーブ・ラッペンは、薬が全然効かなかったらしいが、もう一人のリーダーのデニス・ハグラー（実名の使用を了解）は、高用量の抗うつ薬で人生が一八〇度変わったそうだ。看護師の女性は、入院中に抗うつ薬を飲んだがまったく体に合わなかったという。

「五種類の薬にアレルギー反応が出たんです」と彼女は言った。「今は新しい非定型抗精神病薬を試しているところ。効くといいんだけど」。

分科会が終わると、参加者はカフェテリアに戻り、二、三人で寄り集まって雑談をしていた。触れ合いと温もりのある楽しいひとときだ。この晩、多くの人が心が軽くなって家路につくだろう。それは、ＰＴＡの懇親会のお開きの時間と見間違えそうな、どこにでもあるような光景だった。私は車に向かって歩きながら、ふと、この平凡さに胸を突かれる思いがした。私のグループには、元ビジネスマン、エンジニア、歴史学者、弁護士、大学教授、ソーシャルワーカー、看護師がいたが（他の二人は職歴を明かさなかった）、分かったかぎりでは、現在も仕事を続けているのは大学教授だけだった。ここにも謎がある。彼らは教育程度が高く、皆、薬も飲んでいる。それでもなおうつ病や双極性障害の症状にしつこく悩まされ、働けないでいるのだ。

先にスティーブは、ＤＢＳＡ会員の約半数がＳＳＩかＳＳＤＩの受給者だと教えてくれた。行政から見れば、彼らは精神病による障害者なのである。過去一五年間で、このタイプの人々のＳＳＩやＳＳＤＩへの登録が急増しているが、同じ時期に、ＤＢＳＡは国内最大の精神保健の患者団体に成長している。現在、感情障害の治療薬は、抗うつ薬、気分安定薬、非定型抗精神病薬と三種類もある。ところがどうしたわけか、ＤＢＳＡの集会に参加する人は全国的に増えるばかりで、うつ病、躁病、躁うつ病との終わりの見えない戦いを語り合っているのである。

四つの物語

医学では、ある疾患に診断された患者の個人的体験談を「ケーススタディ」という。こうした個人的事例は、疾患や治療法についての知見を与えてくれるかもしれないが、治療の効果を証明することはできない。治療効果を証明できるのは総体的に転帰を分析する科学的研究だけである。だがそれでさえ、得てしてぼんやりとした像を結ぶだけだ。個人的事例では証明にならないというのは、治療に対する反応は人によって千差万別だからである。特に精神医学はそうである。精神科治療薬に救われたという人もいるし、人生を狂わされたという人もいるだろう。また、どうとらえるべきか分からないという人も――私の経験では大多数の人はそうだ。彼らは、薬が助けになったのかどうか判断しかねている。とはいえ、現代アメリカの流行病となった精神障害の謎を解こうとするとき、こうした個人的事例は、何を科学文献に問うべきかを教えてくれる。
ここに四人の人生の物語がある。

◆キャシー・レビン

私が初めてキャシー・レビンと会ったのは、二〇〇四年に精神医学分野での最初の著書 *Mad in America* を上梓してから、ほどない頃だった。彼女の鬼気迫るような迫力に、たちまち引きつけられてしまった。同書では最後の方で、抗精神病薬が統合失調症の長期的な転帰を改善するのか悪化させるのかについて分析したが（本書では第6章でこのテーマを扱う）、彼女はいくつかの点で私の考えに反論があったのだ。キャシーは一九七八年に双極性障害と診断された。その後、病名は「統合失調感情障害」に変わっている。彼女自身は、非定型抗精神病薬リスパダールによって自分は「救われた」と思っていた。ところが私が *Mad in America* で述べた歴史は、ある意味で彼女の個人的体験を脅かすものだったので、何度か私に電話をかけてきて、リスパダールのおかげでどれほど助かったかを訴えた。

キャシーは一九六〇年にボストン郊外で生まれ、彼女の記憶によると「男性中心」の世界で育てられた。ボストン地区の大学の教授だった父は第二次世界大戦の退役軍人で、専業主婦の母は父のような男性こそ「社会秩序の柱」だと考えていた。キャシーは二人の兄に「いじめられ」、ほんの幼い頃から一度ならず近所の少年たちに性的いたずらをされた。「子どもの頃はいつも泣いてばかりだった」と彼女は言う。学校に行かなくてもすむように、よく仮病を使った。自分の部屋で一日中一人で本を読んでいる方が楽しかった。

高校時代は、成績はよかったが「扱いにくいティーンエイジャーで、とげとげしく、カリカリしていて、内にこもっていた」という。インディアナ州リッチモンドのアーラムにある大学に入ったが、二年生の時に感情的なトラブルが多くなった。「セックスがしたくて」、フットボールチームの男性とパーティに行くようになったが、処女を失うのも怖かった。「男性と関係を持つことに戸惑っていたんです。パーティばかりで勉強に全然集中できなくて、だんだん落ちこぼれていきました」。

キャシーはマリファナにも手を出し、まもなく奇行をするようになった。人から借りた服を着て、「ブカブカの木靴をはき、服の上に無造作にオーバーオールを着て、ボマージャケットをはおり、軍の中古ショップで手に入れた変な帽子をかぶって」キャンパスを歩き回った。ある晩、パーティの帰り道で、何の理由もなくメガネを投げ捨てたこともある。セックスへの関心は次第にコメディアンのスティーブ・マーチンをめぐる妄想に変容した。夜は熟睡できず、明け方四時に目が覚めて外を歩いた。時々、スティーブ・マーチンがキャンパスに現れ、自分のあとをつけてくるような気がした。「スティーブが私に恋をして、人目につかないように茂みの中を走っているって思っていたんです。私を探しているって」。

躁病と妄想が混じり合って、危なっかしい状態になってきた。そしてついに限界がきて、ある晩、彼女はガラスのオブジェを寮の部屋の壁に投げつけた。「片付けもしないで、割れたガラスの上を歩き回っていました。足にささったガラスの破片を自分で抜いて。完全に正気を失っていたんです」。大学の職員は警察を呼び、キャシーは急遽、病院に運ばれた。その日、一八歳の誕生日の数日前を境に、キャシーと薬との長いつきあいが始まったのである。彼女は躁うつ病と診断され、脳内の化学物質のバランスが崩れていると説明されて、ハルドールとリチウムを処方された。

その後一六年間、キャシーは入退院を繰り返す生活を送った。「薬は大嫌い」だった。ハルドールを飲むと筋肉が硬直し、よだれが出る。リチウムは気分が落ち込む。だから唐突に薬を飲むのをやめてしまうことも、しばしばあった。「薬をやめると、とてもいい気分になるんです」。今でもその感覚がよみがえるという彼女は、まるで遠い過去の甘美な記憶に浸っているように見えた。「薬を飲まなくなると、急にすっきりして、ものすごく自由で爽快な気分になるんです。さわやかな春の日に湿ったウールのコートを脱ぎ捨てるみたいに」。問題は薬をやめると、「コントロールがきかなくなって、支離滅裂になってしまう」ことだった。

一九九四年の初め、彼女は一五回目の入院をした。病気は慢性化し、時々幻聴が聞こえた。診断名が統合失調感情障害に変わり、薬のカクテルを投与された。カクテルの中身はハルドール、アチバン、テグレトール、ハルシオン、コゲンチン。コゲンチンはハルドールの辛い副作用を和げるための薬だった。だが春に退院した後で、医師からリスパダールを試してみないかと言われた。当時、リスパダールは認可されたばかりの新薬だった。「三週間経つと、頭がとてもすっきりしてきたんです」と彼女は言う。「それに幻聴も消えたんですよ。他の薬はやめてリスパダールだけにしました。元気が出てきて、計画が立てられるようになったし。悪魔と話すことも、頭の中でイエス・キリストと神様が争うこともなくなったし」。彼女の父親はこの様子を見て「キャシーが戻ってきた」と言ったという。

ＮＩＭＨやイギリス政府後援のいくつかの研究では、リスパダールなど他の非定型抗精神病薬と従来の抗精神病薬とでは、全般的には症状の改善に差はないという結果が出ているが、キャシーの場合は、明らかに新薬に非常によく反応した。彼女は復学して、メリーランド大学でマスメディアに関する学位を取った。一九八八年、キャシーは現在一緒に暮らしているジョナサンと付き合い始めた。二〇〇五年にはマサチューセッツの消費者団体、Ｍパワーのニュースレター『ボイス・フォー・チェンジ』の編集者としてパートタイムで働くようになり、三年間、仕事を続けた。二〇〇八年春には、緊急治療室での精神病患者の権利を保護する法案をマサチューセッツ州議会で可決させるため、Ｍパワーのキャンペーンの先頭に立った。それでも彼女は今なおＳＤＤＩを受給している――「私は囲われ者なの」と冗談交じりに言う――その理由はいろいろあるが、彼女自身は、これだけ自分を支えてきてくれたリスパダールこそが、フルタイム労働の妨げになっていると考えている。キャシーはたいてい昼過ぎまでは溌剌としているが、リスパダールのせいで眠くなり、朝はなかなか起きられない。もう一つ問題がある。もともと人付き合いが苦手だったが、リスパダールを服用してからますますひどくなったという。「孤立させる薬なんです。共感がなくなるんですね。感情が平板になって、ずっと人と一緒にいるのが苦痛になる。人とうまくやっていけなくなるんです。攻撃や不安や妄想はなくなるかもしれないけど、人と付き合うのに必要な共感は与えてくれない」。

リスパダールは身体にも犠牲を強いる。身長一五八センチで茶色い巻き毛のキャシーはまずまず健康ではあるが、理想的な体重よりも、おそらく三〇キロ近くオーバーしている。またコレステロール値が高いなど、いくつか代謝の問題もある。これらは非定型抗精神病薬の典型的な副作用だ。「私の体で悪いところを挙げたら、おばあさん並みですよ」と彼女は言う。「足に膀胱に心臓、鼻炎に肥満——悪いところだらけ」。さらに気がかりなことに、二〇〇六年には舌の捻転が始まった。これは抗精神病薬の副作用である遅発性ジスキネジアの兆候である。この症状が現れたということは、長年の薬物治療によって運動を調節する脳の基底核がダメージを受け、恒久的に機能が失われつつあるということである。それでも彼女はリスパダールなしにはやっていけない。二〇〇八年の夏に、彼女は深い絶望に沈んだ。「あと二、三年したら、勝手に口の筋肉が動くようになって、かなり気味悪く見えるでしょうね」と彼女は言う。

これが彼女の薬物治療との歩みだ。悲惨だった最初の一六年間、リスパダールを飲んでかなり順調に過ごせた、その後の一四年間。リスパダールは今の自分の精神的健康になくてはならないものだと、彼女は思っている。事実、彼女はこの薬の驚異的効果の広告塔にさえなれるほどだ。それでも長期的経過を踏まえて、初めて入院した一八歳当時を振り返ってみると、ある疑問が湧いてくる。薬物中心の治療パラダイムによって、彼女の人生はよくなったのか、それとも悪くなったのか。もし一九七八年秋に最初の躁病エピソードが出たとき、すぐにリチウムとハルドールを処方するのではなく別の方法を試していたら——休養や心理療法など——その後の人生はどうなっていたのか。あるいは、いったん薬で安定した後、薬から離脱するように指導されていたら——。

キャシーは一六年間も入退院を繰り返しただろうか。ＳＳＤＩの受給者となり、今なお生活保護を受けていただろうか。身体的な健康状態は今と同じだっただろうか。この歳月の主観的な人生体験はどういうものだっただろうか。もし薬なしでもやっていけたのなら、もっと多くのことを成し遂げられたのではないのか。

　リスパダールの効き目を身をもって体験したキャシーは、私と会うまで、そういうことをほとんど考えてこなかった。だが私に問いかけられたことで、もっと別の人生があったのではという思いが頭を離れなくなったようで、その後も会うたびにこの話題になった。まず彼女は「薬を飲まなければ、もっと有意義な人生を送れたかもしれない」と言った。それを考え始めると「胸が張り裂けそうになる」と。またある時は、抗精神病薬に頼る人生では「魂をなくして二度と取り戻せない。この状態にがんじがらめで、薬を飲まずにはいられない」と嘆いた。最近ではこう言った。「今振り返ると、最初は病気というほどではなかったと思うんです。ただひどく混乱していただけ。こんなにたくさん問題を抱えているのに、誰も何も言ってくれなかった。今でも、もし薬をやめられたら……って思うけど、誰も助けてくれないし、話し合いすら始められないんです」。

　もちろん、キャシー・レビンが薬物治療を受けなければどんな人生を歩んだかは、知るよしもない。しかし本書では、もしも彼女が最初に精神病のエピソードが現れた一九七八年の運命的瞬間に薬を投与されず、一生、薬が必要だと言われなかったら、どんな経過をたどり得たかを、科学的に明らかにしていきたい。薬物中心の治療パラダイムは長期的な転帰を改善する、あるいは悪化させると、精神科医が信じるだけの理由があるのかどうかを、科学は教えてくれるはずだ。だがキャシーに言わせれば、精神科医は絶対にそんなことを考えたりしないという。

「薬がどんな長期的影響を与えるかなんて、そんな感覚は持ち合わせてないですよ。ただ患者を当面、安定させて、週単位、月単位で管理するだけ。それしか頭にありませんよ」

◆ジョージ・バディロ

ジョージ・バディロは、現在、ロングアイランドのサウンドビーチに住んでいる。海岸から車を少し走らせたところに、よく手入れの行き届いた彼の家がある。彼はもうじき五〇歳になるが、体は健康で、白髪の混じり始めた髪をオールバックにし、温かな笑顔が印象的だ。一三歳の息子ブランドンと一緒に暮らしているが、「こいつはフットボールとレスリングと野球のチームに入っていて、学校の成績もいいんですよ」と当たり前だが、誇らしげに言う。二〇歳の娘マデラインは、スタテンアイランド大学の学生で、この日は彼のところに遊びに来ていた。仲の良い親子であることが、一目で分かる。

統合失調症と診断された人によくあることだが、ジョージは、子どもの頃の自分は「変わっている」子どもだったと言う。ブルックリンで過ごした少年時代は、プエルトリコ出身の両親がスペイン語しか話せないこともあって、周囲との間に壁を感じていた。「他の子たちは皆おしゃべりしたり、仲良くなって一緒に出かけたりしているのに、僕にはそれができなかった。話に加わりたくても、いつもおどおどしていた」と回想する。アルコール依存症の父によく殴られ「人はいつも僕を傷つけようとしている」と思うようになった。

それでも学業では優秀だったが、一〇代の終わりにニューヨーク市立大学バルーク校に入学した頃から、人生の歯車が狂い始めた。「ディスコに入り浸りでした。アンノェタミンとかマリファナとかコカインをやって。好きでしたよ。ドラッグはリラックスできるから。だがそのうち抑えがきかなくなって、コカインのせいで思考が狂ってきた。ひどい妄想にとりつかれたんです。何か陰謀が張り巡らされている、誰かが僕を捕まえようとしている、政府もそれに絡んでいると」。やがてジョージは家を飛び出し、シカゴの叔母の家に身を寄せ、彼を追いかけてくる（と彼が感じる）世界から逃げて引きこもってしまった。びっくりした家族は、あの手この手で彼を説得して家に連れ帰り、ロングアイランド・ジューイッシュ病院の精神科で診察を受けさせた。そこで彼は妄想型統合失調症と診断された。「脳が壊れているので、一生、治らないと言われました」とジョージは言った。

それから九年間は混乱の嵐だった。キャシー・レビンと同様、ジョージは処方されたハルドールや他の抗精神病薬を嫌い、薬の副作用による絶望感も手伝って何度か自殺未遂をした。薬物治療のことで家族と言い争いになり、薬を飲んだり止めたりしながら、数度、入退院を繰り返した。そんな中で一九八七年、当時一八歳のガールフレンドが妊娠し、娘のマデラインが生まれて彼は父親になった。ジョージはガールフレンドと結婚し、よい父親になろうとしたが、マデラインは病気がちだったので、ジョージも妻も世話に疲れて衰弱してしまった。やがてプエルトリコの彼の祖母がマデラインを引き取り、ジョージは離婚して障害者のためのホームで暮らすようになった。そこで彼はやはり妄想型統合失調症の女性と出会って結婚したが、サンフランシスコで波瀾万丈の生活を送ったあげくに別れてしまった。失意のうちに再び妄想にとりつかれるようになった彼は、一九九一年初めに、ロングアイランドのキングスパーク精神医療センターというさびれた州立病院に入院した。

ジョージは救いようのない絶望感に陥った。そして自殺用のピストルを密かに病院に持ち込もうとして、閉鎖病棟への二年間の隔離を言い渡された。その年のクリスマスが近づく頃、数人の患者仲間がクリスマス休暇の一時帰宅を許可されなかったことに怒った彼は、逃亡を助けようとして、部屋の窓を破壊し、シーツを束ね、地上によじ登れるようにした。このことが発覚し、彼は何十年も長期入院をしている患者の病棟に移された。「そこは、自分に尿をかけているような人たちの病棟でした。私は社会に危険を与えるという理由で、薬漬けにされた。一日中ただ座ってテレビを見ているだけで、外にも出られない。もう人生は終わったと思いましたよ」。

ジョージは八カ月間、回復の見込みのない患者の病棟で薬でもうろうとして過ごしたが、ようやく屋外に出られる病棟に移された。空はまぶしいほど青く、新鮮な空気がおいしかった。一条の希望の光を感じた彼は、一か八かの手段に出た。抗精神病薬を舌の下に隠し、スタッフが見ていないところで吐き出すことにしたのである。「すると思考がよみがえってきたんですよ」と彼は言う。「抗精神病薬を飲むと、考えるということができなかった。まるで植物みたいに何もできず、何の感情も湧いてこない。座ってテレビを見ていることしかできない。ところが薬を飲まなくなると、自分をコントロールする力が戻ったような感じがしました。まるで生き返ったような気分でした」。

幸いなことに薬を飲まなくなっても症状は再発しなかったし、薬の影響で動作が緩慢になるということがなくなったので、ジョージはジョギングとウェイトトレーニングを始めた。やがて同じ入院患者のタラ・マクブライドと恋に落ち、一九九五年には二人とも退院して近隣の住宅に移り、ブランドンが生まれた。ジョージの人生に新しい目標ができた。娘のマデラインとも連絡は取り続けていた。「これはセカンドチャンスだと思いました。今度こそいい父親になろうと」。

最初は、躓くことばかりだった。ブランドンもマデラインと同じように、生まれつき健康に問題があった。腸に先天性の異常があり、手術する必要があったのだ。タラはストレスで衰弱し、再び入院してしまった。その上、まだジョージが精神病患者のための福祉住宅で暮らしていたことから、行政は、彼は養育者としてふさわしくないと判断し、ブライトンはタラの姉に預けられた。そんな中でも、ジョージは一九九八年にニューヨーク州精神保健局のピア・スペシャリスト訳注(2)として パートタイムで働き始め、入院患者の権利に関するカウンセリングを担当した。三年後、彼はブランドンの養育権を求めて、法廷に立った。「私の姉のマデリンと共同で養育権を得ることができました」と彼は言った。「最高の気分でした。うれしくて跳び上がりましたよ。私のような患者が自分の子どもの養育権を獲得した初めての例だったようです」。

翌年、ジョージの姉の一人が現在の家を購入してくれた。彼は今でもＳＳＤＩを受給しているが、連邦の薬物乱用・精神保健サービス局の請負仕事をこなし、ロングアイランドの年若い入院患者のためにボランティア活動をしている。彼は十分に有意義な人生を送り、ブランドンの学校での活躍が証するように、かつて夢見た通りのよい父親になっている。娘のマデラインも、父親を堂々と自慢する。「父は、ブランドンや私と一緒に生きようと思ってくれたんです。だから状況を引っくり返そうとしました。私たちの父親になろうとして。父は精神病からだって回復できるという生き証人なんです」。

ジョージの物語は大きな勇気を与えてくれるが、抗精神病薬の全般的なメリットの有無について何かを証明しているわけではない。だがある問いが浮かんでくる。彼が抗精神病薬を飲むのをいい、止めた時に回復が始まったとすれば、統合失調症や双極性障害のような重篤な精神障害のある人の中には、薬なしでも回復できる人がいるのではないだろうか。彼の体験は例外なのか、それともかなり一般的な回復の道筋を示しているのだろうか。今でもジョージは夜よく眠れるように、時折、アンビエンか低用量のセロクエルを服用することがあるが、少なくとも自分自身については、回復できたのは薬をやめたからだと信じている。「薬を飲み続けていたら、今、僕はここにいないでしょうね。成人の介護施設か病院にいたと思う。でも僕は治った。今でも奇妙な考えが浮かぶことはあるけれど、自分の中にしまっておくことができる。どんな感情的ストレスも乗り切れるようになりました。そういう感情は二、三数週間続くけれど、自然に消えていくんです」。

◆モニカ・ブリッグス

モニカ・ブリッグスは長身の情熱的な女性で、「ピア・リカバリー」運動[訳注(3)]で活躍する人によく見かけるような、とても感じのいい人だった。サウス・ボストンのレストランで昼食の約束をした日、彼女は杖をつき足をひきずりながらやってきた。最近、けがをしたらしい。ここまでどうやって来たのかと訊くと、ちょっぴり誇らしげに微笑んだ。「自転車なんです」。

モニカは一九六七年、マサチューセッツ州ウェルズリーに生まれた。富裕層の多いこの街に育った少女に精神病につきまとわれる人生が待ち受けていようとは、誰にも想像できなかっただろう。母親はウェルズリー大学の教授、父親はボストン地区のいくつかの大学で教鞭をとるという教養豊かな家庭に育ち、モニカ自身、多芸多才な子どもだった。スポーツ万能で成績もトップクラス、とくに絵画や作文に才能を見せた。高校を卒業する時にはいくつかの奨学金を授与された。一九八五年秋にバーモントのミドルベリー大学に入学した頃は、自分は型通りの人生を送るのだろうと思っていた。「大学を出て、結婚して、チョコレート色のラブラドルを飼って、郊外の家に住んで、SUV車に乗る。そうなるものだと思っていました」。

入学して一カ月経った頃、モニカはこれといった原因もなく、突然、激しいうつ病エピソードに襲われた。それまでまったく情緒的な問題はなかった。大学で嫌なことがあったわけでもない。だがあまりに抑うつがひどいので、休学して実家に戻らざるを得なくなった。「それまで、途中で挫折したことなんてなかったんです」と彼女は言う。「私の人生はおしまいだと思いました。この失敗からは絶対に立ち直れないと」。

数カ月後、モニカは大学に復学することができた。抗うつ薬のデシプラミンを服用し、春の訪れとともに気分が軽くなってきた。ところがただ「正常」に戻るにとどまらず、さらに上へと舞い上がってしまったのだ。今やモニカは燃えたぎるようなエネルギーに溢れていた。長距離のジヨギングをし、絵画に没頭し、木炭画とパステル画で見事な自画像を一気に描きあげた。ほとんど睡眠の必要を感じず、Tシャツのビジネスまで立ち上げた。「晴れやかな、えもいわれぬ気分でした」と彼女は言う。「神になったとまで言いませんが、その時の自分は神がかっていたような気がします。そんな状態が数週間続いたかと思うと、急に打ちひしがれて、それが永遠に続くような感じがしました」。

　これがモニカの双極性障害との長い戦いの幕開けだった。うつが消えると躁が現れ、その後もっとひどいうつになる。一年生はAマイナスの成績で終えることができたが、その後もうつと躁のエピソードを繰り返し、二年生の五月、彼女は大量の睡眠薬を飲んで自殺を図った。その後一五年間、モニカは三〇回も入退院を繰り返した。リチウムを飲むと躁は抑えられたが、死んでしまいたくなるようなうつが必ず戻ってきた。医者は彼女を安定させる妙薬を探して、次々といろいろな抗うつ薬を処方した。

　退院している間にはかなり落ち着いた時期もあったので、彼女はそれを精一杯活用した。一九九四年にマサチューセッツ絵画デザイン大学を卒業すると、いろいろな広告代理店や出版社で仕事をした。抑うつ・躁うつ協会でも活動した。同協会の「双極クマ」[訳注(4)]のロゴの作者は彼女である。だが二〇〇一年、うつで一週間仕事を休んで解雇された後、自殺衝動が凄まじい勢いでよみがえった。銃を手に入れて自分を撃とうとしたが、六回も不発に終わった。幹線道路をまたぐ高架橋の上で、下の道路に身を投げようと三日間、夜を明かしたが、自分が飛び降りたために追突事故が起きて、他の人を巻き添えにするかもしれないと思うと踏み出せなかった。その後、何度か入院し、二〇〇二年に母親が膵臓がんで亡くなると、精神状態はますます悪化した。「頭がおかしくなって幻覚を見るようになりました。私には超自然的なパワーがあって時間の流れを変えることができるって思えてきたんです。三メートルの翼があって空を飛べるとも」。

この年に彼女はＳＳＤＩに登録された。最初の躁病エピソードから一七年後、公的に双極性障害による障害者になったのである。「屈辱的でした」と彼女は言う。「ウェルズリー育ちの私が福祉のお世話になるなんて、あるまじきことだったんです。自尊心がボロボロになりました」。

さて、モニカが職場の昼休みに自転車を走らせてインタビューにやって来たことから想像できるように、その後、彼女の人生は好転した。二〇〇六年に抗うつ薬を飲むのをやめると、「劇的な変化」が訪れたのだ。うつは消え、モニカは精神病患者を支援するボストンのピア団体、トランスフォーメーション・センターでパートタイムで働き始めた。唯一飲み続けたリチウムには「芸術的な創作活動ができなくなった」というデメリットがあったものの、身体はそれほど重大なダメージを受けなかった。甲状腺に問題があり、振戦《訳注(5)》も出るが、肝臓に異常はない。「今は回復への途上なんです」と彼女は言う。レストランを出る間際に、彼女はフルタイムの仕事に就いてＳＳＤＩから脱したいとはっきり宣言した。「生活保護は、私の人生の一段階にすぎません」と力を込めた。「終着点ではないんです」。

これが彼女の病気の長い軌跡だ。臨床研究の視点では、彼女の体験は単にリチウムの有効性を示しているだけのように見える。なるほどリチウムは二〇年もの間、躁を抑制したし、二〇〇六年にリチウムだけを服用するようになってからも、症状を安定させてきた。とは言え、モニカが長年の薬物治療の末にSSDIを受給するようになった事実は変わらない。彼女の体験もまたこの流行病の謎を物語る一例である。これほど頭のきれる洗練された女性が、なぜ生活保護を受けるところまでいったのか。時計の針を一九八六年の春にまき戻すと、ある疑問に頭を抱えてしまう。最初の躁病エピソードは「双極性障害」のせいだったのか、それとも抗うつ薬が躁を誘発したのか。薬が彼女をうつ病エピソードのあった人から双極性障害患者へと変え、病気を慢性化させたという可能性はないのか。その後、抗うつ薬を使い続けたことが、「双極性障害」の経過を何らかの理由で悪化させたのではないのかと。

角度を変えて言うなら、DBSAの集会に参加する人の中で、最初の抗うつ薬治療の後で、双極性障害になった人は、どのぐらいの割合でいるのだろうか。

◆ドーリア・ビアリング‐クローセン

もし二〇〇二年に二五歳のドーリア・ビアリング‐クローセンに出会っていたら、彼女は「私は双極性障害です」と言っただろう。ドーリアは一九九八年に医師から双極性障害と診断され、脳内の化学物質のバランスが崩れていると説明された。二〇〇二年には、抗精神病薬ジプレキサをはじめとする薬のカクテルを服用していた。だが二〇〇八年秋までに、全ての薬を飲まなくなった（その後二年間持続している）。今では愛する人との生活と子育て、そしてマサチューセッツ総合病院でのポストドクター研究に勤しむ毎日で、「双極性障害」の時期はとんでもない脱線だったと確信している。自分も双極性障害の診断ブームに巻き込まれた多くのアメリカ人の一人だったと、今にして思う。あと一歩遅ければ、一生、精神病患者のままだっただろう。

「紙一重のところで免れたんです」と彼女は言う。

マサチューセッツ州ケンブリッジにあるドーリアのマンションのキッチンで、私は彼女の体験を聞かせてもらった。パートナーのアンジェラが同席し、二歳の娘は隣の部屋で寝息を立てている。少し縮れた髪にそばかすの多い顔、生への意欲ではちきれんばかりのドーリアは、きっと子ども時代はなかなかのいたずらっ子だったにちがいない。それは彼女の記憶ともだいたい一致していた。「私はとても頭のよく回る、それも突出しすぎて、ちょっと変り種の子どもでした。でも友達はいたんです。人の間をうまく泳ぐのは上手で――それに結構、面白い子だったし」。子どもの頃のドーリアに一つ難点があるとすれば、「嵐のように怒り狂い」「目が腫れるほど泣く」ような感情の起伏の激しさだった。「朗らかだけど、ちょっと変わっている」のが七歳の頃の彼女だったという。

聡明で「ちょっと変わった」子どもの多くがそうであるように、ドーリアには特技があった。トランペットに夢中になり、とても素晴らしい演奏ができるようになった。学業も優秀で、とくに数学に才能を見せた。高校では陸上部に入り、友達もたくさんできた。だが相変わらず、感情の起伏は激しかった――人格のこの部分はずっと変わらなかった――そしてある現実が彼女を苦しめるようになった。自分に同性愛の傾向があることが分かってきたのだ。彼女の両親は「とびっきり保守的なクリスチャン」だった。ドーリアは両親を愛し、彼らが社会正義のために尽くしているのを深く尊敬していたが――医師の父は、自分の時間の半分は、デンバーの無法地帯ファイプポインツに開いた診療所で無償で奉仕していた——彼らは信仰のゆえに同性愛を許さないだろうと、彼女は怖れた。それでもバルチモアの名門音楽学校、ピーボディ音楽院での一年生の終わりに、ドーリアは勇気をふるって両親に秘密を打ち明けた。「案の定、修羅場になりました」と彼女は言った。「泣いたり、怒ったり、悔しがったり。それは両親の宗教的思考に染みついていることなので、どうしようもなかったんです」。

その後二年間、ドーリアは両親とほとんど口をきかなかった。彼女はピーボディ音楽院を中退し、デンバーの繁華街に住み着くごろつきの仲間になった。かつては向上心に燃えてトランペットに熱中した音楽少女が、スキンヘッドにコンバット・ブーツという姿で街を徘徊するという変わりようだった。カーペットを修復する店で一年働くと、彼女はメトロ・ステート・カレッジに通学し始めた。いつも感情に振り回され、人前でもよく泣き出してしまうので、セラピストに相談しに行くと、うつ病だと言われた。やがて抗うつ薬を飲むようになったが、一九九八年春の期末試験週間にどうしても眠れなくなった。興奮し、少し舞い上がったような状態でセラピストのところに行くと、今度は別の説明を聞かされた。双極性障害です、と。「これは慢性的な病気で、だんだんエピソードが増えてくる。だから一生、薬を飲み続けなければならないと言われました」。

暗い未来を予言されたにもかかわらず、ドーリアは診断を聞いて、どこか安堵した。なぜこれほどまでに感情に翻弄されるのか、説明がついたからだ。偉大な芸術家の中にも同じ病気の人がたくさんいた。ケイ・ジャミソン[訳注(6)]の *Touched with Fire* を読んで、「私は有名作家たちと同類ということね。すごいじゃない」と思った。新しいアイデンティティを得た彼女は学業を再開した。まずネブラスカ大学で学士を取り、その後、ボストン大学で数学と生物学の博士号を取ったが、いつも「大きな薬箱」が傍らにあった。常用した薬のカクテルは、気分安定薬、抗うつ薬、不安を鎮めるためのベンゾジアゼピンが含まれ、薬の配合は絶えず変化した。ある薬は眠くなるし、ある薬は振戦を起こす。どんなカクテルを飲んでも情緒は安定しなかった。ところが二〇〇一年にジプレキサを飲み始めると、まるで魔法のように効いたのである。

「それで、どうなったと思います？」これから言おうとすることに、彼女自身、呆れているようだった。「すっかり気に入っちゃったんですよ。これが答えだと思いました。だって感情がなくなるんですよ。全然泣かなくなったんですから、すごいと」。

ボストン大学での成績は優秀だったが、ジプレキサを飲んでいると「自分がばかみたいに」思えた。一日一〇時間から一二時間も眠り、この薬を服用する人によくあることだが、太り始めて一四キロ近くも体重が増えてしまった。ジプレキサを飲む前に出会って恋仲になったアンジェラは、一種の喪失感を覚えた。「活き活きしたところがなくなったんです。ちっとも笑わないし」とアンジェラは言った。だがドーリアに薬が必要なことは二人ともよくよく承知していたので、双極性障害を前提にして生活と将来設計を考えるようになった。二人はＤＲＳＡの集会に参加するようになった。またドーリアの職業の目標をもっと低くした方がよいのではないかと思うようになった。おそらくポストドクター研究のストレスには耐えられないだろうし、以前のカーペット・ショップの仕事がちょうどよいぐらいだろうと。「今だから、ばかばかしく聞こえるでしょうが」と、レズリー大学数学教授であるアンジェラは言う。「あの頃のドーリアは落ち込むと立ち直れなくて、どんどん私に頼ってきました。全部、面倒を見なくてはならなかったんです」。

ドーリアの可能性はだんだんしぼんでいった。もし二〇〇三年に、ジプレキサの長期的安全性と抗精神病薬のメリットに疑問を提起した本をたまたま手にしなければ、今なお下降の一途をたどっていただろう。この本を読んだことをきっかけに、彼女はジプレキサを断つことにした。そのプロセスは「まさに地獄」だったが――極度の不安や激しいパニック発作、妄想、ひどい振戦――やがて離脱に成功した。次に、ベンゾジアゼピン（クロノピン）をやめようとしたが、やはり激しい離脱症状に悩まされた。頭痛がひどく、午前中はベッドから出られなかった。それでも彼女は少しずつカクテルをやめ、やがて双極性障害という診断に疑問を抱くようになった。最初にセラピストに相談に行ったのは、自分はあまりにもよく泣くと思ったからだ。その時には躁症状はなかった。不眠や興奮に悩まされるようになったのは、抗うつ薬を服用した後のことだ。もしかしたら、あの時の自分は、成長の途上にある、ただの情緒不安定なティーンエージャーに過ぎなかったのかもしれない。

「私の病気は純粋に生物学的なものだと、ずっと思い込んでいました」と彼女は言う。「状況のせいのはずはないと。人生にひどい挫折があったわけではない。でもふと思ったんです。そうだ、同性愛者だと打ち明けたとき、家族は私を守ってくれなかった。ああ、それがストレスだったのかもしれないって」。

最後に断ったのは気分安定薬だった。二〇〇六年一一月二二日、ドーリアは薬からの完全な離脱を宣言した。「それはもう素晴らしい気分でしたよ。何年かぶりに自分を見直して驚きました」。自分の頭の中の双極性障害というレッテルを取り去ったとき、人格的な責任感も変わったという。「『双極性障害』でいた時は、気まぐれや不安定な行動にも言い訳ができました。口実があったんです。でも今は他の人と同じ行動基準を自分に課しているし、実際、それでやれるんです。もちろん、だめな日もあります。今でも普通の人よりも不安に陥りやすいかもしれない、でもその程度のことなんですよ」。

　現在、ドーリアはマサチューセッツ総合病院で、血管作用が脳機能に与える影響をテーマに研究に励んでいる。彼女の「精神病」との戦いは誤診の結果だったかもしれないので――「もし双極性障害と診断されなかったら……と想像してしまう時があります」と彼女は言う――彼女の体験は本書のテーマとは無関係なように見えるかもしれない。だが実のところ、彼女の体験は、アメリカで精神病による障害が蔓延している理由を説明する、ある可能性を提起しているのだ。過去二五年間、この国でそうだったように、精神病の境界線を広げていき、その結果、精神病と診断された人に薬物を投与しているうちにただの悩めるティーンエージャーを終生の精神病患者に作り変えてしまう危険があるのではないか。才気煥発なドーリアは、ぎりぎりのところで、その淵から引き返すことができた。これは、医師の診断とその後の治療が原因で、正常な人が慢性的な病人になるという医原性の問題の疑いがある。とすると、「この国の治療パラダイムは、時に、精神病を生み出しているのではないか」と怪しまざるをえない。

親のジレンマ

本書執筆のために調査を始めた頃、シラキュース地区の二つの家族を訪ねた。両家とも二、三年前に、子どもに薬物治療を受けさせるかどうかで決断を迫られた。この二つの家庭が対になって思い浮かんだのは、子どもにとっての最善を願った結果、正反対の結論にたどりついたからである。彼らがどんな情報に基づいて決断したかについても、興味があった。

最初に会いに行ったのは、グウェンドリンとショーン・オーツ夫妻だ。オーツ夫妻は、シラキュース南部のなだらかな丘の上にある快適そうな家に住んでいる。人種の異なる夫婦のもとに二人の子ども、ネイサンとアリアがいる。その頃八歳だったネイサンは、大人たちが話している間、リビングの床に腹這いになって、色鉛筆でスケッチブックに絵を描いていた。

「ネイサンの様子が気になり始めたのは三歳の頃でした」と母親は言った。「とにかくじっとしていないんです。食事中、最後まで座っていられないどころか、椅子に座ることすらできませんでした。ずっとテーブルの周りを走り回っていたんです。幼稚園でもそうでした。おとなしく座っていることができなくて。それになかなか寝ない。寝つかせるのに九時半か一〇時までかかりました。すぐに蹴るし、大声で叫ぶし。普通のかんしゃくではありませんでした」。

最初、両親はネイサンを小児科に診せた。だが医師が診断をためらうので、精神科に連れて行った。精神科医はすぐに「注意欠如・多動性障害」と診断し、原因は「化学的」な類のものだと説明した。両親はネイサンにリタリンを飲ませるのは不安だったが——「自分たちでいろいろ調べました。ADHDについて、何も知らなかったので」と母親は言う——幼稚園のこともプレッシャーになり、結局、薬を飲むのがネイサンにとって一番よいことだと判断した。「多動のせいで、学ぶということができなかったんです」と母親は言う。「幼稚園もネイサンを歓迎していませんでした。でも『いいえ、行かせます』と言いました。ネイサンを前進させようって、決めたんです」。

薬物治療には、最初、「試行錯誤」があった。高用量のリタリンを飲ませると、「まるでゾンビ」のようになったと母親は言う。「おとなしくなったけど、宙をじっと見つめたまま動かないんです」。長時間作用型の刺激薬コンサータに替えると、症状は安定した。だがそのうち、草を踏むのを嫌がったり、いつも手に何かを持っていないと落ち着かないなど強迫行動が出てきたので、その症状をコントロールするためにプロザックを処方された。この二つを併用するうちに、ネイサンは激しい「怒り」を表出するようになった。寝室の窓を蹴破ったり、何度も妹や母親に向かって殺してやると言ったりした。プロザックをやめると幾分よくなったが、依然としてひどく攻撃的だった。すると今度は、双極性障害とADHDを併発していると言われたのだ。「ADHDと双極性障害は併発すると説明されました」と母親は言う。「双極性障害もあるので、この子はたぶん一生、薬のお世話になると思います」。

それ以降、ネイサンは薬のカクテルを飲んでいる。私が訪問した日は、午前にコンサータ、午後にリタリン、そして低用量のリスパダール（抗精神病薬）を三回、適時に飲んでいた。両親は、この組み合わせはかなり効き目があると見ている。ネイサンは今でも気分にむらがあるが、急に怒りが爆発することはなくなり、妹への敵意も和らいだ。学校の勉強には苦労しているものの、順調に進級しているし、クラスメートともそれなりにうまく付き合っている。薬に関する両親の最大の心配は、発育を妨げているのではないかということだ。ネイサンは三歳年下の妹よりも背が低い。主治医の助手や他のスタッフは、薬の長期的影響についてはあまり口にしない。「心配していないんでしょう」と父親は言う。「今のところ、これでうまくいってるのだから」。

インタビューが終わる頃、ネイサンは描いた絵を見せてくれた。彼は今、サメと恐竜に夢中だ。とてもいい絵だねとほめると、少し頬を染めた。私がいる間はほとんど静かにしていたし、おとなしすぎるぐらいだった。別れ際に握手したとき、ことさら愛らしく穏やかな子に見えた。

ジェイソンとケリー・スミス夫妻は、オーツ家から車で三〇分ほどのシラキュース西部地区に住んでいる。ノックに応えて出てきたのは、七歳のジェシカだった。私が来るのを待ちわびていたようで、私がレコーダーのボタンを押すと、母親との間にピョンと割り込んできて、しゃべるチャンスを待ち構えていた。「この子には人を惹きつけるものがあるんですよ」と後で父親が言った。

ジェシカの行動の問題は、保育所に預けられた二歳の頃に始まった。怒ると、他の子どもをぶったり嚙んだりする。家では「夜驚症」になり、パニックも起こした。「ごく些細なきっかけで、キレてしまうんです」と母親は言った。

スミス夫妻は地元の教育委員会に相談した。教育委員会の勧めで、シラキュース北部にある「特別教育」幼稚園に通うことにしたが、そこでもジェシカが攻撃的な行動をするので、ニューヨーク州立大学健康科学センターの精神科を受診することになった。診察した上級看護師は、すぐさま「双極性障害」だと結論した。ジェシカは脳内の化学的バランスが崩れていると説明し、デパコート、リスパダール、リチウムの三種のカクテルの服用を勧めた。

「ショックでした。とくに抗精神病薬を飲ませると思うと。まだ四歳なのに」と父親は言った。

夫妻は茫然としたまま、診察室を出た。母親のケリーはオスウィーゴ郡の家庭福祉センターに勧めているので、問題があって精神科治療薬を服用している子どもをたくさん知っていた。このような場合、郡が親に期待するのは、医療者の助言通りにすることだ。「心のどこかで、ジェシカは双極性障害かもしれない、だからこうなんだと思っていました」とケリーは言う。その上、ニューヨーク州立大学健康科学センターからは、薬物治療を受けないなら、もう診察しないと言われていた。全てのことが、センターの助言に従うという方向を指していた――「あなたはこうしなさい、原因は生物学的なものだ、と専門家は言うんです」と父親のジェイソンは言った。――だが、元薬剤師の彼は、薬が強烈な副作用を起こすことがあるのを知っていた。「不安で頭が変になりそうでした」。

ケリーは勧められた薬をインターネットで調べた。だがカクテルを服用した子どもの長期的な転帰が順調なことを示す研究は一つも見つからなかったし、短期的な副作用ですら「ぞっとする」ようなものだった。かかりつけの小児科医は、ジェシカに精神科の薬を飲ませるなど「ばかげている」という考えだったし、ジェイソンとケリーの親族も反対した。ジェイソンは数年前、自分自身が「怒りのマネジメント」訳注(7)を試みたとき、会話療法が功を奏したことを思い出した。自分が薬なしでも変われたのだから、ジェシカだって行動を変えられるかもしれないと、彼は思った。

「(双極性障害という診断を)とにかく認めたくなかったんです。ジェシカは外向的な子だし、この子には豊かな才能があるんだと思いたかったし」とケリーは言う。「それに二歳の頃に比べれば、ずいぶんと進歩していたので、薬を飲ませることに納得できませんでした」。

二〇〇五年に両親は薬を飲ませないと決断したが、三年後、ジェシカは順調に成長していた。ほとんどの科目でAを取っているし、教師たちは、以前に双極性障害と診断されたと聞くと「まさか」と言って笑うという。時々、子ども同士でけんかするし、からかわれたら言い返すが、暴力を振るってはいけないことはよく分かっている。今でもたまに家でパニックを起こすことがあるが、以前ほど極端な感情の爆発はない。ジェシカは、子どもがパニックになりそうな時に親がすべきことについて、彼女なりのアドバイスまでしてくれるのだ。「(子どもに)『こっちへおいで』と言って、背中をさすってあげるの。そしたら気分がよくなって、パニックにならなくてすむよ。落ち着いた時に覚えているのは、そのことだよ」。

私が帰る前に、ジェシカは『怖いものなしの小さなおばあさん』という本を読んでくれて、一度ならず、床に飛び降りて場面を再現した。「行動に問題はありますが、みんなから好かれています」と父親は言う。「私たちが怖れたのは、薬があの子を、あの子の人格をすっかり変えてしまうことでした。あの子の能力もつぶしたくなかった。ただ健康に育って、充実した人生を送ってほしいだけなんです」。

二つの家族の二つの決断がある。どちらの家族も自分たちの決断は正しかったと思っているし、逆の決断をした場合よりも、子どもはよい方向に進んでいると考えている。それは喜ばしいことだ。私は本書のための調査が終わる頃に、もう一度連絡すると彼らに約束した。だがネイサンとジェシカが明らかに違う道を歩んでいることに変わりはない。ボストンに帰る道すがら、ずっと考え続けたのは、親たちが科学的情報の空白の中で、子どもに薬を飲ませるかどうかを決断しなければならなかったという事実だった。子どもは本当に脳内の化学物質のバランスが崩れていたのだろうか。ADHDや小児双極性障害の薬物治療が長期的に有益であることを示す研究はあったのだろうか。抗精神病薬が含まれるカクテルを子どもに服用させると、身体にはどんな影響が及ぶのだろうか。子どもはやがて健康な若者、健康な大人になれるのだろうか。

【訳注】
(1) アメリカの国民的コメディドラマの登場人物。短気でひねくれ者。
(2) 病気の経験を活かしたサポートを職業としている人。
(3) 精神病を経験した人が、他の人の回復を支援する活動。
(4) 原書では、bipolar bear。北極グマ (polar bear) をもじったネーミング。
(5) 手指などが細かく震える症状で、抗精神病薬による代表的な錐体外路系副作用。

（6）ジョンズ・ホプキンズ大学医学部精神科教授。自身も躁うつ病患者。

（7）怒りの感情をコントロールする技術。

【注】

（1）Adlai Stevenson, ウィスコンシン大学での講演、一九五二年一〇月八日。L. Frank, *Quotationary*（New York : Random House, 2001）, 430. より引用。

第II部
Part Two

精神科治療薬の科学
The Science of Psychiatric Drugs

第3章

流行病のルーツ
The Roots of an Epidemic

「アメリカ人は、科学に不可能はほとんどないと信じるようになった」
――ルイス・M・オーア博士、アメリカ医師会（AMA）会長（一九五八年）[1]

現代の流行病の調査を始めようという時に、まず過去の医学史上の重大な瞬間を取り上げるのは、いささか唐突に見えるかもしれない。だが今日の社会が、ソラジンから薬物療法革命が始まったと信じるようになった経緯を理解するには、一九世紀のドイツの科学者パウル・エールリヒの実験室にまで戻る必要がある。彼は、感染症を撃退する「魔法の弾丸」訳注(1)の開発を最初に思いついた人で、実際にそれが成功すると、人々は、将来はどんな病気にも奇跡の癒しが実現すると思うようになった。

一八五四年に東プロシアに生まれたエールリヒは、駆け出しの研究者の頃、アニリン色素による生体染色を研究していた。エールリヒらは、繊維工業で布の染色に使用する染料に、特定の臓器や組織の細胞を染色する選択的親和性があることに気づいた。たとえばメチルブルーとメチルレッドでは、染まる細胞の種類が異なる。エールリヒはこの特異性の説明として、細胞の表面には周囲に突き出した分子があって、化学染料はちょうど鍵が錠にはまるように、化学染料がこの構造体（受容体）にぴたりとはまるという仮説を立てた。錠の型は細胞の種類によって違うので、メチルブルーとメチルレッドはそれぞれ違う種類の細胞を染める――つまりそれぞれ、ある錠にだけ合う鍵を持っていると考えた。

まだライプツィヒ大学の博士課程の学生だったエールリヒがこの研究を始めたのは、一八七〇年代だが、ちょうどその頃、ロベルト・コッホとルイ・パスツールが、感染症の原因が細菌だということを証明しつつあった。彼らの発見は、ある期待をかきたてた――もし侵入した細菌を死滅させることができたら病気も治るかもしれない。だが問題は、当時のほとんどの科学者がそう考えたように、細菌にとって毒になる薬は宿主にとっても毒になることだった。一八八二年のドイツ内科学会は「生体内での殺菌は不可能である」と宣言した。だがエールリヒはアニリン色素の研究を通して、別の結論にたどりついていた。染料は体内の他の組織を染めずに特定の組織だけを染める。もし侵入した細菌だけに作用し、患者の組織には作用しないような毒性化学物質が発見されたら、どうなるだろうか。患者には何ら害を与えずに細菌を殺すことができるはずである。

エールリヒはこう書いている。

ある病原菌に感染した生命体を思い浮かべてみよう。もしその病原菌に対して特異的な親和性があり、それだけに作用する物質が発見されたら、治療は容易になるだろう。（もし）その物質が生体の正常な組織に対しては親和性がないのならば、その物質は特効薬となる。(2)

一八九九年、エールリヒはフランクフルトの王立実験治療研究所の所長に就任し、特効薬の研究に着手した。彼は、トリパノソーマ（眠り病やその他の病気を引き起こす単細胞の寄生虫）だけを選択的に死滅させる薬の開発に力を注ぎ、ほどなくして、アトキシルという砒素化合物が最も有望だという結論に至った。ただし人間の細胞の「錠」は開かずに、寄生虫の「錠」だけを開くように、この化学物質を操作しなくてはならない。彼は系統的に何百種類ものアトキシル誘導体を作り出して、トリパノソーマの実験をしたが、失敗を繰り返すばかりだった。ところが一九〇九年、助手の一人が、それまでに試した九〇〇以上のアトキシル化合物のうち六〇六番目の化合物を使って、当時発見されたばかりの梅毒の病原菌、「スピロヘータ・パリダ」の殺菌の実験をしたいと言い出した。数日後、エールリヒは勝利を手にした。やがてサルバルサンという名で知られるこの薬は、梅毒に感染したウサギの健康を全く損なわずに、病原菌を一掃したのである。「これぞ魔法の弾丸だ」とポール・ド・クライフは一九二六年のベストセラー[訳注(2)]で賞賛している。「しかも安全な弾丸なのだ」。その効果は「聖書に出てくる癒しの奇跡としか言いようがない」と。(3)

エールリヒの成功に触発されて、他の科学者も病原菌の特効薬の研究を始めた。それから二五年の歳月を経て、一九三五年、バイエル化学工業が二つ目の奇跡の薬を世に送り出した。バイエル社は、古いコールタール化合物の誘導体であるスルファニルアミドが、ブドウ球菌や連鎖球菌の殺菌にかなり効果があることを発見したのである。こうして「特効薬」革命は本格的に進行し始めた。次に登場したのが、ペニシリンである。既に一九二八年にアレキサンダー・フレミングがこのカビの殺菌作用を発見していたものの、彼も同僚も培養の難しさに気づいた。培養できたとしても、薬として実用化できるだけの十分な量の活性成分（ペニシリン）を抽出し精製する段階で躓いた。だが一九四一年、第二次世界大戦が激化すると、イギリスもアメリカも万難を排してこのハードルを乗り越えなければならなくなった。多くの兵士が創傷感染によって命を落としていたからである。アメリカはメルク社、スクイブ社、ファイザー社の研究員に共同でペニシリンの製剤に取り組ませた。その結果、イギリスとアメリカは一九四四年のDデイ[訳注(3)]までに、ノルマンディー上陸作戦で負傷した全ての兵を治療できるだけのペニシリンを生産することができたのである。

「ついに治療の奇跡の時代が到来した」とルイス・サザランドは著書 *Magic Bullet* に書いた。事実、戦争が終わると、医学はさらに飛躍的に発展した[(4)]。製薬会社はストレプトマイシン、クロロマイセチン、オーレオマイシンなど、効用範囲の広い抗生物質を他にも発見した。そして医師は肺炎、猩紅熱、ジフテリア、結核、その他様々な感染症の治療薬を一挙に手に入れたのである。これらは人類を長く苦しめてきた病気だったので、政治的指導者も医師も口々に、輝かしい未来の到来を語った。一九四八年、ジョージ・マーシャル米国務長官は、感染症が地球上から撲滅される日は近いと、自信たっぷりに予言した。その数年後にドワイト・D・アイゼンハワー大統領は、全ての病原菌は「無条件降伏」するだろうと豪語した[5]。

一九五〇年代を迎える頃には、医学領域では他にも多くの成果が挙がっていた。すでに製薬会社は改良された麻酔薬、鎮静薬、抗ヒスタミン薬、抗けいれん薬を開発していた。このことは、中枢神経系に有益に作用する化学物質の合成が洗練されてきたという証拠でもある。また一九二二年にイーライリリー社が、屠殺された動物の膵臓腺からインシュリンを抽出する方法を開発し、糖尿病に効果的な治療法ができた。代替インシュリンは、特効薬とまでは言えないものの、体内の欠損を生物学的に修復するという点で、特効薬に近いものだった。一九五〇年、イギリスの脳科学者ヘンリー・デールは、*British Medical Journal* 宛ての書簡で、長い医学史の中でも傑出したこの時期について、こうまとめている。「この大いなる前進の始まりに立ち会えた私たちは、この時代に生きたことを喜び、誇りに思うべきでしょう。これからの五〇年を生きる人々は、さらに壮大な展開を目の当たりにするにちがいありません[6]」。

アメリカは「輝かしい未来」に向かってアクセルを踏んだ。第二次世界大戦以前、ほとんどの基礎研究はアンドリュー・カーネギーやジョン・D・ロックフェラーなどの著名な民間パトロンの支援で行われていたが、戦後、アメリカ政府はこうした研究を国家的に支援するため、アメリカ国立科学財団を設立した。制圧すべき病気はまだいろいろあったが、様々な医療領域の中でひときわ立ち遅れた分野が、すぐに政治的指導者の目に留まった。てこ入れが必要と思われたのは、精神医療だった。

新しい精神医療への想い

医療の一専門領域としての精神医療のルーツは、一九世紀の療養院に遡る。一八四四年、小規模な療養院を運営する一三人の医師がフィラデルフィアに集まり、アメリカ精神病院院長協会を創立したのが、この医療領域の成立の瞬間だった。当時の療養院では、クエーカー教徒がアメリカに持ち込んだ道徳療法という一種の環境療法が行われ、ある時期、成果を上げていた。大半の療養院では、新規入院患者の半数以上は一年以内に退院し、そのほとんどは一度きりの入院だった。一九世紀に行われたマサチューセッツ州のウースター州立精神療養院の長期的転帰研究では、退院患者九八四名のうち五八パーセントは二度と再発していなかった。ところが一九世紀後半になると、療養院は急に膨れ上がった。認知症の高齢者、梅毒患者やその他の神経疾患の人々まで、療養院に押し込まれたからである。こうした患者はもともと回復の可能性がなかったのだが、道徳療法という治療法まで失敗であるかのように批判されるようになった。

療養院の院長たちは一八九二年の会議で、道徳療法を放棄し、身体的治療を取り入れることを決めた。こうして精神医療は新時代に突入し、まもなく医師たちは様々な身体的治療のメリットを公言するようになった。高圧シャワーや長時間の入浴など、種々の水療法が推奨された。ある療養院は羊の甲状腺のエキスを注射し、治癒率が五〇パーセントになったと報告した。また金属塩や馬の血清、はたまた砒素を注射すると患者が正気に戻ったと発表する医師までいた。ニュージャージー州のトレントン州立病院院長ヘンリー・コットンは一九一六年に、患者の歯を抜いたら精神の異常が治まったと報告している。発熱療法や熟睡療法も有効とされた。このように初期の身体療法は大きな成果を報告したが、結局、どれも時の検証には耐えられなかった。

一九三〇年代後半から一九四〇年代前半にかけて、療養院の精神科医たちは脳に直接的に作用する三つの治療法を受け入れ、一般メディアは——少なくとも最初は——「奇跡」の治療だと報じた。まずインシュリン昏睡療法である。この治療法では、高用量のインシュリンを患者に注射して低血糖昏睡状態にし、その後、グルコース注射で意識を回復させる。すると「脳の短絡回路が消えて正常な回路が復旧し、患者は正気と現実感を取り戻す」と、『ニューヨーク・タイムズ』は説明した。[7]二つ目はけいれん療法で、メトラゾールという毒物もしくは電気ショックを与えて患者をけいれんさせるというものだ。患者が意識を取り戻した時には異常な思考は消え、気分は晴れ晴れとしていると、療養院の精神科医は報告した。最後の「画期的」治療は、前頭葉切除術（ロボトミー）である。手術によって前頭葉を破壊するこの処置は、即効性のある治療であるかのように見えた。『ニューヨーク・タイムズ』は、この「魂の外科手術」によって「ものの二、三時間で野獣がおとなしい生き物に変わる」と伝えた。[8]

『ハーパーズ』『リーダーズ・ダイジェスト』『サタデー・イブニング・ポスト』といった主要な雑誌にも、こうした記事が日常的に掲載されたのだから、一般の人々が、精神病の治療は飛躍的に進歩し、精神医学は他の医学と足並みをそろえて大躍進したと思ったのも無理からぬことだった。ところが第二次世界大戦後、人々は全く別の現実を突きつけられて、恐怖と不信感に駆られた。当時のアメリカの精神病院は四二万五〇〇〇人を収容していたが、まず皮切りに『ライフ』、次にジャーナリストのアルバート・ドイチュが著書*Shame of the States*で、ぼろ屋敷のような施設の内部の実態を写真によって告発した。殺風景な部屋に集められた裸の男性が自分の排泄物の中を転げまわり、ごわごわのチュニックを着た裸足の女性が木の長いすに紐でつながれている。就寝棟には擦り切れた簡易ベッドが隙間なくぎっしりと並び、足側からしか外に降りられない。想像を絶するようなネグレクトと苦難を写真は映し出していた。ドイチュはある場所を引き合いに出さざるをえなかった。

バイベリー病院の病棟を巡るうちに、ベルゼンやブーヘンヴァルトのナチス・ドイツ強制収容所が脳裏をよぎった。建物に入ると、裸の人々がまるで家畜のように群れ、ぞんざいにあしらわれている。吐き気を催すほどの強烈な臭いが立ち込め、あたかも悪臭がかたちをとって存在しているかのようだった。雨漏りのする屋根の下で、かび臭く崩れかけた壁の内側で、何百人もの患者が生活し、椅子や長椅子がないので、腐食しかけた床に身を横たえている。(9)

精神病院の入院患者の治療の見直しが必至なのはもちろんだったが、一般の人々の精神保健にも憂慮すべきものがあった。戦争中、精神科医は応召兵の精神医学的問題のスクリーニングを担当したが、精神面で兵役に不適格と診断された人が一七五万人もいた。徴兵逃れのために病気を装った人も少なからずいたにしろ、この数字は社会的な問題を示唆していた。またヨーロッパ戦線からの帰還兵には情緒的問題に苦しむ人が多く、一九四五年九月、選抜徴兵局局長ルイス・ハーシー将軍は、この長く潜んできた問題に是が非でも国家的取り組みをすべきだと議会に訴えた。戦争中、「われわれが直面した戦闘能力と人材の喪失の最大原因は、精神病だった」と彼は言った(10)。

精神病が国家の重大な関心事となったタイミングは、ちょうど抗生物質が病原菌を征服しつつある時期と重なった。だから長期的解決策をどこに求めるべきか、誰もがすぐに理解した。信じるべきものは科学の変革力だと。インシュリン昏睡、電気ショック、ロボトミーなど極めて効果的とされる既存の「医療」を必要とする人がもっと増えるなら、長期的解決策は、感染症との戦いの驚異的な進歩と同じプロセスから生まれるかもしれない。精神病の生物学的原因を探究すれば、重症の患者にも軽度の問題のある患者にも、よりよい治療が開発されるのではないか。「精神医療が過去にきっぱりと別れを告げ、救貧院や感化院や刑務所から出発したことを忘れるべき時期が来るのが、私には想像できる」とコネチカット州ハートフォードの生活研究所所長チャールズ・バーリンゲームは言った。「私たちが医者となり、医者らしく思考し、内科や外科の最高の病院とほとんど変わらない方法や関係によって、精神病院を運営する時代がやって来る」(11)。

一九四六年、連邦議会は全米精神保健法を可決し、政府としてこの改革を財政的に援助することを決めた。精神障害の予防・診断・治療の研究に援助が与えられ、州立・市立のクリニックや治療センターの設立に補助金が出るようになった。三年後、議会はこの改革の監督機関としてN

ＩＭＨを創設した。

「精神的問題は身体的疾患と同じように実体的なものであり、不安や抑うつには盲腸炎や肺炎と同じように積極的治療が必要であることを理解すべきである」と、『ニューヨーク・タイムズ』に週刊コラムを執筆するニューヨーク大学教授ハワード・ラスク博士は述べた。「これらはみな医療を必要とする医学的問題なのである」[12]。

精神医学とその治療法を変革する舞台は整った。人々は科学の驚異的な力を信じ、国家は精神病治療の改善の必要性を痛感し、それを実現するためにＮＩＭＨが創設された。何か素晴らしいことが起こりそうだという期待感があった。そして抗生物質の好調な売れ行きによって急成長中の製薬業界は、その期待に資本を投下できる力があった。これだけ条件が揃ったのだから、重篤な精神病にも軽度の精神的問題にも――統合失調症にもうつ病にも、不安にも――ほどなくして奇跡の薬が登場したのは少しも不思議ではない。

【訳注】

（1）ドイツの伝説上の百発百中で標的に当たる弾丸。比喩的に特効薬を指す。

（2）*Microbe Hunters* のこと。邦訳：秋元寿恵夫訳『微生物の狩人』岩波書店、一九八〇年。

（3）ノルマンディー上陸作戦決行日。

【注】

（1）J. Young, *The Medical Messiahs* (Princeton, NJ: Princeton University Press, 1967), 281.

(2) Chemical Heritage Foundation, "Paul Ehrlich, Pharmaceutical Achiever," chemheritage.org. でアクセス。
(3) P. de Kruif, *Dr. Ehrlich's Magic Bullet* (New York: Pocket Books, 1940), 387.
(4) L. Sutherland, *Magic Bullets* (Boston: Little, Brown and Company, 1956), 127.
(5) L. Garrett, *The Coming Plague* (New York: Penguin, 1995), 49.
(6) T. Mahoney, *The Merchants of Life* (New York: Harper & Brothers, 1959), 14.
(7) "Mind Is Mapped in Cure of Insane," *New York Times*, May 15, 1937.
(8) "Surgery Used on the Soul-Sick," *New York Times*, June 7, 1937.
(9) A. Deutsch, *The Shame of the States* (New York: Harcourt Brace, 1948), 41.
(10) E. Torrey, *The Invisible Plague* (New Brunswick, NJ: Rutgers University Press, 2001), 295.
(11) G. Grob, *The Mad Among Us* (Cambridge, MA: Harvard University Press, 1994), 189.
(12) "Need for Public Education on Psychiatry Is Stressed," *New York Times*, November 16, 1947.

第4章

精神医学の「魔法の弾丸」
Psychiatry's Magic Bullets

「それは精神医学史上、初の薬物治療だった」

――ネイサン・クライン、ニューヨーク、ロックランド州立病院研究所所長（一九七四年）[1]

サルファ剤（スルファニルアミド）や抗生物質の発見を導いた医学の「魔法の弾丸」モデルは、すこぶる明快だった。まず病気の原因や性質を明らかにし、次にその病気を克服する治療を開発する。抗生物質が死滅させたのは、既に正体が分かっている細菌だった。イーライリリー社のインシュリン療法も、このモデルのバリエーションである。まず糖尿病の原因がインシュリンの欠乏であることが研究によって明らかにされてから、治療が開発された。いずれにしろ、第一にくるのは病気についての知識だ――それが進歩の要諦である。ところが第一世代の精神科治療薬の発見や、それらが抗精神病薬、抗不安薬、抗うつ薬など、あたかも特定の障害の治療薬であるかのような名称で呼ばれるようになった経緯を見ると、まったく異なるプロセスをたどったことが分かる。薬物療法革命は、科学だけではなく希望的観測が多分に入り混じって誕生したのである。

神経遮断薬、マイナー・トランキライザー、精神賦活薬

今日、薬物療法革命の先駆けと見なされているソラジンの開発の物語は、一九四〇年代に始まる。当時、フランスの製薬会社ローヌ・プーラン社は、フェノチアジンという化合物に特効薬の可能性を求めていた。フェノチアジンは一八八三年に化学染料として合成された物質で、ローヌ・プーラン社はこれを使って、マラリア、アフリカ眠り病、寄生虫病などの病原体に対して毒性のある化合物を合成しようとしていた。その研究は実らなかったものの、一九四六年にある研究員が、フェノチアジンの一つであるプロメタジンに抗ヒスタミン作用があることに気づいた。それは外科手術に応用できる可能性を意味していた。ヒスタミンは外傷やアレルギー、その他様々な症状に反応して分泌される物質で、ヒスタミン反応が強すぎると血圧が急降下し、生命に危険が及ぶことがある。一九四九年、三五歳の若きフランス海軍軍医アンリ・ラボリは、チュニジアのビゼルトにある海軍病院で数名の患者にプロメタジンを投与した。その時、この薬が抗ヒスタミン作用だけでなく「静穏な多幸感」をもたらすのに気づいた。「患者はおとなしくなってウトウトとし、緊張の緩んだ、周囲への関心がなくなったような表情を浮かべている[2]」。

プロメタジンは麻酔薬としても使えそうだった。当時は一般にバルビツレートやモルヒネが鎮静薬や鎮痛薬として常用されていたが、これらは脳機能全般を抑制するため、かなり危険性が高

かった。だがプロメタジンは、脳の限られた領域だけに作用するように見えた。ラボリによると、プロメタジンは「特定の脳機能を遮断することができる」ので、「患者は苦痛も不安も感じておらず、手術のことすら覚えていないことが多い[3]」。もしプロメタジンを麻酔のカクテルに配合したら、他の危険な麻酔薬の量を大幅に減らせるのではないかと、ラボリは考えた。プロメタジン入りカクテルを使えば――あるいはもっと効果の高い誘導体を合成できれば――手術の安全性は格段に高まるだろうと。

ローヌ・プーラン社の研究員は、ただちに開発に取り組んだ。彼らの研究では、まずラットを訓練し、ベルの音を聞いたら、ケージの床に流れる電流のショックから逃れるためにロープでプラットフォームに上ることを学習させた。その後、ラットに様々な化合物を与えて効果を評価した。4560RPを投与したとき、これがプロメタジンの後継薬だと研究員は気づいた。ラットはロープを上れなかったばかりか、そうする意欲も失っていたのである。クロルプロマジンというこの新薬は、ラットの意識を保ったまま、運動と感情反応をつかさどる脳領域を遮断したように見えた。

一九五一年六月、ラボリは手術患者の麻酔カクテルにクロルプロマジンを配合してみた。予想通り、患者は「もうろう状態」になった。同じことを試した他の外科医も、クロルプロマジンは麻酔薬の効果を「高め」、カクテルは「人工冬眠」を誘発したと報告している。同年一二月、ラボリはブリュッセルの麻酔学会でこの新発見を発表したが、その際に、クロルプロマジンの精神医学への応用を示唆するような発言をした。「まさに薬物によるロボトミー」だと言ったのであ

る。(4)

今でこそロボトミーは破壊的な切除術と見なされているが、当時は有益な手術だと思われていた。このわずか二年前に、ロボトミーを考案したポルトガルの神経学者エガス・モニスはノーベル医学賞を受賞している。マスコミは熱狂して、ロボトミーは精神から狂気をくり抜く手術だともてはやした。だがこの手術の最も確かな成果は――手術をした医師自身がよく承知しているが――人間を根本から変えてしまうことだった。患者は無気力、無関心、そして幼児的になった。ロボトミーの推進者は、それを手術以前の不安や興奮や異常思考の改善として解釈した。ラボリの言葉をそのままあてはめるなら、患者をそのように変えてしまう薬が発見されたということなのだ。

一九五二年春、フランスの著名な精神科医ジャン・ドレーとピエール・ドニカーが、サンタンヌ病院の精神科でクロルプロマジンの処方を始めると、たちまちヨーロッパ中の療養院がそれに倣った。どの現場でも、病棟が静かになり患者を管理しやすくなったと、まるで判で押したように同じ報告がなされた。ドレーとドニカーは一九五二年の一連の論文で、クロルプロマジンが誘発する「精神症候群(psychic syndrome)」について言及している。

患者はたいていまぶたを半開きにして、青白い顔で、ベッドの上にじっと座っているか横たわっている。ほとんど口をきかず、こちらから質問すると、やや間をおいて答えが返ってくる。ゆっくりと、気のないような、平板な口調で、二言、三言言うと、すぐにまた黙り込んでしまう。だが例外なく、返答は概ね妥当で適切であり、注意力や思考は損なわれていないことが分かる。ただしめったに自分から質問しないし、関心や願望や好みを表現することもない。治療によって症状が改善したという自覚は概ねあるが、幸福感はない。自覚意識や知的能力に変化はないが、明らかな無関心、外的刺激に対する反応の遅れ、感情や情緒の中立性、主体性や関心の減退が見られる。これが治療に起因する精神症候群である。[5]

アメリカの精神科医は、ソラジンという商品名で発売されたクロルプロマジンを「メジャー・トランキライザー（強力精神安定剤）」と呼んだ。一方、フランスのドレーとドニカーはもっと科学的に正確な表現で「神経遮断薬」、つまり神経系を抑止する薬と呼んだ。二人は、クロルプロマジンは嗜眠性脳炎の患者に似た欠損を誘発すると指摘した。「そればかりか、新薬によって本物の脳炎が蔓延する可能性もある。症状は、まず可逆性の傾眠に始まり、様々なタイプのジスキネジアや運動亢進、最終的にはパーキンソン症候群にまで至る」とドニカーは述べている。[6]アメリカの医師も、この新薬が既知の病気を治すわけではないことは承知していた。「この薬で疾患を治療しているわけではないことを銘記すべきである」と、精神科医のE・H・パーソンズは、一九五五年にフィラデルフィアで行われたクロルプロマジンに関する学会で発言した。「私たちが使用しているのは、特定の効果を引き起こす神経薬理学的物質である」[7]。

ローヌ・プーラン社がマラリアの特効薬を求めてフェノチアジンの実験をしていた頃、ロンドンではチェコ出身の化学者フランク・バーガーが似たような研究をしていた。その研究はやがて一九五五年の「マイナー・トランキライザー」の発売となって実を結ぶ。

バーガーは第二次世界大戦中にイギリスで、医療用のペニシリンを量産する方法の開発に携わっていた。だがペニシリンはグラム陽性細菌（デンマークの細菌学者ハンス・クリスチャン・グラムが発明した染料に染まる細菌）にしか効かないので、戦後、バーガーは、様々な呼吸器・泌尿器・胃腸の疾患を引き起こすグラム陰性細菌の特効薬の開発を志した。当時、イギリスでは、環境中のグラム陰性細菌に効くという触れ込みで、フェノキセトールという業務用殺菌剤が販売されていた。ブリティッシュ・ドラッグハウス社に勤務していたバーガーは、より優れた抗菌効果のある製品を作るために、フェノキセトールの有効成分フェニグリセロール・エーテルの応用研究をしていた。メフェネシンという化合物が有望だったので、毒性を試すためにマウスに与えたところ、「驚いたことに、それまで見たことのないような可逆性の弛緩麻痺が、随意骨格筋に現れた」のである。(8)

バーガーは偶然にも、強力な筋弛緩剤を発見したのである。それだけでも興味深いが、さらに不思議なことに、薬物で麻痺したマウスはこのようなひどい目に遭いながらも、まったくストレスの兆候がなかった。マウスは仰向けにされたまま元の体勢に戻れないのに、「心拍は正常で、自律神経系に影響が及んでいる兆候は認められず」、ただじっとしていた。筋肉が麻痺しない程度の少量で薬物を与えた場合も、マウスは奇妙なほどおとなしくなった。

バーガーは、この種の薬剤は、人間の不安を緩和する薬として商品化できる可能性があることに気づいた。とはいえメフェネシンは非常に作用時間が短く、穏やかな状態はものの数分しか続かなかった。一九四七年、バーガーは渡米してニュージャージー州のウォレス研究所に入り、体内での作用時間がメフェネシンの八倍あるメプロバメートという化合物の合成に成功した。動物に投与すると、やはり強力な「順化」作用が起きた。「メプロバメートを投与されたサルは凶暴さが消え、扱いやすくなった」と彼は書いている。(9)

一九五五年、ウォレス研究所はメプロバメートをミルタウンという商品名で発売した。他の製薬会社も先を争うようにして競合商品の開発に乗り出し、動物の攻撃性を緩和して痛みを麻痺させる化学物質を追い求めた。ホフマン・ラ・ロシュ社では、化学者のレオ・スターンバックがクロルジアゼポキシドに鎮静効果があるのを突き止めた。電気ショックを足に与えるとけんかを始めるマウスに、この化合物を投与すると「強力で独特な」鎮静効果が現れた。(10)低用量で投与した場合も、マウスは電気ショックを受けたにもかかわらずけんかをしなかった。大型動物にも強い順化作用が現れ、トラやライオンがまるで子猫のようになった。最終的にクロルジアゼポキシドの効用を証明したのも、やはり電気ショック試験だった。この実験では、空腹のラットを訓練して、レバーを押すと食物が出てくることを学習させ、次に、ケージのライトがついた時にレバーを押すと電気ショックが来ることを学ばせた。ラットはすぐに、ライトがついた時にはレバーを押さないことを学習したが、ライトがつくたびに極度のストレスの兆候が現れた（排便など）。このラットにクロルジアゼポキシドを投与するとどうなっただろうか。ラットはライトがついても、まったく動じなくなった。「不安」は消え、電気ショックなどおかまいなしで、食物を求めてレバーを押すことさえあった。やがてホフマン・ラ・ロシュ社は一九六〇年、リブリウムという商品名でクロルジアゼポキシドを発売した。

当然ながら、一般の人々はこれらのマイナー・トランキライザーの誕生の背景にある動物実験についてほとんど知らされることはなかった。ただ例外的に、『サイエンス・ニュースレター』のある記事が、この動物実験を人間にあてはめて説明している。マイナー・トランキライザーを飲んだら、「あなたをめがけて疾走してくる車を見て恐怖は感じるだろうが、走って逃げることはできない[11]」。

こうして精神医学は、入院患者を鎮静させる新薬と不安を和らげる新薬を掌中にした。後者は一般向けにも販売できた。そして一九五七年春には、うつ病患者のための薬も手に入れた。イプロニアジド（商品名マルシリド）の登場である。「精神賦活薬」と呼ばれるこの薬のルーツをたどると、何とも詩的なものにたどり着く——ロケット燃料だ。

第二次世界大戦末期のドイツで、V2ロケットの推進剤用の液体酸素とエタノールが品薄になったとき、科学者たちは代替燃料としてヒドラジンという新しい化合物を開発した。戦後、連合国の化学薬品会社はこぞって、ヒドラジンのサンプルを求めた。特に製薬部門はこの化合物の毒性を利用して感染症の特効薬を作れないかどうかを確かめたくてたまらなかった。一九五一年、ホフマン・ラ・ロシュ社の研究員は、結核を引き起こす桿菌に有効なイソニアジドとイプロニアジドという二つのヒドラジン化合物を作り出した。これらはたちまち結核専門病院で使用されるようになったが、そのうち、この薬が患者に「活力を与える」ようだと報告されるようになった。スタテン島のシー・ビュー病院を取材した『タイム』の記者は、「この薬を飲んだ患者が病棟でダンスを踊る光景は、報道カメラマン冥利に尽きる」と書いている[12]。

結核患者がジグを踊る姿は、この薬が抑うつの治療薬になる可能性を暗示していた。様々な理由からイソニアジドよりもイプロニアジドの方が有望視されたが、初期の試験では、特に気分を明るくする効果は見られず、躁病を誘発する可能性があるという報告もあった。イプロニアジドを処方された結核患者は、めまい・便秘・排尿困難・神経炎・異常な皮膚感覚・錯乱・精神異常など、様々な副作用に悩まされたので、やがてサナトリウムはこの薬の使用を制限せざるをえなくなった。ところが一九五七年春、ニューヨーク州オレンジバーグのロックランド州立病院の精神科医ネイサン・クラインが、イプロニアジドをうつ病患者に充分な期間にわたって(五週間以上)投与すれば効果があると発表したことをきっかけに、この薬は窮地から救われた。クラインは、イプロニアジドを投与した患者の一六人中一四人は症状が改善し、「全ての症状が完全に寛解した」患者もいると報告した[13]。

一九五七年四月八日の『ニューヨーク・タイムズ』は、イプロニアジドの数奇な遍歴をこうまとめている。「抗結核薬の副作用が、手の施しようのない重篤なうつ病患者のための化学療法の道を開いたのかもしれない。開発者はそれをトランキライザー(安定薬)に対して賦活薬と呼ぶ[14]」。

こうした薬が薬物療法革命の扉を開いたのである。精神医学はわずか三年という短い期間で（一九五四〜五七年）、療養院の興奮した躁状態の患者を鎮静する薬、不安を和らげる薬、抑うつを解消する薬を手にした。だがどれをとっても、疾患過程や症状の原因と思しき脳の異常が解明された後に開発された薬ではない。第二次世界大戦後の感染症特効薬の研究から派生し、研究の過程でたまたま発見された、中枢神経系に新奇な作用をする化合物なのである。クロルプロマジン、メプロバメート、クロルジアゼポキシドの動物実験が明らかにしたのは、これらの薬が動物の意識を保ったまま、通常の身体的・感情的反応を著しく抑制することだった。それがメジャー・トランキライザーとマイナー・トランキライザーの新しくユニークな点だった。つまり脳機能の選択的な抑制である。イプロニアジドがどう作用するのかは定かではなかったが——何らかのかたちで脳の働きを加速したようだ——『ニューヨーク・タイムズ』の記事のように、気分を高揚させる特質は抗結核薬の「副作用」であるととらえるのが正しい。

こうした薬はせいぜい「強壮剤」とでも言うべきものだった。だがメディアでは、全く違う筋書きが語られていたのである。

邪悪な同盟

アメリカ医学界の発言力ある勢力は、一九五〇年代に抜本的な変化を体験した。その背景を理解するには、それ以前のアメリカ医師会（American Medical Association; AMA）の歴史をざっと振り返る必要がある。ＡＭＡは二〇世紀に入る頃、一般市民に医療の本物と偽物の区別を教えるべく設立された団体である。当時、アメリカでは約五万種類もの医薬品が販売されていた。それらは二つに大別できる。まず無数の小企業がシロップやエリキシル剤[訳注(1)]や植物性の生薬を作り、人々に直接販売したり、パッケージ商品として店頭に置いたりしていた。こうした「特許薬品」の成分はたいてい「秘密」だった。一方、メルク社などの「製薬会社」は「処方薬」として知られる化学薬剤を薬剤師に販売し、薬剤師が小売商の役割をしていた。まだどちらのグループも、政府監督機関に商品の安全性や有効性を証明することを義務づけられていなかった。そこでＡＭＡは、この無軌道な市場に医師の立場を確立するべく、薬の評価をする団体を立ち上げたのだ。ＡＭＡは、特許薬品を調査して「いんちき療法」から市民を守る「宣伝部」と、処方薬の化学的試験を行う薬学・化学諮問会を設置した。また試験結果は会報で発表し、最も優れた処方薬には「認可証」を与えた。ＡＭＡは「有用な薬」を網羅した年鑑を毎年発行し、医師会の試験に合格しなかった薬の広告は、会報には載せなかった。

　こうしてＡＭＡは、製薬業界とその商品の監視役になった。ＡＭＡはこの活動を通して一般の人々に貴重なサービスを提供する一方、会員の経済的利益も向上させた。ＡＭＡによる薬の評価は、患者に医師のもとに足を運ばせる立派な理由を作ったからである。そして医師は薬の年鑑をめくれば、適切な薬を処方することができた。この頃、（薬の提供者という面で）医師の市場価値を高めたのは、政府が認める処方権ではなく薬の知識だった。

　ところが一九三八年に「食品・医薬品・化粧品法」が成立すると、アメリカの薬の販売事情は一変した。この法律によって、製薬会社は商品の安全性をFDAに証明することが義務づけられた（まだ有効性を立証する必要はなかった）。その後、FDAは、ある種の医薬品は医師の処方がないと購入できないように規定した。[*1] 一九五一年に「デュラム・ハンフリー改正法」が連邦議会を通過すると、ほとんどの新薬は処方箋がないと入手できなくなり、補充にも処方箋が必要になった。

こうして医師はアメリカ社会で非常に特権的な地位を享受するようになった。彼らの処方のもとで、一般の人々は抗生物質や他の新薬を入手するようになった。医師は医薬品の実質的な小売業者になり、薬剤師は医師のオーダーに従って薬を出すだけの存在に変わった。今や小売業者でもある医師には、薬の素晴らしさを宣伝すべき経済的理由ができた。新薬の評判がよいほど、人々は処方箋を求めて病院に足を運ぶのだ。『フォーチュン』は「最新の薬を処方するという評判が、医師の市場価値を大きく左右しているように見える」と述べた。(15)

製薬業界と医師の経済的利害がこれまでになく一致するようになると、AMAは新しい現実にすばやく適応した。一九五二年、AMAは「有用な薬」の年鑑の刊行を止め、薬学・化学諮問会が承認しなかった薬の広告も会報に載せるようになった。一九五五年には名高い「認可証」を廃止した。一九五七年には、薬品諮問会の予算はわずか七万五〇〇〇ドルに減ったが、薬の効能の

＊1　一九一四年の「ハリソン麻薬法」で、アヘン類とコカインについて医師の処方箋が義務づけられたが、一九三八年の「食品・医薬品・化粧品法」は、それを他の多くの薬品にも拡大した。

評価を止めたのだからそれは当然である。三年後、ＡＭＡは、新薬の有効性をＦＤＡに証明することを製薬会社に義務づける、テネシー州上院議員エスティーズ・キーフォーバーの法案に反対するロビー活動まで行った。ＡＭＡは製薬業界に対して「腰抜けになった」と、ハーバード大学医学部マックスウェル・フィンランド教授は議会で証言している[16]。

ＡＭＡは薬品の監視官の役割を放棄したばかりか、製薬業界の新薬の宣伝に積極的に協力するようになった。「デュラム・ハンフリー改正法」が通過した一九五一年、スミスクライン・フレンチ社とＡＭＡは *The March of Medicine*（『薬のマーチ』）というテレビ番組の共同制作を開始し、番組では、特に今後発売される「驚異的な」新薬の紹介に力を入れた。新薬に関する新聞や雑誌の記事には、必ず薬のメリットをほめそやす医師の推薦の言葉が載った。後にファイザー社の医師ハスケル・ウェインスタインは、「(大衆紙の) 記事のほとんどは、実質的に製薬会社の広報部員の手によるものだった」と議会委員会で証言した[17]。一九五二年に業界誌の『ＦＤＣレポート』は、製薬業界は「センセーショナルなほど好意的な報道」を享受していると書いたが、数年後、その理由を「重要な薬はほとんど全て、発売時に医療専門家から手放しで賞賛された」からだと説明している[18]。

この新しい薬品市場は、全ての関係者に利益をもたらした。製薬業界の収益は一九五七年に一〇億ドルを超え、それぞれの製薬会社も収益が向上して「ウォール街の寵児」になった[19]。医師は抗生物質と他のあらゆる処方薬の入手を掌握し、彼らの所得はうなぎのぼりになり一九五〇年から七〇年にかけて倍増した（インフレ調整後）。ＡＭＡ会報の医薬品広告収入は、一九五〇年には二五〇万ドルだったが一九六〇年には一〇〇〇〇万ドルになった。その広告がバラ色の未来を描いていたのは、当然といえば当然だろう。主要な医療専門誌六誌による一九五九年の薬の批評によると、八九パーセントの広告は薬の副作用の情報を一切提供していなかったのである[20]。

これが、第一世代の精神科治療薬が市場に登場する一九五〇年代の時代背景だった。一般の人々は奇跡の薬について知りたくてたまらず、製薬業界と全国の医師たちは、それを語りたくてうずうずしていたのである。

奇跡の錠剤

ローヌ・プーラン社からクロルプロマジンのアメリカでの販売権を獲得したスミスクライン・フレンチ社は、一九五四年三月二六日、ＦＤＡからソラジン（クロルプロマジンの商品名）の認可を受けた。数日後、同社はテレビ番組『薬のマーチ』でソラジンの発売を宣伝した。スミスクライン・フレンチ社がソラジンの開発に投じた経費はわずか三五万ドルで、ＦＤＡへの申請前にソラジンを投与した患者は一五〇名に満たなかったが、それにもかかわらず、フランシス・ボワイエ社長は番組の中で、ソラジンは最も厳正な治験を経た製品だと語った。「五〇〇〇匹以上の動物実験の結果、人間に投与しても有効で安全なことが分かりました」と彼は言った。「その後、わが国の一流医療センターの医師たちによって、この薬の臨床的価値と限界の可能性が検討されました。既に、わが国とカナダで合計二〇〇〇人以上の医師がソラジンを使用しています……

新薬の開発は莫大な経費のかかる困難な仕事ですが、私たちはそれを製薬業界の特権と心得ています[21]」。

ソラジンがあたかも厳正な科学の所産であるかのようにボワイエが宣伝してから三カ月も経たないうちに、『タイム』の「一九五四年の驚異の新薬は?」という見出しの記事で、ソラジンは「スーパースター」の座に輝いた。ソラジンを服用した患者は「起き上がって座り、(医師と)意味の通じる会話をする。おそらく数カ月ぶりのことだろう」と同誌は書いた[22]。その後の記事でも、患者は「自ら進んで薬を飲み」、その結果、「自分で食事を食べ、食欲が旺盛になり、熟睡できるようになった」と報告し、ソラジンを「一九三〇年代に発見された殺菌薬、サルファ剤に匹敵する」重要な薬だと評価した[23]。

ここでサルファ剤のような「魔法の弾丸」を引き合いに出したことは見逃せない。他の新聞や雑誌の論調も似たり寄ったりだった。『USニューズ&ワールド・レポート』は、クロルプロマジンによって「以前は手の施しようのなかった患者が、ものの数週間か数カ月で正気と理性を取り戻す」と書き[24]、『ニューヨーク・タイムズ』は一九五四年から五五年にかけての一連の記事で、ソラジンを、精神病患者に「心の平安」と「錯乱からの解放」をもたらす「奇跡の錠剤」と呼んだ。新聞や雑誌はこぞって、ソラジンは「精神医学の新時代」の旗手だと持ち上げたのである[25]。

ソラジンがこのように報道されたのだから、翌年一九五五年春にミルタウンが発売されたとき、人々が飛びついたのも何の不思議もない。『タイム』は、ミルタウンは「入院中の精神病患者よりも、ドラッグストアに来店する神経症患者」向けの薬だと述べた。新聞や雑誌には、この新薬には驚異的な特質があるという精神科医のコメントが載った。[26]『チェンジング・タイムズ』は、不安や心配がすぐに吹き飛ぶ、いわば「幸せの錠剤」だと書いた。『リーダーズ・ダイジェスト』は「錠剤になった健康サウナ」に喩え、『コンシューマー・レポート』は「感覚の喪失や鈍化は起こらず、習慣性もない。筋肉をリラックスさせ、心を落ち着かせ、人生を楽しむ新しい力を与える」と評価した。[27]

人々がわれ先にとミルタウンを買い求めたので、メプロバメートを共同販売していたウォレス研究所とカーター・プロダクツ社は、需要に追いつくのに必死だった。幸運にも在庫のあるドラッグストアは「ミルタウンあります！」という看板を掲げた。コメディアンのミルトン・バールにいたっては、この薬をたいそう気に入り、ファーストネームをミルトンならぬミルタウンに変えてもいいとまで言った。ウォレス研究所はミルタウン熱をさらにかき立てるべく、偉大な芸術家サルバドール・ダリに、三万五〇〇〇ドルで、新薬の魔力を表現するオブジェの創作を依頼した。そのオブジェはAMA総会で展示され、会場に入る人は、イモムシの体内を象徴する暗く閉塞感のあるトンネル（不安を表す）を抜け、明るい光の中で金色の「静穏の蝶」に出会った。蝶はメプロバメートによる変身の象徴だった。『タイム』はそれを「ミルタウンでニルヴァーナ（安息の境地）へ」と表現した。[28]

だがソラジンとミルタウンが導入された頃の新聞や雑誌の記事には、まだ少しの躊躇が残っていた。一九五〇年代のアメリカの一流医大の精神科医の多くはフロイト派で、精神障害の原因は心理的葛藤であると理解していた。彼らの影響から、スミスクライン・フレンチ社は最初にソラジンを売り出す際、「クロルプロマジンが精神病を癒すと考えているわけではない。ただ患者をリラックスさせ治療を受けやすくさせる点で、非常に価値がある」と報道関係者に注意を促した[29]。だから『ニューヨーク・タイムズ』は、ソラジンもミルタウンも「治療薬ではなく、心理療法の補助的存在」ととらえるべきだと解説した[30]。ソラジンは「メジャー・トランキライザー」、ミルタウンは「マイナー・トランキライザー」と呼ばれ、ホフマン・ラ・ロシュ社が発売したイプロニアジドは「精神賦活剤」と呼ばれた。これらの薬には目覚しい効果があるかもしれないが、精神に対する抗生物質ではないのである。一九五六年の『ライフ』の「探求は始まったばかり」という見出しの記事が言及したように、精神医学の革命はまだ揺籃期にあった。精神障害の「病原菌」はいまだ突き止められていなかったのである[31]。

だがこうした警告は、瞬く間に隅に押しやられてしまった。一九五七年、『ニューヨーク・タイムズ』は、現在、研究者たちはイプロニアジドに「脳代謝のアンバランスを調整する効能がある」かもしれないと考えていると報じた[32]。つまり、結核治療用に開発された薬が、うつ病患者の脳内の異常を修復するかもしれないというのである。この頃、第二のうつ病治療薬、イミプラミンが発売され、一九五九年に『ニューヨーク・タイムズ』が初めてこれらの薬を「抗うつ薬」と呼んだ。イプロニアジドもイミプラミンも「精神状態を逆転」させるようだと、同紙は説明した[33]。これらの新薬は新たな地位を獲得し、ついには精神科医ハロルド・ヒムウィッチが一九五八年に『サイエンス』で発表した論文で、「糖尿病の症状を克服するインシュリンの出現になぞらえることができる」とまで言った[34]。つまり、抗うつ薬は脳の異常を修復するというのである。ホフマン・ラ・ロシュ社は一九六〇年にリブリウムを発売するにあたり、この主張に便乗して、リブリウムは単なる新たなトランキライザーではなく、「グループ全体の後継薬である……中枢系の鎮静や催眠作用とは別の『純粋な』不安の緩和への最大のステップ」だと言った[35]。メルク社も同じように、スアビチルは「気分を正常化する薬であり……不安、緊張、抑うつ、強迫神経症の兆候による障害のある患者に、特効性のある新しい神経化学的治療を提供する」と宣伝した[36]。

精神科治療薬のイメージチェンジが最終段階を迎えたのは、一九六三年である。NIMHは、ソラジンと他の神経遮断薬の六週間の治験を行い、プラセボよりも精神症状の緩和に効果が高いという結果を出すと、これらの薬は「広義の抗統合失調症薬（antischizophrenic）と見なすべきである。実際、『トランキライザー（安定剤）』という用語を使い続けるべきかどうか疑問である」と結論した[37]。

このNIMHの表明によって、精神科治療薬のイメージチェンジは基本的に完了した。当初、患者を鎮静し感情的に無頓着にする薬と見なされていたソラジンや他の神経遮断薬は、「抗精神病薬」に格上げされた。「順化」作用があることから精神科治療薬に転用された筋弛緩剤は「気分正常化薬」に、精神賦活剤は「抗うつ薬」になった。こうした薬は、まるで特定の障害の治療薬のように見えた。その意味では抗生物質になぞらえることができるだろう。単なる強壮剤ではなく、病気と戦う薬なのである。この精神医学版の「魔法の弾丸」の筋書きに欠けていたのは、精神障害の生物学的解明だった。だがこのように薬が治療薬として認識され始め、薬の脳に対する作用が分かってくると、研究者たちは少なくとも理論的にはこの空白を埋めることができる、二つの仮説を作り出したのである。

脳内化学物質

一九五〇年代初頭、神経学者の間では、脳のニューロンをつなぐ小さなシナプスを信号がどのように伝わるかについて議論が続いていた。信号は電気的なものだという説が有力だったが、化学伝達を主張する人もいた。精神医学の歴史に詳しいエリオット・ヴァレンスタインは著書 *Blaming the Brain* の中で、この議論を「火花とスープの戦い」と呼んでいる。だが一九五〇年代半ばまでに、アセチルコリン、セロトニン、ノルエピネフリン、ドーパミンなど化学伝達物質とおぼしき物質がラットや他の哺乳類の脳から分離されると、にわかに「スープ」モデルが優勢になった。

この説が定着した頃、NIMH研究員のバーナード・ブロディの実験が、「うつ病の原因は脳内の化学的アンバランス」という理論の端緒を開いた。一九五五年、ブロディはウサギを使った実験で、インドで精神病患者の鎮静に使われる生薬レセルピンが脳のセロトニン濃度を下げ、動物を「無気力」「無関心」にすることを発見した。その後まもなく、ブロディの研究室にいたことがあるスウェーデンの薬理学者アルヴィド・カールソンが、レセルピンは脳のノルエピネフリンとドーパミン（これらはカテコールアミンと総称される）の濃度も下げると報告した。これらの結果を見ると、脳内のセロトニン、ノルエピネフリン、ドーパミンを枯渇させる薬は、動物を

「うつ状態」にするように思われた。だがここでイプロニアジドかイミプラミンを投与してからレセルピンを与えると、無気力・無関心な状態にならなかった。この二つの「抗うつ薬」が、通常はセロトニンとカテコールアミンを枯渇させるレセルピンの作用を何らかのかたちで妨害しているのは明らかだった[38]。

一九六〇年代に入ると、ＮＩＭＨやその他の科学者たちがイプロニアジドとイミプラミンの作用を解明した。脳内の「シナプス前」ニューロンから「シナプス後」ニューロンへの信号の伝達には電光石火のスピードが必要で、シナプスから化学伝達物質を除去しなければ信号が終了しない。その処理は、酵素によって化学伝達物質を代謝し老廃物として運び去るか、あるいは化学伝達物質がシナプス前ニューロンの中に戻るかのどちらかの方法で行われる。イプロニアジドは前者の処理を妨害することが分かった。イプロニアジドは、ノルエピネフリンやセロトニンを代謝する酵素（モノアミン酸化酵素）を阻害する。すると、これらの化学伝達物質は通常よりも長くシナプスに残留することになる。一方、イミプラミンが抑制するのは後者の処理だ。イミプラミンは、シナプス前ニューロンがノルエピネフリンやセロトニンを「再取り込み」するのを阻害するので、やはりこれらの物質は通常よりも長くシナプスに残留する。イプロニアジドもイミプラミンも方法こそ異なるが、似たような結果をもたらすのだ。

一九六五年にＮＩＭＨのジョセフ・シルドクラウトは*American Journal of Psychiatry*に発表した論文で、こうした研究を概観しながら感情障害の化学的アンバランス理論を提示している。

（レセルピンのような）ノルエピネフリンを枯渇させ不活性化する薬には、主に鎮静と抑うつの作用があり、一方、ノルエピネフリンを増やし増強する薬は行動刺激や興奮と関係があり、一般にヒトの抗うつ効果がある。こうした研究結果から、多くの研究者が感情障害の病態生理に関する仮説を打ち立てた。「感情障害のカテコールアミン仮説」と呼ばれるこの仮説は、全てではないにしろ一部のうつ病はカテコールアミン、とくにノルエピネフリンの絶対的不足や相対的不足と関係すると提唱している。(39)

この仮説には明らかな限界があったが――「よく言っても、非常に複雑な生物学的状態の還元主義的で過度な単純化」とシルドクラウト自身が言っている――現在、「生物学的精神医学」として知られる学説の第一の柱が、ここに立ち上がったのである。そして二年後に第二の柱が立った。統合失調症のドーパミン仮説である。

この理論の根拠は、パーキンソン病の研究に由来している。一九五〇年代後半、スウェーデンのアルヴィド・カールソンと共同研究者たちが、パーキンソン病の原因はドーパミンの不足である可能性があると示唆した。ウィーンの神経生理学者オレー・ホルニキービッツはそれを検証しようとして、パーキンソン病で死亡した男性の脳にヨウ素を塗布した。ヨウ素はドーパミンをピンク色に染める性質を持っているからである。ドーパミン作動性ニューロンは運動をつかさどる脳部位である基底核に多いことが知られているが、そのパーキンソン病患者の基底核には「ピンクへの変色はほとんど認められなかった」とホルニキービッツは報告した。(40)

精神医学の研究者は、この発見と統合失調症の関連性を即座に理解した。ソラジンや他の神経遮断薬は、振戦、チック、緩慢な歩行などパーキンソン病様症状を誘発する。もしパーキンソン病の原因が基底核のドーパミン作動性ニューロンの死滅だとすると、神経遮断薬は何らかのかたちで脳のドーパミン伝達を妨害していると考えれば筋が通る。ドーパミン作動性ニューロンの死滅もドーパミン伝達の妨害も、基底核のドーパミンの機能を損なうのだ。その後まもなくカールソンは、まさにそれこそがソラジンや他の統合失調症治療薬の作用だと発表した。

ただしこの研究結果が示したのは、薬がある脳領域を「遮断する」ということである。薬は脳機能を正常化するのではなく、重大な病理を生み出しているのだ。ところがちょうど時を同じくして、アンフェタミン（幻覚や偏執性妄想を誘発することが知られている）が脳のドーパミンの活動を高めるという報告があった。そうなるとドーパミンの活動過多が精神の異常を引き起こし、神経遮断薬はそれを抑制する（そしてバランスを回復する）かのように見えてくる。もしそうなら、神経遮断薬は精神病を治療しているという見方ができる。やがて一九六七年にオランダの科学者ジャック・ヴァン・ロッサムが、統合失調症のドーパミン仮説を明確に打ち出した。「神経遮断薬がドーパミンを阻害するという仮説がさらに実証されれば、統合失調症の病態生理学に大きな影響を与えるだろう。もしそうなら、ドーパミン受容体の過刺激が（この疾患の）病因の一つということになる(41)」。

実現した期待

連邦議会がＮＩＭＨを創設する時に期待した精神保健医療の革命は、二〇年後に完成した（またはそう見えた）。生物学的障害を治療する精神科治療薬が開発され、研究者たちは、こうした薬に脳内の化学物質のアンバランスを立て直す作用があると信じた。第二次世界大戦末に国家の恥とまで言われた悲惨な精神病院は、新薬が登場して統合失調症を地域社会で治療できるようになると閉鎖された。抑うつや不安など軽度の障害は、薬箱に手を伸ばせば解消できるようになった。一九六七年にはアメリカの成人の三人に一人が「向精神薬」を処方され、その売上げは六億九二〇〇万ドルにのぼった[42]。

これは科学の勝利を物語っていた。一九六〇年代後半から七〇年代前半にかけて「精神薬理学」という新領域を切り開いたパイオニアたちは、誇りをもって自らの仕事を振り返った。「それは単なる移行期ではなく、革命だった」と*International Drug Therapy Newsletter*の編集者フランク・アイド・ジュニアは言った。「精神医学史における実質的な革命であり、医療全体においても最も有意義でドラマチックな出来事の一つだった[43]」イミプラミンを「発見」したローランド・クーンは、抗うつ薬の開発は「常に進歩し続ける人間知性の偉業」と呼ぶにふさわしいと考えた[44]。ミルタウンの開発者フランク・バーガーは、抗不安薬は「人間の幸福、業績、尊厳をさらに豊かなものにした」と言った[45]。それがこの革命を導いた人々に共通する心情だった。一九七〇年にバルチモアで開催された生物学的精神医学のシンポジウムで、ネイサン・クラインは私たちの名は偉大な医療人の殿堂に刻まれると発言したが、それはほとんどの出席者の気持ちを代弁していたのだろう。

「私たちが生きたことによって、医療と科学は非常に大きく変わるでしょう」とクラインは言った。「(精神) 病の治療と理解は永久的に変化し……私たちは、人類の偉人なる事業へのささやかな貢献において、独自のかたちで永遠に生きながらえるでしょう(46)」。

科学的革命か、それとも社会的妄想か

第一世代の精神科治療薬の発見から、それが「魔法の弾丸」へと変貌を遂げるまでを振り返ると、一九七〇年までの歴史展開として二通りの筋書きが考えられる。第一の可能性は、精神医学は驚くべき幸運な偶然によって、数種類の薬を発見し、その薬は動物に異常行動を引き起こすにもかかわらず、精神病患者の脳内の化学作用の様々な異常を修復できるものだったという筋書きである。もしその通りなら革命は本物であり、薬を服用した患者の長期的な転帰を調べれば、健康が回復し持続していることが明らかになるはずである。第二の可能性は、精神医学は独自の「魔法の弾丸」を所有し医療の主流に加わることを切望するあまり、薬を実際とは違うものに化けさせてしまった。実は第一世代の治療薬は、動物実験が示すように、正常な脳機能を混乱させる薬にすぎない、という筋書きだ。もしそうだとすると、長期的転帰は問題だらけであると考え

るのが妥当だろう。

二通りの歴史展開が進行していた。そして一九七〇年代から八〇年代にかけて、研究者はこの重大な質問に答えるために研究を重ねた。うつ病や統合失調症と診断された人々は、本当に脳内の化学的バランスが崩れていて、それが薬で修正されるのか。新薬は本当に脳内の化学的異常を治す治療薬なのか。

【訳注】

（1）甘みや芳香をつけた水薬。

【注】

（1）E. Valenstein, *Blaming the Brain*（New York: The Free Press, 1998）, 38.（邦訳：功刀浩監訳・中塚公子訳『精神疾患は脳の病気か？——向精神薬の科学と虚構』みすず書房、二〇〇八年）。
（2）J. Swazey, *Chlorpromazine in Psychiatry*（Cambridge, MA: MIT Press, 1974）, 78.
（3）Ibid, 79.
（4）Ibid, 105.
（5）Ibid, 134-35.
（6）F. Ayd Jr., *Discoveries in Biological Psychiatry*（Philadelphia: Lippincott, 1970）, 160.
（7）シンポジウム議事録，*Chlorpromazine and Mental Health*（Philadelphia: Lea and Fabiger, 1955）, 132.
（8）Ayd, *Discoveries in Biological Psychiatry*, 121.
（9）M. Smith, *Small Comfort*（New York: Praeger, 1985）, 23.

(10) Ibid, 26.
(11) Ibid, 72.
(12) "TB and Hope," *Time*, March 3, 1952.
(13) Valenstein, *Blaming the Brain*, 38.
(14) "TB Drug Is Tried in Mental Cases," *New York Times*, April 7, 1957.
(15) M. Mintz, *The Therapeutic Nightmare* (Boston: Houghton Mifflin, 1965), 166.
(16) Ibid, 488.
(17) Ibid, 481.
(18) Ibid, 59, 62.
(19) T. Mahoney, *The Merchants of Life* (New York: Harper & Brothers, 1959), 4, 16.
(20) Mintz, *The Therapeutic Nightmare*, 83.
(21) Swazey, *Chlorpromazine in Psychiatry*, 190.
(22) "Wonder Drug of 1954?" *Time*, June 14, 1954.
(23) "Pills for the Mind," *Time*, March 7, 1955.
(24) "Wonder Drugs: New Cures for Mental Ills?" *U.S. News and World Report*, June 17, 1955.
(25) "Pills for the Mind," *Time*, March 7, 1955.
(26) "Don't-Give-a-Damn Pills," *Time*, February 27, 1956.
(27) Smith, *Small Comfort*, 67–69.
(28) "To Nirvana with Miltown," *Time*, July 7, 1958.
(29) "Wonder Drug of 1954?" *Time*, June 14, 1954.
(30) "TB Drug Is Tried in Mental Cases," *New York Times*, April 7, 1957.

(31) Smith, *Small Comfort*, 70.

(32) "Science Notes: Mental Drug Shows Promise," *New York Times*, April 7, 1957.

(33) "Drugs and Depression," *New York Times*, September 6, 1959.

(34) H. Himwich, "Psychopharmacologic drugs," *Science* 127 (1958) : 59–72.

(35) Smith, *Small Comfort*, 110.

(36) Ibid, 104.

(37) The NIMH Psychopharmacology Service Center Collaborative Study Group, "Phenothiazine treatment in acute schizophrenia," *Archives of General Psychiatry* 10 (1964) : 246–61.

(38) Valenstein, *Blaming the Brain*, 70–79. David Healy, *The Creation of Psychopharmacology* (Cambridge, MA: Harvard University Press, 2002), 106, 205–206. も参照。

(39) J. Schildkraut, "The catecholamine hypothesis of affective disorders," *American Journal of Psychiatry* 122 (1965): 509–22.

(40) Valenstein, *Blaming the Brain*, 82.

(41) A. Baumeister, "Historical development of the dopamine hypothesis of schizophrenia," *Journal of the History of the Neurosciences* 11 (2002) : 265–77.

(42) Swazey, *Chlorpromazine in Psychiatry*, 4.

(43) Ibid, 8.

(44) Ayd, *Discoveries in Biological Psychiatry*, 215–16.

(45) Ibid, 127.

(46) Ibid, 195.

第５章

化学的アンバランスの探求

The Hunt for Chemical Imbalances

「科学の大きな悲劇は――醜悪な事実が美しい仮説の息の根を止めてしまうことだ」

――トーマス・ハクスリー（一八七〇年）[1]

人間の大人の脳は約一三〇〇グラムで、頭蓋骨から取り出して間近で見ると、想像したよりも少し大きい。私は以前、脳の大きさは手のひらにおさまるぐらいだと思っていたが、安全に持ち上げようとしたら両手が必要だ。まだホルマリン漬けにしていない新鮮な脳は、くもの巣のように張り巡らされた血管によって表面はピンク色で、組織はゼラチンのように柔らかい。このまぎれもなく「生物学的」な存在から、人間の精神の神秘的で驚異的な能力の全てが生まれる。私はマサチューセッツ総合病院の神経科医である友人のジャン・ホー・チャに誘われて、脳解剖のセミナーに参加した。実際に人間の脳を見れば、抑うつや精神病を生むとされる神経伝達物質の経路をイメージしやすくなると思って参加したのだが、それを超える体験ができた。間近で見る脳には、思わず息を飲んだ。

神経伝達システムの仕組みは、かなり解明されている。チャの説明によると、人間の脳には一〇〇〇億のニューロンがある。「典型的な」ニューロンの細胞体は、膨大な網状の樹状突起から情報を受け取ると、脳内の離れた領域に向かって（あるいは脊髄の方へ）突き出した一本の軸策を通して信号を送り出す。軸策の先端は無数の末端に枝分かれし、その末端から、ドーパミン、セロトニンなどの化学伝達物質がシナプス間隙に向かって放出される。シナプス間隙は約二〇ナノメーター（一ナノメーターは一メートルの一〇億分の一）の小さな隙間である。一本のニューロンには一〇〇〇から一万のシナプス結合があり、大人の脳には全体で約一五〇兆のシナプスがあるという。

同じ神経伝達物質を使うニューロンの軸策は、通常、通信ケーブルのように束になっている。ドーパミン、ノルエピネフリン、セロトニンには、ホルムアルデヒド蒸気にふれるとそれぞれ別の色を発する性質があることが発見されると、脳内の神経伝達物質の経路がたどれるようになった。ジョセフ・シルドクラウトは感情障害の原因についての理論を構築する際、うつ状態の人に最も欠乏している神経伝達物質はノルエピネフリンだと考えたが、他の研究者たちは、すぐにセロトニンに注目するようになった。ここでは、精神障害の化学的アンバランス理論を検証するという私たちの目的に沿って、うつ病についてては脳のセロトニン作動性経路を、統合失調症についてはドーパミン作動性経路を取り上げることにする。

セロトニン作動性経路は、進化の歴史と共に古い。セロトニン作動性ニューロンは、全ての脊

図２　脳内のセロトニン作動性経路

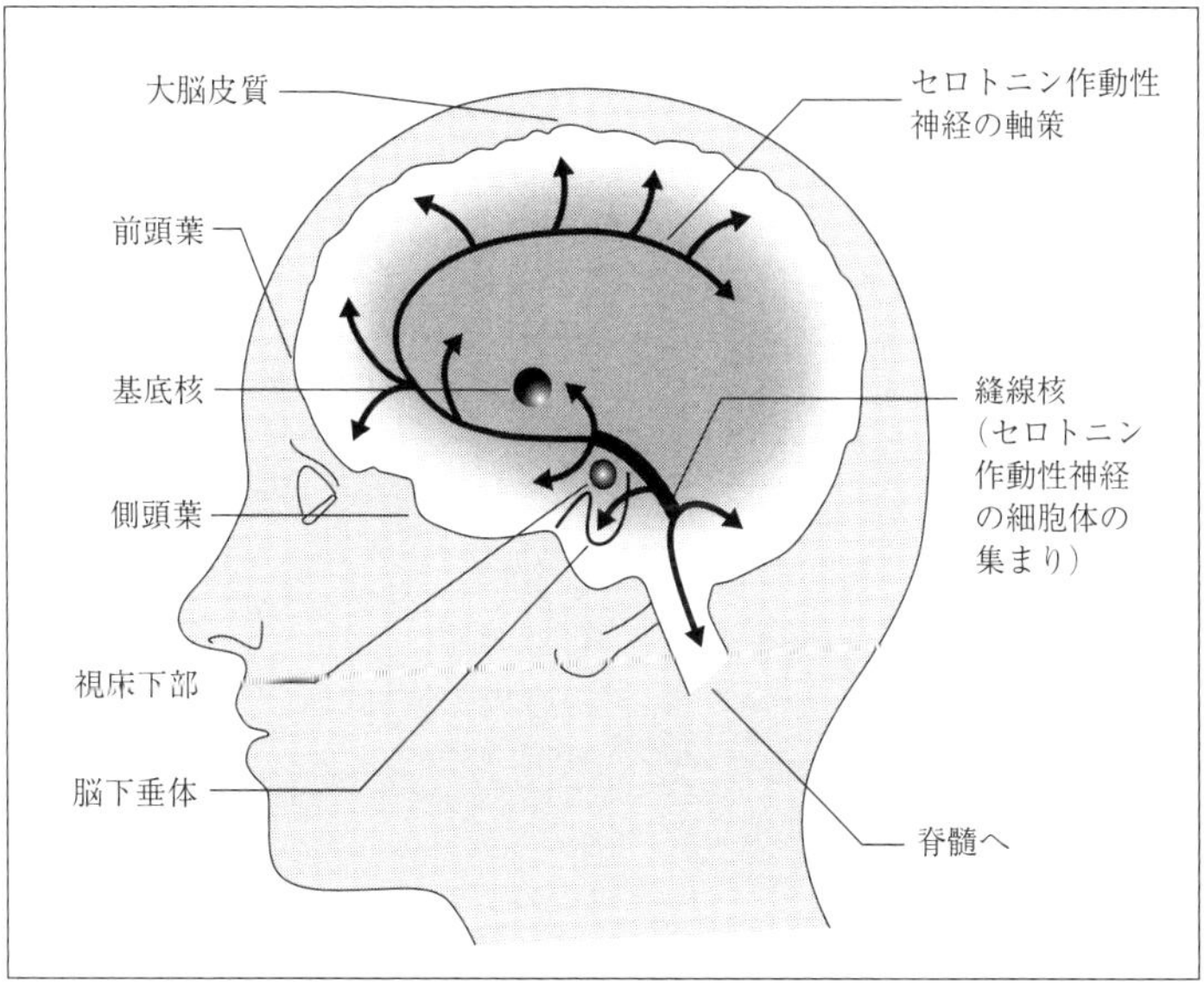

椎動物と大半の無脊椎動物の神経系に存在し、人間の場合は、脳幹の縫線核という部位にこのニューロンの細胞体がある。セロトニン作動性ニューロンの一部は、呼吸・循環・消化活動をコントロールする脊髄に長い軸策を下ろしている。その他は小脳・視床下部・基底核・側頭葉・辺縁系・大脳皮質・前頭葉など脳のあらゆる領域に向かって軸策を伸ばしている。この経路は、記憶・学習・睡眠・食欲・気分や行動の調整に関与している。ニューヨーク大学生物学教授、エフライン・アズミチアの言葉によれば、「脳のセロトニン系は随一の脳システムであり、いわばニューロン系の『巨人』である[2]」。

また脳には主に三つのドーパミン

図３　脳内のドーパミン作動性経路

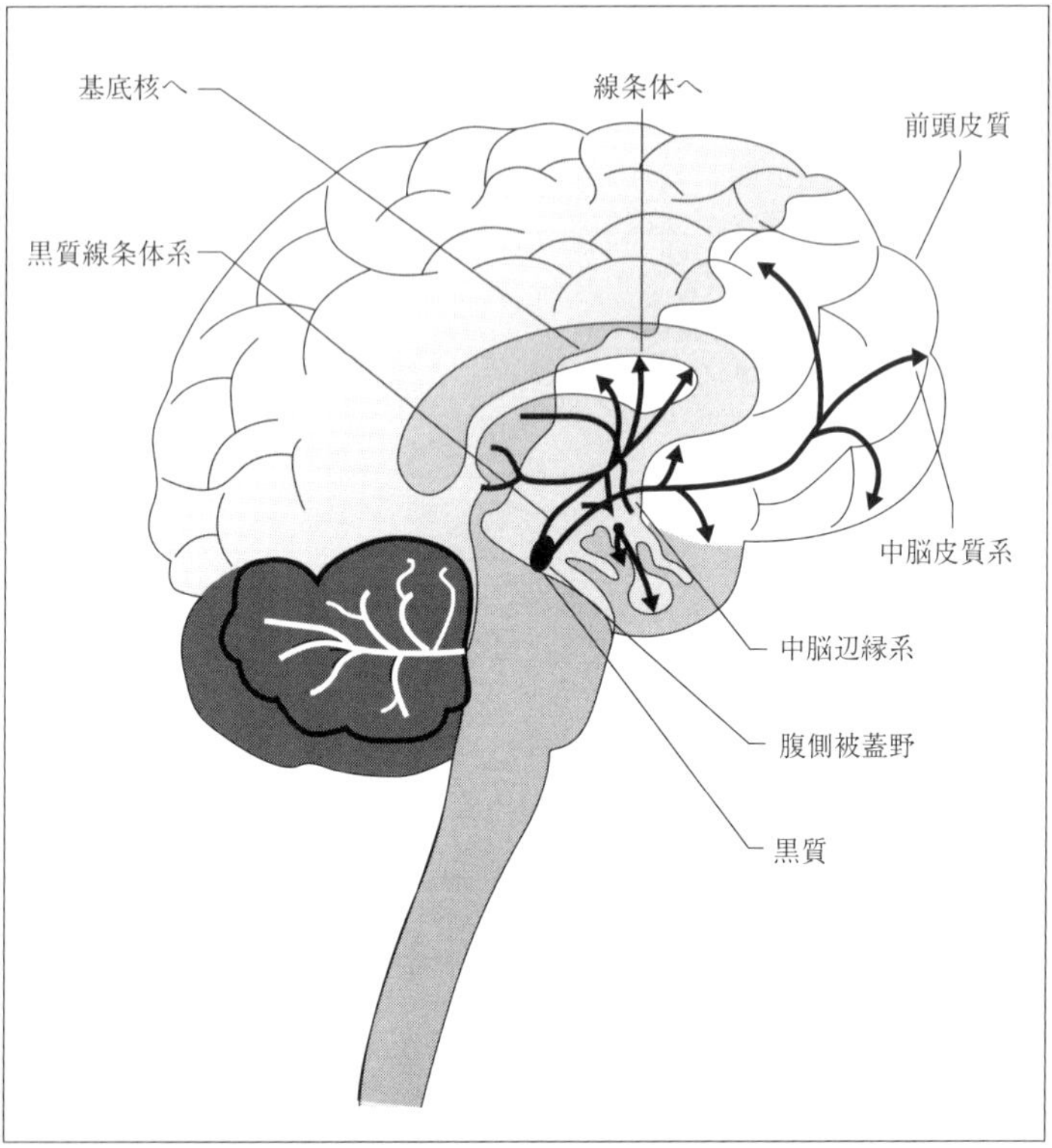

作動性経路がある。三つのシステムの細胞体は全て、脳幹の頂部の黒質または腹側被蓋野にある。ニューロンの軸策は、基底核（黒質線条体）・辺縁領域（中脳辺縁系）・前頭葉（中脳皮質系）に延びている。基底核は運動の開始と調節に関与し、辺縁系――とくに嗅結節・側座核・扁桃体――は前頭葉の後ろにあって、感

情を調整する。私たちはこの部分によって世界を感じるのだが、それは自己感覚と現実概念に欠くことのできないプロセスである。前頭葉は人間の脳の最も特徴的な部位で、自分自身を監督するという神のような能力を私たちに与えている。

一〇〇〇億のニューロンに一五〇兆のシナプス、様々な神経伝達経路という生理学的構造は、脳の限りない複雑性を物語っている。ところが精神障害の化学的アンバランス理論は、この複雑性を分かりやすく単純なメカニズムに還元してしまった。うつ病の問題は、セロトニン作動性ニューロンがシナプス間隙に放出するセロトニンの減少によって、脳のセロトニン作動性経路が「不活発」になることに問題がある。だから抗うつ薬でシナプス間隙のセロトニン濃度を正常なレベルまで上げれば、セロトニン作動性経路は適度にメッセージを伝達するようになる。一方、統合失調症の特徴とされる幻聴はドーパミン作動性経路の過活動によるもので、原因は、シナプス前ニューロンがシナプスに放出するドーパミンが多すぎるか、ターゲットのニューロンのドーパミン受容体の密度が異常に高いかのどちらかである。だから抗精神病薬によってブレーキをかければ、ドーパミン作動性経路の機能は正常に近づく。

これが、シルドクラウトとジャック・ヴァン・ロッサムが提唱した化学的アンバランス理論であるが、シルドクラウトをこの仮説に導いた研究は、それを検証する方法も提供した。イプロニアジドとイミプラミンの研究は、神経伝達物質をシナプスから除去する方法は、次の二つのどちらか、つまり、化学物質がシナプス前ニューロンに再取り込みされて後の使用のために蓄積されるか、酵素によって代謝されて排泄物として運び去られるかであることを明らかにした。セロトニンは代謝されると5-ヒドロキシインドール酢酸（5-hydroxyindole acetic acid; 5-HIAA）になり、ドーパミンはホモバニリン酸（homovanillic acid; HVA）になる。だから脳脊髄液中の代謝物の量を調べれば、それがシナプスの神経伝達物質の濃度の間接的尺度になる。うつ病の原因はセロトニン濃度の低下であるという理論に従えば、うつ状態の人は脳脊髄液中の5-HIAA濃度が通常よりも低いはずである。同様に、統合失調症の原因はドーパミン系の過活動であるという理論に従えば、幻聴や妄想のある人は脳脊髄液のHVA濃度が異常に高いはずである。

この筋道に従って、科学者たちは約一五年間、検証にいそしんだのである。

セロトニン仮説の検証

まず一九六九年にイェール大学のマルコム・バワーズが、うつ病患者の脳脊髄液中セロトニン代謝物の濃度についての研究結果を発表した。この研究では、うつ病患者八人（全員が以前に抗うつ薬を服用）を調べ、患者の5-HIAA濃度は通常よりも低いとはいえ、「著しく」低いわけではないという結果が出た。(3)二年後、マギル大学の研究者がうつ病患者と正常な対照群を比較したが、両者の5-HIAA濃度に「統計的な有意差」はなく、5-HIAA濃度と抑うつの重症度に相関関係はまったく見られなかった。(4)一九七四年、バワーズは前回よりも、さらに精密に調整したフォローアップ研究を行ったが、抗うつ薬を服用したことがないうつ病患者の5-HIAA濃度はまったくの正常値だった。(5)

これではうつ病のセロトニン理論は成り立たないので、一九七四年、ペンシルバニア大学の二人の研究者、ジョセフ・メンデルスとアラン・フレーザーは、そもそもシルドクラウトがこの理論を導き出した証拠を再検討した。シルドクラウトは、レセルピンが脳内のモノアミン（ノルエピネフリン、セロトニン、ドーパミン）を枯渇させると、抑うつになると唱えていた。ところがメンデルスとフレーザーが科学文献を精査すると、レセルピンを投与された高血圧患者のうち、うつ症状が現れたのはわずか六パーセントであるという報告が見つかった。また一九五五年にイギリスの医師グループがうつ病患者にレセルピンを与えた例では、多くの患者はうつ症状が軽快していた。メンデルスとフレーザーは、レセルピンが確実にうつ病を誘発するとは言えないと結論した[6]。また彼らは、他のモノアミン枯渇剤を投与した研究でも、うつは誘発されなかったと指摘している。「私たちが精査した文献は、脳内のノルエピネフリン、ドーパミン、セロトニンの枯渇それ自体が、臨床的うつ症状の発症原因であるとは確証できないことを、はっきりと示している[7]」。

これでセロトニン仮説は葬り去られたかのように見えた。ところが一九七五年、ストックホルムのカロリンスカ研究所のマリー・アスベルグと共同研究者たちによって、この仮説は息を吹返した。彼らが調達した六八人のうつ病患者を調べたところ、そのうち二〇人は5-HIAA濃度が低かった。またセロトニン濃度の低い患者は自殺傾向が強く、二〇人のうち二人がやがて自殺を図った。これは「セロトニン代謝回転の不調を特徴とする、うつ病の生化学的サブグループが存在する」証拠だと、彼らは考えた[8]。

その後まもなくアメリカの著名な精神科医が、うつ病患者の「ほぼ三〇パーセント」にセロトニン濃度の低下が認められると発表した。うつ病のセロトニン理論は、少なくとも部分的には実証されたかのように見えた。だが今日、もう一度アスベルグの研究とそのデータを見直すと、うつ病の「生物学的サブグループ」の「発見」には、かなり予断が入っていることが分かる。

アスベルグの研究によると、「正常」グループの二五パーセントは脳脊髄液一ミリリットルあたりの5-HIAA濃度が一五ナノグラム未満である。そして五〇パーセントが一五〜二五ナノグラム、残りの二五パーセントは二五ナノグラム超である。「正常グループ」のベル型曲線は、5-HIAA濃度には大きな幅があることを示している。しかし六八人のうつ病患者のベル型曲線もこれとほとんど差がないことに、彼女は言及していない。うつ病患者のグループの二九パーセント（六八人中二〇人）は5-HIAA濃度が一五ナノグラム未満、四七パーセントは一五〜二五ナノグラム、二四パーセントは二五ナノグラム超である。うつ病患者の二九パーセントは、脳脊髄液中のセロトニン代謝物の濃度が「低い」かもしれないが（彼女の言う「生物学的サブグループ」）、「正常」グループの二五パーセントもやはり「低い」のである。また正常グループのメジアンは二〇ナノグラムだが、うつ病患者の半数以上（六八人中三七人）はその値を上回っている。

こうしてみると、アスベルグの研究からはうつ病のセロトニン仮説を信じるべき新たな根拠は何も出てこない。その後まもなく日本の研究者たちが、図らずも彼らの論理の誤りを明らかにした。日本の研究者は、（日本で使用されている）一部の抗うつ薬はセロトニン受容体を阻害してセロトニン作動性経路の発火を妨げていると報告し、そこから、うつ病の原因は「シナプス間隙に遊離したセロトニンの過剰」ではないかと推測した[9]。彼らは、うつ病の低セロトニン仮説を生んだのと同じ後方視的推論をしているのである。もし望むなら、彼らは論拠として、アスベルグの研究から、うつ病患者の二四パーセントはセロトニン濃度が「高い」ことを引用することもできただろう。

一九八四年、NIMHは再度、うつ病の低セロトニン仮説の検証に取りかかった。この研究では、うつ病患者の中のセロトニン濃度の「低い」「生物学的サブグループ」が、セロトニンの再取り込みを選択的に阻害する抗うつ薬、アミトリプチリンに最もよい反応を示すかどうかを検証した。もし抗うつ薬が脳内の化学的アンバランスを治療するのなら、アミトリプチリンはこのサブグループに対して最も有効なはずだからである。だが主任研究員のジェームズ・マースの報告では、「予想とはうらはらに、脳脊髄液中の5-HIAA濃度とアミトリプチリンに対する反応には、何の関係も認められなかった[10]」。彼らはまた、アスベルグの研究結果と同様、うつ病患者の5-HIAA濃度は非常にまちまちであることを発見した。脳脊髄液中のセロトニン代謝物の濃度が高い患者もいれば低い患者もいた。かくしてNIMHは、唯一可能な結論を導き出した。「セロトニン作動性システムの機能の亢進や低下そのものが、うつ病に関係するとは考えられない」[*1]。

だがこのNIMHの報告にもかかわらず、うつ病のセロトニン理論は完全には消滅しなかった。一九八八年にイーライリリー社が「選択的セロトニン再取り込み阻害薬」プロザックを発売し商業的成功を収めると、うつ病の原因はセロトニン濃度の低下であるという説明が大衆レベルで復活した。そしてまたもや、多くの研究者がその真偽を確かめるために実験を重ねたが、何度やっても結果が変わるはずはなかった。「キャリアの最初の数年間は、脳のセロトニン代謝の研究にフルタイムで従事したが、うつ病をはじめとする精神障害が脳のセロトニンの欠乏の結果であるという説得力のある証拠は、一切見つからなかった」と、二〇〇三年にスタンフォード大の精神科医デビッド・バーンズは言っている。[11] 他にも多くの人が同じことを証言している。ダラスのサウスウエスト医療センター精神科准教授のコリン・ロスは、一九九五年の著書 *Pseudoscience in Biological Psychiatry* の中で、「臨床的うつの原因が何らかの生物学的な欠損状態であるという科学的証拠はない」[訳注(1)]と述べている。[12] 二〇〇〇年に出版された精神医学の教科書、*Essential Psychopharmacology* には、「モノアミンの不足がうつ病の原因であるという明白で説得力のある証拠はない。つまり『実体的な』モノアミン欠乏症というものは存在しない」とある。[13] だがそれにもかかわらず、セロトニン信仰は製薬会社の宣伝力によってしぶとく生き残り、とうとう二〇〇五年には、精神医学史の著作が多数あるアイルランドの精神科医デビッド・ヒーリーをして、セロトニン理論は他の信憑性のない理論と同様、医療廃棄物として捨て去るべきだと皮肉を言わしめた。彼は怒りもあらわに、「うつ病のセロトニン理論は、精神異常のマスターベーション理論に匹敵する」とまで言ったのである。[14]

ドーパミンのデジャ・ヴュ

統合失調症のドーパミン仮説を唱えたヴァン・ロッサムは、研究者がまっさきに取り組むべき課題は、抗精神病薬が実際に脳内のドーパミン伝達を妨害していることを「さらに実証する」ことだと言った。多少、時間はかかったものの、一九七五年には、ジョンズ・ホプキンズ大学医学部のソロモン・スナイダーとトロント大学のフィリップ・シーマンが薬の作用を詳しく解明した。まずスナイダーが、D_1及びD_2として知られる二種類のドーパミン受容体を発見した。次にスナイダーとシーマンの両者が、抗精神病薬がD_2受容体の七〇〜九〇パーセントを阻害することを突き止めた[15]。すると新聞でも、抗精神病薬による脳内の化学的アンバランスの修正が話題として取り上げられるようになった。

『ニューヨーク・タイムズ』は「脳のドーパミン機能の過活動は、統合失調症を起こす圧倒的

＊1　ＮＩＭＨは、神経伝達物質の濃度と抗うつ薬に対する反応の関連性について、他にも様々な可能性を調査した。ノルエピネフリン代謝物とドーパミン代謝物を測定する、うつ病患者を双極型と単極型に分ける、二つの抗うつ薬（イミプラミンとアミトリプチリン）への反応を評価するなど。いくつかのサブグループといずれかの薬に対する反応との間に、弱い関連性が見られた。私がここで注目した研究結果は、(a)うつ病の原因はセロトニン濃度の低下かどうか、(b)セロトニン濃度の低い患者のサブグループは、セロトニンの再取り込みを選択的に阻害する薬により強く反応するかどうかである。

な感覚の洪水の原因になることがある」と説明した。「神経遮断薬は脳内のドーパミン受容体を阻害することによって、実在しない光景や音声を消し去る[16]」。

スナイダーとシーマンがこうした研究結果を発表する一方で、マルコム・バワーズは、ドーパミン仮説に水をさすような研究報告をしていた。バワーズは薬物治療を受けていない統合失調症患者の脳脊髄液のドーパミン代謝物の濃度を計測したが、その数値はきわめて正常だった。「私たちの研究では、患者の過覚醒が中脳のドーパミン系から生じているという神経化学的な証拠は得られなかった」と彼は述べた[17]。その後、他の研究者からも同じような報告が相次いだ。一九七五年、NIMHのロバート・ポストは、薬物治療を受けていない統合失調症患者二〇人の脳脊髄液のHVA濃度は、「対照群と大きな差はない」と発表した[18]。剖検調査からも、薬物を使用しなかった統合失調症患者の脳組織には、ドーパミン濃度の異常が認められないことが明らかになった。一九八二年、カリフォルニア大学ロサンゼルス校（University of California Los Angeles; UCLA）のジョン・ハラツは一連の研究を精査して、明快な結論を下した。「こうした研究結果からは、（薬物治療を受けていない）統合失調症患者の脳のドーパミン代謝回転の上昇は認められない[19]」。

まったく薬物治療を受けたことがない統合失調症患者のドーパミン濃度が正常であることが分かると、研究者たちは第二の可能性に目をつけた。統合失調症患者はドーパミン受容体が過剰なのではないか。もしそうなら、シナプス後ニューロンがドーパミンに「過敏」なせいで、ドーパミン作動性経路が過剰に刺激されるのかもしれないと。一九七八年、トロント大学のフィリップ・シーマンは『ネイチャー』で、この説を肯定した。剖検の結果、二〇人の統合失調症患者の脳のD2受容体が通常よりも七〇パーセント多いことが分かったのである。これで統合失調症の原因が突き止められたかのように見えたが、シーマンは慎重に、患者は皆、生前に神経遮断薬を服用していたと付け加えている。「今回の結果は、統合失調症のドーパミン仮説とほぼ一致するように見えるが」、D2受容体の増加は「神経遮断薬を長期にわたって服用した結果」である可能性が残ると、彼は指摘した[20]。

すると間をおかず、様々な研究から、薬こそが真犯人であることが証明された。例えばある研究でラットに神経遮断薬を投与したところ、たちまちD2受容体の数が増えた[21]。またラットにD1受容体を阻害する薬を与えると、受容体の亜型の密度が増した[22]。どちらの事例でも、受容体の増加は、脳が薬による信号の阻害を埋め合わせている証拠だった。一九八二年、イギリスのアンガス・マッケーと共同研究者たちは、死亡した統合失調症患者四八人の脳組織を調べたが、「(D2)受容体の増加が認められたのは、死亡時まで神経遮断薬の服用を継続した患者のみだった。つまりこれはまったく医原性(薬が原因)の現象なのである」[23]。数年後、ドイツの研究者が剖検調査から同様の結果を報告した[24]。最後に、フランス、スウェーデン、フィンランドの研究者がそれぞれポジトロン断層法で、神経遮断薬を一度も服用していない患者(生者)のD2受容体密度を調べたが、どの研究でも統合失調症患者と「正常な対照群」との間に「有意差はない」という結果が出た[25]。

それ以降の研究は、統合失調症と診断された人のドーパミン作動性経路に何らかの異常を見つけようとするもので、患者集団の一部にある種の異常が見られるという報告が時折出る程度にとどまった。一九八〇年代末には、統合失調症の化学的アンバランス仮説――統合失調症はドーパミン系の過活動による疾患であり、薬である程度バランスを修復できる――の崩壊は目に見えていた。一九九〇年にピエール・デニカーは「精神科医は、統合失調症のドーパミン作動性理論をほとんど信じていない」と言い[26]、四年後、ロングアイランド・ユダヤ人医療センターの著名な精神科医ジョン・ケーンも、「統合失調症の原因はドーパミン機能の混乱であるという説には、確固とした証拠がない」と言った[27]。それでもなお、一般の人々は相変わらず、統合失調症患者の脳はドーパミン系の活動が過剰で、薬は「糖尿病にとってのインシュリン」のようなものだと聞かされ続けたのである。だから元ＮＩＭＨ所長、スティーブ・ハイマンは二〇〇二年の著書*Molecular Neuropharmacology*で、再度、真実を訴えずにはいられなかった。「ドーパミン系の障害が統合失調症の主な原因であるという説得力のある証拠はない[28]」。

理論のレクイエム

精神障害の化学的アンバランス理論の二本柱だった、うつ病の低セロトニン仮説と統合失調症の高ドーパミン仮説は、どちらも一九八〇年代後半までに大きな欠陥が判明した。一般の人々は、他の精神障害も化学的アンバランスに原因があると聞かされていたが、それを裏付ける証拠は一切なかった。注意欠如・多動性障害と診断された子どもの親は、子どもは低ドーパミン状態だという説明を受けたが、唯一の理由づけは、治療薬として処方するリタリンがニューロンを刺激してドーパミンの放出を増やすということだけだった。これが、製薬会社が拠りどころとする筋書きのパターンとなった。研究者が薬の作用のメカニズム（脳の神経伝達物質の濃度を低下させ、あるいは上昇させる）を突き止めると、やがて一般の人々は、その薬で治療を受ける人には薬の作用と逆の問題があるという説明を受けるようになるのだ。

化学的アンバランス仮説は科学的に見て心もとないものだったことは、今日では明白であり、この仮説の盛衰を目のあたりにした科学者の多くは、後味の悪い思いでそれを振り返る。早くも一九七五年には、ジョセフ・メンデルスとアラン・フレーザーが、シルドクラウトのうつ病仮説は、「最初の仮定と一貫性がなく、一部の結果を不適切に評価した」「近視眼的思考」の所産だという結論を下していた[29]。一九九〇年にデニカーは、統合失調症のドーパミン仮説も同じことだと指摘した。精神医学の研究者が神経遮断薬を「抗統合失調症薬」と呼び換えたのは、「いささか行き過ぎだった……神経遮断薬は統合失調症のある症状を軽減するかもしれないが、病因を治療できるかのように取り繕ってはいけない」とデニカーは述べた[30]。またデビッド・ヒーリーは、著書 *The Creation of Psychopharmacology* で、精神科医が精神障害の化学的アンバランス理論を受け入れたのは、そのことが、彼らが「本物の医者になる足がかり」になったからだったと述べている[31]。内科医が抗生物質を持っているように、精神科医も病気を撃退する特効薬を持ってよいはずだと。

だが一般社会では依然として、化学的アンバランス理論が信奉されていたので（その理由は後の章で取り上げる）、この歴史を調査した人は皆、声を大にして同じ結論を訴えた。ミシガン大学神経科学教授エリオット・ヴァレンスタインは、一九九八年の著書 *Blaming the Brain* で「研究証拠からは、どの精神病の生化学的理論も裏付けることはできない」と述べた[32]。アメリカ公衆衛生局長官デビッド・サッチャーですら、一九九九年の報告書 *Mental Health* で、「精神障害の正確な原因（病因）はまだ分かっていない」と述べている[33]。ハーバード大学医学部精神医学講師ジョセフ・グレンマレンは *Prozac Backlash* に、「この種のアンバランスは発見されたかと思うと、必ず後で誤りであることが判明した」と書いている[34]。最終的には二〇〇五年、*Psychological Medicine* の共同編集長ケネス・ケンドラーが、この物語全体にすばらしく簡潔な墓碑銘を献上した。「私たちは精神障害について、壮大にして単純な神経科学的説明を探求してきたが、ついぞ見つけることができなかった[35]」。

そうとなると、次に大きな疑問が湧いてくる。精神科治療薬は脳の化学的異常を修正していないなら、いったい何をしているのだろうか。

わが心のプロザック

一九七〇年代から八〇年代にかけて、研究者たちは様々な精神科治療薬がどのように脳に作用し脳が薬にどう反応するかを、詳細に調べ上げた。抗うつ薬、神経遮断薬、ベンゾジアゼピン、賦活薬の歴史を見ると、皆、どこかしら共通したプロセスがあるのに気づく。化学的アンバランス理論が一般の人々に本格的に根を下ろしたのは、イーライリリー社のプロザック（フルオキセチン）発売以降のことなので、ここではイーライリリー社の研究員や他の研究者たちが、この「選択的セロトニン再取り込み阻害薬」の実際の作用を科学専門誌の論文でどう説明していたか、振り返るのが適切だろう。

先に説明したように、シナプス前ニューロンがシナプス間隙にセロトニンを放出したら、すばやく信号を終了させるために迅速にセロトニンを除去しなくてはならない。少量のセロトニンを酵素が代謝し、残りはセロトニン再取り込み輸送（Serotonin reuptake transport; SERT）というルートを経てシナプス前ニューロンに戻る。フルオキセチンはこの再取り込みルートを阻害するので、結果的に「シナプスにセロトニンが蓄積する」と、イーライリリー社の研究員ジェームズ・クレメンスは一九七五年の論文で述べた。(36)

だがイーライリリー社の研究者たちが気づいたように、そこでフィードバックのメカニズムが作動する。シナプス前ニューロンの末端膜の上には、シナプス中のセロトニン濃度を監視する「自己受容体」がある。この自己受容体はセロトニン濃度が下がりすぎると、（ある科学者のユーモラスな表現によると）「セロトニン・マシンのスイッチを入れろ！」と叫び、濃度が上がりすぎると、「スイッチを消せ！」と叫ぶ。これは、セロトニン作動性システムのバランスを維持するために、進化の過程で形成されたフィードバックのループであり、フルオキセチンは後者のメッセージを誘発する。セロトニンがシナプスから除去されなくなると、自己受容体はシナプス前ニューロンに命令して、発火率を著しく低下させ、シナプスへのセロトニン放出は、通常よりも少なくなる。

フィードバックのメカニズムはシナプス後ニューロンも変化させる。一九八一年にイーライリリー社の研究員は、シナプス後ニューロンのセロトニン受容体の密度は、薬の投与後四週間で通常より二五パーセント低下したと報告した(37)。続いて他の研究者も「フルオキセチンの慢性投与」によって、脳のある部位のセロトニン受容体が五〇パーセント減少すると発表した(38)。その結果、シナプス後ニューロンはセロトニンに対して「鈍感」になるのである。

ここだけ切り取ると、脳が薬にうまく適応したように見えるかもしれない。フルオキセチンがシナプスからの通常のセロトニン再取り込みを阻害すると、シナプス前ニューロンはセロトニンの放出量を減らし、シナプス後ニューロンはセロトニンへの反応が鈍くなって、なかなか発火しなくなる。フルオキセチンはセロトニン作動性経路を活発にするので、脳はそれに反応してブレーキを踏む。こうして脳はセロトニン作動性経路のバランスを大体維持するのだ。これが「シナプスのレジリエンス（回復力）」と呼ばれる適応反応である(39)。ところが最初の二週間にもう一つ変化が起こる。こちらの変化は最終的に脳の代償反応を妨害するものである。それはシナプス前ニューロンのセロトニン自己受容体の減少だ。その結果、フィードバック・メカニズムの一部が故障し、「セロトニン・マシンを消せ」というメッセージがぼやけてしまう。するとシナプス前ニューロンは（少なくともしばらくの間）再び通常のペースで発火し始め、そのたびに通常よりも多くのセロトニンを放出する*2(40)。

イーライリリー社の研究員や他の研究者たちは、フルオキセチンの脳に対する様々な作用を見て、どのプロセスが抗うつ作用に関わるのかを推察した。精神科医は以前から、抗うつ薬が効くのに二、三週間かかることを観察していたので、一九八一年にイーライリリー社の研究員は、数週間後に起こるセロトニン受容体の減少こそが「治療反応に関連する根本的メカニズム」だと推論した。[41] もしそうなら、薬が効くのは、セロトニン作動性システムの反応が減るからだということになる。しかしフルオキセチンによってフィードバックのメカニズムの一部が壊れることが発見されると、マギル大学のクロード・デ・モンティニーは、それによって薬が効き始めるのだと主張した。メカニズムは二、三週間かけて壊れ、その結果、シナプス前ニューロンは通常よりも多くのセロトニンをシナプスに放出するようになる。この時フルオキセチンはセロトニンの除去を阻害し続け、セロトニンはシナプス中に実際に「蓄積」されて、「中枢セロトニン作動性神経伝達が強化される」とデ・モンティニーは考えた。[42]

これが、フルオキセチンによる脳の変化の科学的説明で、この作用によってうつ病患者の症状は改善し安定するのかもしれない。果たしてその通りかどうかは、転帰研究によってのみ明らかになるだろう。だが薬が脳の化学的バランスを修正して**い**るわけではないことは明白である。むしろその正反対なのだ。患者は薬物治療の前から、何らかの化学物質のバランスの崩れがあったわけではない。ところがフルオキセチンが通常のセロトニンのシナプスからの除去を阻害したのをきっかけに、連鎖的な変化が生じ、数週間後には、セロトニン作動性経路がまったく異**常**な活

*2　長期的に見ると、少なくとも脳のある領域では、セロトニンの放出量が異常に低下するようである。

動を始める。シナプス前ニューロンは通常よりも多くのセロトニンを放出し、薬はセロトニン再取り込みルートを阻害し、フィードバックのループの一部は故障し、シナプス後ニューロンはセロトニンに「鈍感」になる。セロトニン作動性システムのメカニズムが、相当、狂っているのだ。

イーライリリー社の研究員は、この事実を重々承知していた。一九七七年にレイ・フラーとデビッド・ウォンは、フルオキセチンはセロトニン作動性経路を攪乱する性質を持つので、「行動・睡眠・下垂体ホルモン分泌の制御・体温調節・痛みへの反応など、様々な脳機能においてセロトニン・ニューロンが果たす役割」の研究に使用できると発言している。こうした実験では、フルオキセチンを動物に投与してどの機能が損なわれるかを観察する。つまり病理の発現を期待しているのである。事実、この種の研究は既に進められていた。フラーとウォンは一九七七年に、フルオキセチンがラットの「常同的多動」や、ラットと猫の「レム睡眠の抑制」を誘発したと発表している[43]。

一九九一年、プリンストン大学の神経科学者バリー・ジェーコブズは*Journal of Clinical Psychiatry*に発表した論文で、SSRIのこうした性質をはっきりと指摘した。

これらの薬は「シナプス伝達のレベルを、（通常の）環境的・生物学的条件のもとで達する生理的範囲を超えて変化させる。したがって、こうした状況での一切の行動上・生理上の変化は、5-HT（セロトニン）の通常の生物学的作用の反映というより、病理的なものと見なす方が適切であろう[44]。

一九七〇年代から八〇年代にかけて、神経遮断薬の効果を研究する研究者たちも似たような筋書きに肉付けをすることになった。ソラジンやその他の標準的な抗精神病薬は、脳のD_2受容体の七〇〜九〇パーセントを阻害する。それに反応して、シナプス前ニューロンはドーパミンの放出を増やし、シナプス後ニューロンのD_2受容体密度は三〇パーセント以上増える。このようにして、脳はドーパミン作動性経路によるメッセージ伝達を維持するために、薬の効果を「埋め合わせようとする」。だが約三週間経つと、経路のフィードバックのメカニズムが狂い出し、シナプス前ニューロンは不規則に発火したり休止したりするようになる。このドーパミン作動経路の「不活性化」こそが「抗精神病作用の基盤と考えられる」とAPAの*Textbook of Psychopharmacology*は説明している。[45]

これもまた、薬が神経伝達物質の経路を変質させるという筋書きである。薬を服用し始めてから数週間経つと、フィードバックのループの一部が壊れ、シナプス前ニューロンのドーパミン放出は通常よりも減少し、薬はD_2受容体を阻害してドーパミンの作用を妨害し、シナプス後ニューロンのD_2受容体の密度は異常に高くなる。薬は脳の化学的バランスを正常化しているのではなく、ジェーコブの論理に従えば「病理」といえるまでに撹乱しているのである。

向精神薬を理解するためのパラダイム

今日、スティーブ・ハイマンはハーバード大学学長として、もっぱら巨人組織を率いるのに伴う多くの政治的・経営的課題に専念している。だがもともと神経科学の専門家だった彼は、NIMH所長を務めた一九九六年から二〇〇一年にかけて、それまで精神科治療薬について学んだ全てを印象深く挑戦的な論文にまとめた。「開始と適応——向精神薬の作用を理解するためのパラダイム」という題名で *American Journal of Psychiatry* に発表されたその論文は、全ての向精神薬は脳に対してある共通の作用をすると理解できると述べている。[46]

抗精神病薬や抗うつ薬、その他の向精神薬は、「神経伝達機能を撹乱する」と彼は言う。それに反応して、脳は一連の代償的適応をする。薬が神経伝達物質を阻害する場合は（抗精神病薬など）、シナプス前ニューロンはギアを最大にしてその物質の放出を増やし、シナプス後ニューロンはその物質の受容体の密度を高める。反対に、薬がシナプスの神経伝達物質の濃度を高める場合は（抗うつ薬など）、逆の反応が誘発される。シナプス前ニューロンの発火頻度は減り、シナプス後ニューロンはその物質の受容体の密度を下げる。いずれの場合も、脳は薬の効果を打ち消そうとしているのである。「こうした適応は、おそらく外部環境や内部環境の変化に直面した時に細胞が平衡を保とうとするホメオスタシス機構に根ざしている」とハイマンは説明する。

ところが一定の期間が経つと、この代償メカニズムは崩壊する。そして薬の「慢性投与」による「神経機能の実体的な永続的変化」が起きるとハイマンは言う。この長期的適応過程の一環として、細胞内シグナル伝達経路や遺伝子発現の変化が生じる。数週間経つと、人の脳は「通常の状態とは質的にも量的にも異なる」機能を始めるという。

この論文は、数十年の優れた科学的研究から彼が学んだことの集大成というべき秀逸な論文である。四〇年前、ソラジンや他の第一世代の精神科治療薬が発見された頃、科学者はニューロン間でどのように情報が伝達されるのかを、ほとんど知らなかった。今では、脳の神経伝達システムやそれに対する薬の作用について、非常に詳しく解明されている。科学は次のことを明らかにした。統合失調症、うつ病、その他の精神障害を診断された患者は、治療開始以前に既知の「化学的アンバランス」があったわけではない。だが薬物治療を始めると、ニューロン経路の通常のメカニズムが様々なかたちで妨害され、ハイマンが指摘したように、脳機能が異常をきたし始めるのである。

最初に戻って

ハイマン博士の論文は衝撃的に見えるかもしれないが、これは最初から最後まで一貫した、ある科学の物語の終章なのである。彼の結論は想定外のものではなく、薬物療法革命の最初の章から予想できたものだ。

これまで見てきたように、ソラジン、ミルタウン、マルシルドは皆、他の目的（外科手術や感染症の特効薬）のために開発された化合物から派生している。そしてこれらの化合物に精神病患者に有益と思われる気分・行動・思考の変化を引き起こす作用があることが発見された。だが基本的にはこれらの薬品は、有益な副作用があると認識されていたのである。こうした薬は正常な機能を撹乱することから、当初の名称にはその理解が反映されていた。クロルプロマジンは「メジャー・トランキライザー（強力精神安定薬）」と呼ばれ、前頭葉ロボトミーさながらの変化を引き起こすと言われた。メプロバメートは「マイナー・トランキライザー（弱性精神安定薬）」で、動物実験では、環境ストレスに対する通常の情動反応を妨げる強力な筋弛緩剤であることが分かっていた。イプロニアジドは「精神賦活薬」で、病棟でダンスをした結核患者の記事が事実なら、躁病に似た症状を誘発する薬だった。ところが精神医学界は、こうした薬が精神障害の特効薬であると主張し始め、薬が脳内の化学的アンバランスを治療するという仮説を打ち立てた。だがその理論には科学だけではなく希望的観測も多分に入り混じっていて、実際に検証すると成立しないことが露呈した。それどころかハイマンの指摘のように、向精神薬は脳の神経経路の正常な機能を撹乱する薬だったのである。新薬に対する最初の印象こそが、科学的に正しかったのだ。

この理解を念頭において、いよいよ本書の中心である科学的疑問を提起したい。こうした薬は長期的に見て患者を救うのか、それとも害になるのか。五〇年間の転帰研究は何を語るのだろうか。

【訳注】

（1）邦訳：仙波純一訳『精神薬理学エセンシャルズ——神経科学的基礎と応用』メディカル・サイエンス・インターナショナル、二〇〇二年。

【注】

（1）T. H. Huxley, *Critiques and Addresses* (London: Macmillan & Co., 1873), 229.

(2) E. Azmitia, "Awakening the sleeping giant," *Journal of Clinical Psychiatry* 52 (1991), suppl. 12: 4–16.

(3) M. Bowers, "Cerebrospinal fluid 5-hydroxyindoleacetic acid and homo vanillic acid in psychiatric patients," *International Journal of Neuropharmacology* 8 (1969): 255–62.

(4) R. Papeschi, "Homovanillic and 5-hydroxyindoleacetic acid in cerebrospinal fluid of depressed patients," *Archives of General Psychiatry* 25 (1971): 354–58.

(5) M. Bowers, "Lumbar CSF 5-hydroxyindoleacetic acid and homovanillic acid in affective syndromes," *Journal of Nervous and Mental Disease* 158 (1974): 325–30.

(6) D. L. Davies, "Reserpine in the treatment of anxious and depressed patients," *Lancet* 2 (1955): 117–20.

(7) J. Mendels, "Brain biogenic amine depletion and mood," *Archives of General Psychiatry* 30 (1974): 447–51.

(8) M. Asberg, "Serotonin depression: A biochemical subgroup within the affective disorders?" *Science* 191 (1976): 478–80; M. Asberg, "5-HIAA in the cerebrospinal fluid," *Archives of General Psychiatry* 33 (1976): 1193–97.

(9) H. Nagayama, "Postsynaptic action by four antidepressive drugs in an animal model of depression," *Pharmacology Biochemistry and Behavior* 15 (1981): 125–30. H. Nagayama, "Action of chronically administered antidepressants on the serotonergic postsynapse in a model of depression" *Pharmacology Biochemistry and Behavior* 25 (1986): 805–11. も参照。

(10) J. Maas, "Pretreatment neurotransmitter metabolite levels and response to tricyclic antidepressant drugs," *American Journal of Psychiatry* 141 (1984): 1159–71.

(11) J. Lacasse, "Serotonin and depression: a disconnect between the advertisements and the scientific literature," *PloS Medicine* 2 (2005): 1211–16.

(12) C. Ross, *Pseudoscience in Biological Psychiatry* (New York: John Wiley & Sons, 1995), 111.

(13) Lacasse, "Serotonin and depression."

（14） D. Healy, "Ads for SSRI antidepressants are misleading," *PloS Medicine* news release, November 2005.

（15） I. Creese, "Dopamine receptor binding predicts clinical and pharmacological potencies of antischizophrenic drugs," *Science* 192 (1976): 481–83; P. Seeman, "Antipsychotic drug doses and neuroleptic/dopamine receptors," *Nature* 261 (1976): 177–79.

（16） "Schizophrenia: Vast effort focuses on four areas," *New York Times*, November 13, 1979.

（17） M. Bowers, "Central dopamine turnover in schizophrenic syndromes," *Archives of General Psychiatry* 31 (1974): 50–54.

（18） R. Post, "Cerebrospinal fluid amine metabolites in acute schizophrenia," *Archives of General Psychiatry* 32 (1975): 1063–68.

（19） J. Haracz, "The dopamine hypothesis: an overview of studies with schizophrenic patients," *Schizophrenia Bulletin* 8 (1982): 438–58.

（20） T. Lee, "Binding of ^{3}H-neuroleptics and ^{3}H-apomorphine in schizophrenic brains," *Nature* 374 (1978): 897–900.

（21） D. Burt, "Antischizophrenic drugs: chronic treatment elevates dopamine receptor binding in brain," *Science* 196 (1977): 326–27.

（22） M. Porceddu, "[^{3}H]SCH 23390 binding sites increase after chronic blockade of d-1 dopamine receptors," *European Journal of Pharmacology* 118 (1985): 367–70.

（23） A. MacKay, "Increased brain dopamine and dopamine receptors in schizophrenia," *Archives of General Psychiatry* 39 (1982): 991–97.

（24） J. Kornhuber, "^{3}H-spiperone binding sites in post-mortem brains from schizophrenic patients," *Journal of Neural Transmission* 75 (1989): 1–10.

(25) J. Martinot, "Striatal D_2 dopaminergic receptors assessed with positron emission tomography and bromospiperone in untreated schizophrenic patients," *American Journal of Psychiatry* 147 (1990): 44-50; L. Farde, "D_2 dopamine receptors in neuroleptic-naïve schizophrenic patients," *Archives of General Psychiatry* 47 (1990):213-19; J. Hietala, "Striatal D_2 dopamine receptor characteristics in neurolepticnaïve schizophrenic patients studied with positron emission tomography," *Archives of General Psychictry* 51 (1994): 116-23.

(26) P. Deniker, "The neuroleptics: a historical survey," *Acta Psychiatrica Scandinavica* 82, suppl. 358 (1990): 83-87. "From chlorpromazine to tardive dyskinesia," *Psychiatric Journal of the University of Ottawa* 14 (1989): 253-59. も参照。

(27) J. Kane, "Towards more effective antipsychotic treatment," *British Journal of Psychiatry* 165, suppl. 25 (1994): 22-31.

(28) E. Nestler and S. Hyman, *Molecular Neuropharmacology* (New York: McGraw Hill, 2002), 392. (邦訳：樋口宗史・前山一隆監訳『分子神経薬理学――臨床神経科学基礎』西村書店、二〇〇四年)。

(29) J. Mendels, "Brain biogenic amine depletion and mood," *Archives of General Psychiatry* 30 (1974): 447-51.

(30) P. Deniker, "The neuroleptics: a historical survey," *Acta Psychiatrica Scandinavica* 82, suppl. 358 (1990): 83-87. "From chlorpromazine to tardive dyskinesia," *Psychiatric Journal of the University of Ottawa* 14 (1989): 253-59. も参照。

(31) D. Healy, *The Creation of Psychopharmacology* (Cambridge, MA: Harvard University Press, 2002), 217.

(32) E. Valenstein, *Blaming the Brain* (New York: The Free Press, 1998), 96. (邦訳：功刀浩監訳・中塚公子訳『精神疾患は脳の病気か？――向精神薬の科学と虚構』みすず書房、二〇〇八年)。

(33) U.S. Department of Health and Human Services, *Mental Health: A Report of the Surgeon General* (1999), 3, 68, 78.

(34) J. Glenmullen, *Prozac Backlash* (New York: Simon & Schuster, 2000), 196.

(35) Lacasse, "Serotonin and depression."

(36) R. Fuller, "Effect of an uptake inhibitor on serotonin metabolism in rat brain," *Life Sciences* 15 (1974): 1161–71.

(37) D. Wong, "Subsensitivity of serotonin receptors after long-term treatment of rats with fluoxetine," *Research Communications in Chemical Pathology and Pharmacology* 32 (1981): 41–51.

(38) J. Wamsley, "Receptor alterations associated with serotonergic agents," *Journal of Clinical Psychiatry* 48, suppl. (1987): 19–25.

(39) A. Schatzberg, *Textbook of Psychopharmacology* (Washington, DC: American Psychiatric Press, 1995), 8.

(40) C. Montigny, "Modification of serotonergic neuron properties by long-term treatment with serotonin reuptake blockers," *Journal of Clinical Psychiatry* 51, suppl. B (1990): 4–8.

(41) D. Wong, "Subsensitivity of serotonin receptors after long-term treatment of rats with fluoxetine," *Research Communications in Chemical Pathology and Pharmacology* 32 (1981): 41–51.

(42) C. Montigny, "Modification of serotonergic neuron properties by long-term treatment with serotonin reuptake blockers," *Journal of Clinical Psychiatry* 51, suppl. B (1990): 4–8.

(43) R. Fuller, "Inhibition of serotonin reuptake," *Federation Proceedings* 36 (1977): 2154–58.

(44) B. Jacobs, "Serotonin and behavior," *Journal of Clinical Psychiatry* 52, suppl. (1991): 151–62.

(45) Schatzberg, *Textbook of Psychopharmacology*, 619.

(46) S. Hyman, "Initiation and adaptation: A paradigm for understanding psychotropic drug action," *American Journal of Psychiatry* 153 (1996): 151–61.

第III部
Part Three

転帰
Outcomes

第6章

露呈した矛盾
A Paradox Revealed

「精神医学の基盤を証拠に基づく医学に置きたければ、長らく事実と見なされてきたものを仔細に検討するという純然たるリスクを負うことになる」

——エマニュエル・スティップ、*European Psychiatry*（二〇〇二年）[1]

ハーバード大学医学部カウントウェイ図書館の地下は、私のお気に入りの場所の一つだ。エレベータを降りて、古い書籍のカビ臭いにおいが籠ったやや薄汚れた広い部屋に足を踏み入れる。私はここに来るとたいてい、戸口から数歩中に入って立ち止り、一八〇〇年代初期から一九八六年までの医学雑誌を綴じた冊子がずらりと並んだ様を一望する。ほぼいつも人気がないが、ここでは多彩な歴史を繙《ひもと》くことができ、あるテーマを追い始めるとすぐ、この文献からあの文献へと次々と目がとまり、机に積まれた本の山がどんどん高くなっていく。そこには追跡のスリルがあり、図書館内のこの一画に期待を裏切られることは決してないように思われる。学術誌が全てアルファベット順に整理されていて、ある論文で興味深い引用を見つけたら、数メートル歩けば必ずお目当ての雑誌に巡り合える。少なくともつい最近まで、カウントウェイ図書館では出版されたほぼ全ての医学雑誌を購入していたようだ。

精神科治療薬が長期的転帰に及ぼす影響を調べる私たちの旅は、ここから始まる。採用する調査手法はいたって簡単。まず個々の障害の自然経過による転帰をできる限り具体的に把握する必要がある。抗精神病薬がなければ、統合失調症と診断された人は長期的にどのような経過をたどるのか？　回復する可能性は——あるとすれば——どれくらいか、社会にどの程度適応できるのか？　不安、うつ病、双極性障害に関しても同じ問いを投げかけることができる。抗不安薬、抗うつ薬、気分安定薬がなければ、転帰はどのようなものになるのだろう。いったん障害のベースラインを把握すればその疾患の転帰に関する文献を追跡調査することができ、そこから一貫性ある理路整然としたストーリーが明らかになると期待される。薬物治療により精神疾患の長期的な経過は——患者集団全体をみた場合——改善するのか、それとも悪化するのか？

精神医学界に薬物療法革命をもたらした薬はクロルプロマジン（商品名ソラジン）なので、まず統合失調症の転帰を調べるのが妥当と思われる。

統合失調症の自然史

統合失調症は現在、基本的に生涯続く慢性疾患と考えられており、この理解の発端を作ったのはドイツの精神科医エミール・クレペリンの研究だった。一八〇〇年代末、彼はエストニアの精神病院の患者の転帰を体系的に追跡調査し、確実に認知症へと悪化する特定の集団の存在を突き止めた。彼らは、入院時に感情の欠如を示した患者だった。多くが緊張病性で自分の世界に閉じこもり、往々にして粗大運動に問題が見られた。奇妙な歩き方をし、顔面チックと筋けいれんがあり、意志をもって身体活動を行うことができなかった。クレペリンは一八九九年の著書*Lehrbuch der Psychiatrie*の中で、こうした患者を「早発性痴呆」と記述し、一九〇八年にスイスの精神科医オイゲン・ブロイラーが、この荒廃した状態の患者を指す新たな診断名として「統合失調症」という用語を作りだした。

だがイギリスの歴史家メアリー・ボイルが、一九九〇年の論文「統合失調症だったのか？」クレペリンとブロイラーの集団の再分析」で説得力をもって論じたように、クレペリンの「早発性痴呆」の患者の多くは疑いなく、一八〇〇年代末には未特定であったウイルス性疾患、嗜眠性脳炎に罹患していた。この病気はせん妄状態や昏迷を引き起こし、患者はぎごちない歩き方をするようになる。オーストリアの神経科医コンスタンチン・フォン・エコノモが一九一七年にこの病気を記述すると、嗜眠性脳炎の患者は「統合失調症」集団から除外された。その後に残った患者集団は、クレペリンの早発性痴呆症集団と全くかけ離れていた。「疎通性がなく、緊張病性昏迷を示し、知能が低下する」タイプの統合失調症患者は、ほぼ姿を消した、とボイルは指摘する。その結果、一九二〇年代〜三〇年代の精神医学の教科書に掲載された統合失調症の記述が変化した。脂っぽい肌、奇妙な歩行、筋けいれん、顔面チックなどの従来の身体症状は全て、診断マニュアルから消え、残ったのは幻覚、妄想、奇異な思考といった精神症状だった。「統合失調症の指示対象が徐々に変化し、この診断名が最終的には、クレペリンの症状と表面的にもほとんど類似点がない集団に適用されるようになった」とボイルは記している(2)。

そこで、一つの疑問が出てくる。この精神病集団の自然経過の転帰はどのようなものなのか？　残念ながらここで私たちは、第二の問題に行き当たる。一九〇〇年から第二次大戦末まで、アメリカでは精神病患者に対し優生学的な態度が非常に広く見られ、この社会哲学が患者の転帰に大きく影響した。優生学者は、精神病患者が子どもを作って「悪い遺伝子」を広げないよう、患者を病院に隔離する必要があると主張した。彼らを精神病院に収容することが目標となり、一九二三年に発表された*Journal of Heredity*の論説記事は「狂人の隔離がほぼ完了した」と満足げに結論づけた(3)。そのため一九〇〇年代前半に統合失調症と診断された多くの人が入院させられ、決して退院できなかったが、当時はそうした社会政策が転帰データであると誤解されていた。統合失調症患者が決して退院しないという事実は、この病気が治る望みのない慢性疾患である証拠と見なされた。

だが第二次大戦後、優生学は地に堕ちた。それこそが、ヒトラーとナチスドイツが信奉した「科学」であり、アルバート・ドゥーチュがアメリカの精神病院の惨状を強制収容所になぞらえて書き立てると、多くの州が精神病患者を地域社会で治療する可能性を検討しはじめた。社会政策が変化し退院率が急激に上昇した。そのため一九四六〜五四年の短い期間に関しては、統合失調症新規診断例の経過を検討し、ソラジン登場前の統合失調症の「自然転帰」を把握することができる。[*1]

ここに一つのデータがある。ＮＩＭＨが実施した研究では、一九四六〜五〇年にペンシルバニア州のウォレン州立病院に入院した統合失調症初回エピソード患者の六二パーセントが一年以内に退院した。三年目の終わりには、七三パーセントが病院を出ていた[(4)]。一九四八〜五〇年にデラウェア州立病院に入院した統合失調症患者二一六人の研究でも、同様の結果が得られた。八五パーセントが五年以内に退院し、初回入院後六年以上が経つ一九五六年　月一日時点で、七〇パーセントが地域社会で問題なく生活していた[(5)]。他方、ニューヨークのクイーンズ地区にあるヒルサイド病院は、一九五〇年に退院した統合失調症患者八七人を追跡調査し、半数強はその後四年以内の再発が一度もないことを確認した[(6)]。同じ期間中にイギリス——アメリカに比べ統合失調症の定義が狭い——で行われた転帰研究でも、同じく明るい展望が得られた。患者の三三パーセントが「完全な回復」を、二〇パーセントが「社会的回復」（すなわち生計を立て自活できる）を果たしたのだ[(7)]。

以上の研究から、当時の統合失調症の転帰について極めて驚くべき見解がもたらされる。従来の通念では、統合失調症の人が地域社会で暮らせるようになったのはソラジンのおかげとされた。

*1　この時期、統合失調症は入院している患者に広く適用された診断名だった。彼らの多くは現在なら、双極性障害または統合失調感情障害と診断されるだろう。だが当時のアメリカ社会では、統合失調症が最も「重度の障害がある」人につけられた診断名だった。

ところが実態を見ると、一九四〇年代末〜五〇年代初期に統合失調症初回エピソードで入院した患者の大多数が、一年以内に地域社会に戻れるまでに回復していた。三年目の終わりには、七五パーセントの患者が地域に戻っていた。入院を続ける必要があったのは、割合としてわずか二〇パーセントあまりだった。加えて地域に戻った人々も、シェルターやグループホームで生活したわけではなかった。その種の施設は当時まだなかったからだ。補足的所得保障（Supplementary Security Income: SSI）や社会保障障害保険（Social Security Disability Insurance: SSDI）も設置されていなかったため、政府から障害給付を受けてもいなかった。退院した人はおおむね家族の元に戻り、社会的回復に関するデータから判断する限り、その多くが仕事をしていた。全体としてみれば、戦後のこの時期に統合失調症と診断された人には、回復して地域社会で十分に機能できるようになるという希望を抱けるだけの根拠があった。

また、ソラジンが登場したおかげで、統合失調症と新たに診断された人々の退院率が五〇年代に改善したわけではなく、この薬によって慢性患者の退院が促されたわけでもないことに注意する必要がある。一九六一年、カリフォルニア州精神保健局は一九五六年に入院した統合失調症初回エピソード患者一四一三人全ての退院率を報告した。その結果、神経遮断薬を処方されなかった患者の八八パーセントが、一八カ月以内に退院していた。神経遮断薬で治療を受けた患者——一四一三人中およそ半数——の方が退院率が低く、一八カ月以内に退院したのは七四パーセントにとどまった。これは、初回エピソード患者の退院率を薬物療法実施群、非実施群に分けて比較した一九五〇年代で唯一の大規模研究であり、研究者らは「薬物治療実施患者は、入院期間が長期化する傾向が見られた。……非実施患者は一貫して、入院継続率がやや低かった[8]」と結論づけた。

一九六五年にメディケアとメディケイドが制定されると、慢性統合失調症患者の州立精神病院からの退院――すなわち脱施設化――が進んだ。一九五五年には州立、郡立精神病院に二六万七〇〇〇人の統合失調症患者がいた。八年後もこの数字にほとんど変化はなく、いまだ二五万三〇〇〇人が病院に暮らしていた[9]。だがその後、精神病患者の治療に要する経済的負担が変化した。一九六五年のメディケア・メディケイド法により、介護施設で療養する場合は政府の助成金が出るが、州立精神病院での治療には助成金の支給なしとされた。そこで費用節減を目指す州は当然ながら、慢性患者を介護施設に移し始めた。州立精神病院の患者数が大幅に減少し始めたのは、ソラジンが登場した一九五五年ではなくこのタイミングだった。残念ながら病院の統計データは、精神病院の患者を減らしたのはソラジンだという社会的信念――「薬物療法革命」という筋書きの中核を成す考え方――に矛盾するものとなっている。

曇ったレンズ越しに

一九五五年当時、製薬会社は新薬の効果をＦＤＡに証明する必要はなく（この要件は一九六二年に追加された）、ソラジンをはじめ、上市された他の新たな「奇跡の薬」の効用を評価するのはＮＩＭＨの仕事だった。ＮＩＭＨは高く評価できる業績として、一九五六年九月に「向精神薬の全般的疑問を慎重に検討する」会議を開催し、最終的にこの会議ではほかでもない次の問題が議論の焦点となった。それは、感染症医学の分野で近年その有用性が立証された科学的ツールである無作為化プラセボ対照二重盲検試験を、精神医学界はどのように活用できるかという問題だった[10]。

多くの発言者が指摘したように、このツールは向精神薬の転帰評価にことさら適したものではなかった。神経遮断薬の試験を一体どうすれば「二重盲検化」できるだろう？　精神科医は投薬患者と非投薬患者をたちどころに見分けるだろうし、ソラジン投与を受けた患者はみな、自分が薬物療法を受けていると気づくだろう。それに診断の問題もあった。臨床治験に無作為化された患者が本当に「統合失調症」かどうか、研究者はどうすれば分かるのか？　精神疾患の診断基準は絶え間なく変わり続けていた。同じく問題なのは、「良好な転帰」をどう定義するかだった。精神科医や病院のスタッフは、薬による行動の変化を通じて患者が「社会的に受け入れられる」のを望むかもしれないが、それが「患者にとって究極の利益」とは限らない、とある発言者は指摘した[11]。しかも、転帰をどのように評価するのか？　既存疾患への薬物療法の試験では、死亡率や臨床検査結果を治療効果の客観的指標とすることができる。例えば、抗結核薬の効果を検証する場合、肺のX線を撮れば結核菌が消滅したか確認できる。統合失調症治療薬の試験では、一体何が評価可能なエンドポイントになるのだろう。問題は、「統合失調症の治療目標が、患者の『改善』を除いて明確に定義されていない」点にある、とＮＩＭＨのエドワード・エバーツ医師は会議で語っている[12]。

こうした諸々の問題が精神医学界を悩ませたが、それでもＮＩＭＨはこの会議を受けて、神経遮断薬の臨床治験に着手する計画を立てた。時代の要請がとにかくあまりに大きかったのだ。プラセボ対照二重盲検試験は現在、治療効果を評価するため内科で使われている科学的手法であり、アメリカ議会は精神医学をより近代的、科学的な学問分野に変容させるためにＮＩＭＨを設立した。精神医学がこのツールを採用すれば、当初の目標に向け前進していると証明できるだろう。ＮＩＭＨはこの取り組みを主導するため、精神薬理学サービスセンターを設置し、全米研究評議会の精神科医ジョナサン・コールが所長に任命された。

続く数年の間に、コールらは向精神薬の臨床治験デザインを策定した。精神科医と看護師が、「評価スケール」を用いて研究対象となる疾患の特徴的症状を数値で評価するというものだ。統合失調症治療薬により患者の「不安」は軽減したか、「誇大性」「敵意」「猜疑心」「不自然な思考内容」「非協調性」はどうか？　こうした症状全ての重症度を数値スケールで評価し、「症状」の合計スコアを集計する。そして六週間の治験期間中に、薬によって合計スコアがプラセボと比して有意に減少すれば、効果があると見なされるのだ。

これで精神医学界は少なくとも理論上は、精神科治療薬の臨床治験を実施して「客観的」な結果を得る手段を手に入れた。だがこの評価法を採用したことで、精神医学界は極めて特殊な方向へ進むことになった。以後の精神医学では、症状の短期的軽減が薬の有効性を示す証拠とみなされることになる。内科医が細菌感染に抗生物質を処方するように、精神科医は「個々の疾患」の「標的症状」を取り除く錠剤を処方する。六週間の「臨床治験」により、これこそが正しい治療法だと証明されるだろう。だがこのツールでは、患者の長期的経過に関する洞察は得られない。患者は就労できたのか、人生を楽しんだのか、友人はいたか、結婚できたか？　こうした質問のいずれにも答えられないだろう。

この時を境にして、魔法の弾丸が精神医学の未来を形作っていった。臨床治験を活用すれば、精神科医は極めて特殊なレンズを通して自分の治療法を評価するようになる。一九五六年の会議の時点で既に、ニューヨーク州精神医学研究所のジョゼフ・ズービン研究員は、精神疾患の治療を六週間で評価すれば、一種の科学的な近視に陥ると警告を発していた。「二～五年の追跡調査なしに特定の治療法の決定的利点を主張するのは、無謀なことだ」と彼は述べている。「長期的効果を評価するには、最低限でも二年の追跡調査が必要と思われる[13]」。

神経遮断薬の場合

精神薬理学サービスセンターは、一九六一年に神経遮断薬の九施設試験を開始した。この試験は、現在神経遮断薬の「証拠基盤」とされる科学的データの端緒となるものだった。六週間の試験において、二七〇人の患者にソラジンか別の神経遮断薬（同じく「フェノチアジン系」）を投与し、残る七四人にプラセボを投与した。神経遮断薬は実際に、プラセボと比していくつかの標的症状（非現実的思考、不安、猜疑心、幻聴など）の軽減に寄与し、評価スケールの合計スコアに基づくと神経遮断薬は効果的だった。さらに研究者らは、薬物投与患者の七五パーセントが「大幅な改善」または「極めて大幅な改善」を示したと判断した（プラセボ群では二三パーセント）。

その後、無数の小規模試験で同様の結果が得られたため、神経遮断薬はプラセボと比して短期的に症状を軽減させるという証拠が極めて堅固なものとなった。*2 一九七七年には、ハーバード大学医学部のロス・バルデサリニがこの種の試験一四九件をレビューし、八三パーセントの試験でプラセボに比した抗精神病薬の有意性が証明されていることを確認した。(14) こうした試験では通常、「簡易精神症状評価尺度」（Brief Psychiatric Rating Scale; BPRS）が使用され、アメリカ精神医学会は最終的に、ＢＰＲＳの合計スコアが二〇パーセント減少すれば臨床的に有意な反応であると決定した。(15) この測定法に基づくと、精神病急性エピソードを示した統合失調症患者の推計七〇パーセントが、六週間の試験期間中に抗精神病薬に「反応」を示している。

ＮＩＭＨの研究者らは抗精神病薬の短期的効果を確認すると、次に自然な流れとして、統合失調症患者への適切な投薬期間を調べようとした。この問題を調べるため、ＮＩＭＨは概ね次のようなデザインの研究を実施した。投薬に良好な反応を示した患者を対象に、薬を続けるか突然中

＊2　製薬会社の資金援助を受けていない国際的な研究者団体コクラン・コラボレーションは、二〇〇七年にこの短期的効果データに疑問を呈した。彼らは学術文献中のクロルプロマジン対プラセボ試験全てのメタ分析を実施し、質的に優れた試験五〇件を特定した後、プラセボに比した薬剤の有意性は一般に考えられるより小さいと結論づけた。彼らの計算によると、七人の患者にクロルプロマジンを投与して得られた効果は、一件の「全体的改善」にとどまり、「この所見でさえ、クロルプロマジン投与の長所を過大評価し、短所を過小評価している可能性がある」という。この結果にいささか驚いたコクランの研究者らは、「（クロルプロマジンの）短期的効果に関する信頼できる証拠は驚くほど薄弱である」と述べた。

断するかのいずれかを行ったのだ。カリフォルニア大学サンディエゴ校のパトリシア・ギルバートは一九九五年、四三六五人の患者を含む再発研究六六件をレビューし、投薬中止患者の五三パーセントが一〇カ月以内に再発したのに対し、投薬継続患者の再発率は一六パーセントであったことを確認した。「この薬の精神病再発リスク軽減効果が、十分に立証された」と彼女は結論づけている。*3(16)

これは、統合失調症に対して病院内で抗精神病薬を使用することと、長期投薬することの両方を支持する科学的証拠である。イギリスの著名な研究者ジョン・ゲデスは、二〇〇二年の *New England Journal of Medicine* に発表した論文で「抗精神病薬は、急性精神病症状の治療と再発予防に効果的である」と述べている。(17) だが多くの研究者が指摘してきたように、この証拠基盤には落とし穴があり、それこそがズービンがやがて生じると予言した問題なのだ。「定型抗精神病薬の非臨床的な転帰への有効性や効果について、言えることはほぼ何もない」とメリーランド医科大学のリサ・ディクソンらは一九九五年に告白している。「適切なデザインの長期研究が実質的にないため、定型抗精神病薬による治療の長期的影響は不明である」(18)。

この疑念に促されて、モントリオール大学精神医学教授のエマニュエル・スティップは、二〇〇二年の *European Psychiatry* に発表した異例の論説記事で「神経遮断薬の登場から五〇年経った今、我々は『神経遮断薬は統合失調症の治療に効果的か?』という単純な質問に答えられるだろうか」と述べた。「『長期的』な点に関しては、この件に関し説得力ある証拠は皆無である」(19)。

現れた難問

ディクソンとスティップの発言から、評価できる長期データは存在しないと思われるが、実際には、抗精神病薬が統合失調症の経過をどう変えるか情報を繋ぎ合わせて筋書きを描くことは可能であり、このストーリーは、至極もっともながら、ＮＩＭＨが初めて実施した九施設試験に参加した患者三四四人の追跡調査から始まる。ある意味で、患者らの経過は――病院で受けた治療の種類に関係なく――さほど悪くなかった。一年目の終わりには二五四人が地域社会で生活し、年齢と性別から就労が期待できる者のうち五八パーセントが、実際に雇用されていた。「主婦」の三分の二が、家事を問題なくこなしていた。一年間の追跡調査中の患者の薬剤使用に関し報告はないが、研究者らは「（六週間の試験での）プラセボ投与患者は、三種類のフェノチアジン系実薬の投与を受けた患者より再入院の可能性が低い」ことを発見して驚いた[20]。

この文献のごく最初の段階で、矛盾の兆しが見られる。すなわち、抗精神病薬は短期的に効果

＊3　ギルバートのメタ分析には、明白な欠点がある。彼女は、退薬速度が再発率に影響を及ぼすかどうかを確認しなかった。彼女の研究が発表された後、ハーバード大学医学部のアデル・ビグエラが同じ六六件の研究を再分析し、薬を徐々に止めた場合、再発率は急に退薬した試験の三分の一にとどまることを確認した。再発研究の大半が急に退薬するタイプだったため、統合失調症患者の再発リスクが大幅に高まった。実際、徐々に退薬した患者の再発リスクは、薬を続けた患者と同程度だった。

があるが、長期的には患者を精神病に罹りやすくし、よって一年目末の時点で投薬患者の方が再入院率が高くなるのだ。ＮＩＭＨの研究者らは時を置かずして、もう一つの驚くべき結果を手にした。二件の退薬試験（どちらも試験開始時に投薬を受けていない患者を対象としていた）において、再発率は薬の用量に比例して上昇したのだ。試験開始時にプラセボを投与されていた患者の再発率は七パーセントにとどまった一方、退薬前にクロルプロマジン五〇〇ミリグラム以上を服用していた患者の再発率は六五パーセントだった。「再発は、プラセボ投与前に患者が服用していた安定薬の用量と有意な相関を示すことが判明した――用量が多いほど、再発の可能性が高まった」と研究者らは述べている[21]。

何かが間違っており、臨床観察がこの疑念を強めた。退院後も投薬を受けている統合失調症患者があまりに頻繁に精神科救急治療室に戻ってくるため、病院のスタッフはこれを「回転ドア症候群」と名付けた。たとえ患者が確実に薬を飲んでいても再発が多く見られ、研究者らの観察によると「非投与と比べ、薬を投与した方が再発率が高くなる」という[22]。一方で、薬を中止した後に患者が再発した場合、精神症状は「持続し激化する」傾向があり、少なくともしばらくの間は、悪心、嘔吐、下痢、興奮、不眠、頭痛、奇妙な運動チックといった一連の新たな症状も現れた[23]。神経遮断薬への初期暴露により、将来的に重度の精神病エピソードを起こしやすくなるように思われ、この傾向は、薬物療法を続けるかどうかにかかわらず認められた。

この惨憺たる結果を受けて、ボストン精神病院の医師、Ｊ・サンボーン・ボコーブンとハリー・ソロモンは過去のデータを再検討した。彼らは数十年も同病院に勤務していたが、最先端の心理療法で患者を治療していた第二次大戦終了後の時期は、大部分が得てして改善するのを目にしていた。ここから二人は、「精神疾患、特に極めて重度の疾患の大半は、患者が屈辱的な体験や権利・自由の喪失に遭わない限り、概ね自然に治っていくような性質のものだ」と信じるようになった。抗精神病薬は、この自然な治癒過程を加速させるはずだ、と二人は推論した。だが薬によって長期的転帰は改善していたか？　彼らは後方視的な研究で、一九四七年に同病院で治療した患者の四五パーセントがその後五年以内に再発しておらず、追跡調査期間の終了時に七六パーセントが地域社会で問題なく生活していることを確認した。対照的に、一九六七年に同病院で神経遮断薬を投与された患者のうち、五年間再発しなかったのは三一パーセントにとどまり、全体としてこの集団は「社会的依存度」（社会福祉に依存、または他の支援を要する）がはるかに高かった。「極めて意外なことに、以上のデータから向精神薬は不可欠ではない可能性が示唆される」と二人は述べた。「病後の治療で長期的に薬を使うことにより、多くの退院患者の社会依存が長引くおそれがある[24]」。

神経遮断薬の利点をめぐる議論が高まる中、ＮＩＭＨは一九七〇年代に、統合失調症患者——特に統合失調症初回エピソードが見られる患者——を薬なしで治療できるかどうか再検討する三つの研究に資金を提供した。最初の研究は、メリーランド州ベセスダにあるＮＩＭＨの臨床研究施設で働くウィリアム・カーペンターとトーマス・マクグラシャンが実施したが、薬を使わず治療した患者は薬物療法患者より退院時期が早く、投薬群の四五パーセントが退院後一年以内に再発したのに対し、非投薬群の再発はわずか三五パーセントだった。非投薬群は、抑うつ、感情鈍

表2　ラパポートの研究——統合失調症の3年後の転帰

薬の使用 （入院中／退院後）	患者数	重症度尺度 1＝最善の転帰 7＝最悪の転帰	再入院率
プラセボ／なし	24	1.70	8%
抗精神病薬／なし	17	2.79	47%
プラセボ／あり	17	3.54	53%
抗精神病薬／あり	22	3.51	73%

この研究では、入院中の治療（プラセボか実薬）と退院後の抗精神病薬使用の有無の双方に基づいて、患者を分類した。入院中にプラセボ投与を受けた患者41人中、24人が追跡調査期間中も薬を使用しなかった。この非暴露群が群を抜いて良好な転帰を示した。

Rappaport, M. "Are there schizophrenics for whom drugs may be unnecessary or contraindicated?" *International Pharmacopsychiatry* 13 (1978): 100-11.

麻、運動機能の低下も少なかった。むしろこうした患者らは、薬で感情を麻痺させることなく精神病エピソードを乗り越えたのは「満足のいく有益な」経験だったと二人に語った。投薬患者にはこの学習体験がなく、その結果として、長期的に「その後の生活ストレスへの対処能力が低い」とカーペンターとマクグラシャンは結論づけた[25]。

一年後、カリフォルニア大学サンフランシスコ校のモーリス・ラパポートが、同じ趣旨の結果を一層の説得力をもって発表した。彼は、統合失調症と新たに診断されアグニュース州立病院に入院した若い男性患者八〇人を、投薬群と非投薬群に無作為に割り付けた。投薬群の方が症状消失は早かったが、両群とも入院期間は平均わずか六週間だった。ラパポートは三年間の追跡調査を行ったが、群を抜いて良好な転帰を示したのは、入院中に投薬を受けず退院後も薬の使用を控えた患者だった。この抗精神病薬への非暴露群の患者二四人のうち、三年の追跡調査期間中に再発したのは二人のみだった。一方、間違いなく経過が最も悪かったのは、試験期間を通じ投薬を受けた患者だった。精神医学の「証拠基盤」に基づき最善の転帰が期待されるまさに標準的な治療法が、むしろ最悪の結果を生んでいた。

「この知見から、長期的な臨床改善を考えるのであれば、抗精神病薬の服用は、少なくとも一定の患者にとって治療選択肢ではないと示唆される」とラパポートは書いている。「入院中に投薬を受けなかった患者の方が、入院中にクロルプロマジンを投与された患者と比べ大きな長期的改善を示し、追跡調査時の症状も少なく、再入院率が低く地域社会での全般的機能も良好だった(26)」。

三つ目の研究は、ＮＩＭＨの統合失調症研究を統括するローレン・モッシャーが実施した。当時のアメリカにおける統合失調症の第一人者だったとはいえ、彼の病気に対する考え方は同僚の多くと異なるものだった。同僚らが統合失調症は「壊れた脳」と考えていたのに対し、モッシャーは、精神病は情緒的な内面のトラウマへの反応として生じるもので、独自の対処機構とも考えられると見なしていた。そのため彼は、患者が幻覚や妄想に立ち向かい、統合失調症発作を乗り越えて正気を取り戻せる可能性があると信じていた。もしそうだとすれば、精神病新規症例の患者を保護施設に住まわせ、他者への強い共感を示し奇妙な行動に怯えないスタッフを配置すれば、多くの患者は、たとえ抗精神病薬を使わなくても回復するだろうとモッシャーは考えた。「私は、治癒的な相互作用には真摯な人間的関わりと理解が欠かせないと考えました」と彼は語る。「つまり患者を、敬意と尊厳をもって人間として扱おうとしたのです」。

一九七一年、彼はカリフォルニア州サンタクララに、一度に六人の患者を保護できる一二部屋から成るビクトリア朝様式の施設を開設した。モッシャーはこの施設をソテリア・ハウスと名付け、やがて第二の施設エマノンの運営も始めた。結局のところ、ソテリア・プロジェクトは一二年間続き、二カ所の施設で八二人が治療を受けた。一九七四年という早い段階から、モッシャーは、病院で従来療法を受けている他の条件を揃えた患者集団と比べて、ソテリアの患者は経過が良好であることを報告しており、一九七九年に二年間の結果を発表した。六週間目の時点で、ソテリアの患者と病院の患者には同じ程度の症状消失が確認され、二年目の時点ではソテリアの患者の方が「精神病理スコアが低く、再入院が少なく、全般的な適応に優れていた」[27]。のちに彼は、南カリフォルニア大学准教授のジョン・ボラと共に、ソテリアの患者の薬物服用について報告を行った。患者の四二パーセントは一度も薬を使ったことがなく、三九パーセントは一時的に薬を服用し、二年の追跡調査期間を通じて投薬が必要だった患者は一九パーセントにとどまった。

「一般的な通念に反して、統合失調症と新規に診断された患者に最低限の抗精神病薬と個々に応じた心理社会的介入を併用するのは、有害ではなくむしろ利点があるように見受けられる」とモッシャーとボラは述べている。「精神病の初期エピソードほぼ全てに投薬するという一般的慣行に伴うリスクとメリットのバランスを、再検討すべきだと考える[28]」。

ＮＩＭＨが出資した三つの研究全てが、同じ結論を示唆した。*4 おそらく統合失調症と新たに診断された患者の五〇パーセントは、抗精神病薬を使わず治療すれば回復し、長期の追跡調査期間を通じて健康でいられるだろう。継続的な服薬が必要なのは、ごく少数の患者に限られるように思われる。たとえ臨床治験で、精神症状の軽減に薬が効果的と証明されたとはいえ、極めて馴染み深いものとなっていたあの「回転ドア症候群」は実はもっぱら、薬が原因だったのだ。カーペンターとマクグラシャンは、精神医学界が直面しているこの科学的な難問を次のように見事に要約している。

いったん薬物療法を始めれば、神経遮断薬を続ける限り再発しにくいことは疑いない。だが、そもそも最初から薬を使わず治療すればどうなったのか?……一部の統合失調症患者は、抗精神病薬の使用により、自然な経過をたどった場合と比べ将来的に再発しやすくなる可能性があることを、我々はここに指摘する。(29)

＊4　一九六〇年代初期、フィリップ・メイは五種類の入院治療を比較する研究を行った（薬、電気けいれん療法〈ECT〉、心理療法、心理療法＋薬、環境療法〈支持的環境〉）。短期的には、薬物療法患者の経過が極めて良好だった。その結果、この研究は薬なしでは統合失調症患者を治療できないという証拠として引用されるようになった。だが二年後の結果は、少々違った様相を呈している。薬を使わず最初に環境療法を実施した患者の五九パーセントが初回研究期間にめでたく退院し、この集団は「他の治療法の成果と比べ、追跡調査期間を通じて優るとは言わずとも、少なくとも同程度の機能を示した」。よって、精神病患者全てに投薬すべき証拠として引用されがちなメイの研究は、実は初回エピソード患者の大半は、最初に薬でなく環境療法を行えば長期的に最も良好な経過をたどることを示唆するものだった。
出典：P. May, "Schizophrenia: a follow-up study of the results of five forms of treatment," *Archives of General Psychiatry* 38 (1981): 776-84.

もしそれが本当なら、抗精神病薬によって、精神病の発作に苦しむ人々の症状が慢性化する可能性が高まることになる。

病気自体より問題がある治療法？

全ての薬にリスクと効用があるが、医学界の一般的な考え方として、薬はリスクを上回る効用を提供するべきとされる。精神病症状を明白に軽減する薬には顕著な効用があり、だからこそ、たとえ数々のマイナス面があるにせよ抗精神病薬は有用とみなされ得る。ソラジンをはじめとする第一世代の神経遮断薬は、パーキンソン様症状や大きな苦痛を伴う筋けいれんを引き起こした。患者の間からしばしば、薬のせいで感情のない「ゾンビ」になってしまうとの不満が聞かれた。一九七二年、研究者らは神経遮断薬は「学習機能を損なう」と結論づけた[30]。投薬を受けた患者はたとえ退院しても、全く無気力で社会から断絶しているように見えるとの報告もなされた。彼らの多くがグループホームで「事実上孤立して」暮らし、一日の大半を「テレビをぼんやり見つめて」過ごす、とある研究者が述べている[31]。そのどれもが、投薬を受けた統合失調症患者の良好な経過を伝えるものではなく、ここに現在の精神医学が直面するジレンマがあった。すなわち、薬が長期的な再発率を高めるとすれば、効用はどこにあるのか、という問題である。薬を続けた多くの患者に遅発性ジスキネジアが発症したという事実により、この問題はさらに差し迫ったものとなった。遅発性ジスキネジアは、薬を止めた後も続く粗大運動機能不全であり、恒久的な脳損傷の証拠とされる。

こうした状況を受け、精神医学界は抗精神病薬のリスクと効用の再評価を余議なくされ、一九七七年にはジョナサン・コールが「病気自体より問題がある治療法？」という挑発的なタイトルを付した論文の中で、再評価を実施した。彼は、抗精神病薬が引き起こし得る長期的な弊害全てを検討し、複数の研究結果に基づき、統合失調症患者の少なくとも半数は薬なしでも良好な経過をたどると述べた。倫理的に見て、精神医学界がすべきことは一つ。つまり「抗精神病薬の服用を続けている全ての統合失調症外来患者は、薬を使わない適切な臨床治験による効用を手にすべきだ」。そうすることで多くの患者が、「遅発性ジスキネジアの危険や、長期的な薬物療法に伴う経済的・社会的負担」を免れるだろう、とコールは説いた[32]。

統合失調症患者への継続的な抗精神病薬療法の根拠となる証拠基盤が、崩れ落ちた。一九五〇年代初期に薬の使用を推進していたフランスの精神科医、ピエール・デニカーも、「抗精神病薬は中止すべきではないか？」と問いかけた[33]。

過敏性精神病

一九七〇年代末にマギル大学の医師、ガイ・シュイナードとバリー・ジョーンズは、薬のせいで統合失調症患者が精神病に罹患しやすくなる理由を生物学的に説明しようとした。彼らの理解は概ね、統合失調症におけるドーパミン仮説の検討を基盤としたものだった。この仮説では、薬が神経伝達系に混乱を引き起こすプロセスを詳述している。

ソラジンなどの標準的な抗精神病薬は、脳内のD2受容体の七〇～九〇パーセントを阻害する。この阻害を埋め合わせるため、シナプス後ニューロンはD2受容体の密度を三〇パーセント以上高める。シュイナードとジョーンズの説明によると、こうして脳はドーパミンに「過敏」になり、この神経伝達物質が精神病を媒介すると考えられる。「神経遮断薬は、ジスキネジア症状と精神病症状の双方の原因となるドーパミン過敏をもたらすおそれがある」と二人は述べる。「つまり、こうしたドーパミン過敏に陥った患者が精神病を再発する傾向は、単なる病気の通常の経過以外の要因に左右されている[34]」。

簡単な喩えを使えば、薬のせいで精神病に罹りやすくなり、薬を中止したタイミングで再発する理由を理解しやすくなる。神経遮断薬はドーパミン伝達にブレーキをかけるため、脳はこれに対抗してアクセル（D2受容体の過剰産生）を踏む。薬を突然止めるのは、アクセルを床一杯踏み込んだ状態のままで、ドーパミンを抑えるブレーキから急に足を離すのと同じだ。すると神経伝達系が大きくバランスを崩し、車が暴走するように脳内のドーパミン作動経路も手がつけられなくなる。基底核のドーパミン作動性ニューロンがあまりに急激に興奮するため、薬を中止した患者に奇妙なチックや焦燥、その他の運動異常が現れるのだ。辺縁系に至るドーパミン作動経路にも、同じように制御できない興奮状態が生じ、それが原因で「精神病の再発や悪化」を引き起こす可能性がある、と二人は指摘する[35]。

この研究は、二人のカナダ人研究者による非凡な科学的探究作業である。彼らは――少なくとも理論上は――退薬試験で再発率がこれほど高い理由を明らかにしたのだ。精神医学界ではこれまで、再発率の高さは薬の再発予防効果を証明するものと誤解されてきた。抗精神病薬を中止した多くの患者に深刻な再発が生じたのは、必ずしも「病気」が再来した結果ではなく、むしろ薬そのものに関係していた。またシュイナードとジョーンズの研究により、精神科医と患者が次のような臨床的な思い込みに陥りがちであることが判明した。すなわち彼らは、退薬と同時に精神症状が戻るのは、抗精神病薬が必要であり「効果的」である証拠と見なしていたのだ。こうして再発した患者が薬を再開すると、たいていは精神病症状が和らぎ、そのことが薬の効果を証明するさらなる証拠となる。医師も患者もこれこそが「真実」と考えるが、実際には薬の再開で症状が緩和するのは、ドーパミン伝達に再びブレーキがかかり、踏みっぱなしのアクセルの効果を抑えるからだ。シュイナードとジョーンズが説明するように、「継続的な神経遮断薬投与の必要性は、それ自体が薬に誘発されたものかもしれない」。

つまり、神経遮断薬への初回暴露によって患者は、生涯薬が必要になる方向へと踏み出す。だが薬を続けると、基本的には悲惨な結末に至る――これが、薬物療法をめぐるこのストーリーに付きまとう第二の要素である。長期的には、ドーパミン作動経路が恒久的な機能不全に陥る傾向が見られる、と二人は指摘する。ドーパミン作動経路が「不可逆的」に過活動状態に陥り、やがて患者の舌が勝手に動いたり（遅発性ジスキネジア）、精神症状が悪化したりする（遅発性精神病）。そうなると医師は、遅発性症状を抑えるためさらに高用量の抗精神病薬を処方しなければならない。「最も効果的な治療法は、原因物質そのもの、つまり神経遮断薬を使うことである」とシュイナードとジョーンズは記している。

その後数年にわたり、二人は自分たちの仮説の肉付けと検証を続けた。一九八二年には、調査した統合失調症外来患者二一六人のうち三〇パーセントが、遅発性精神病の徴候を示したと報告した。[36] また二人は、初期診断で「予後良好」だった――すなわち神経遮断薬を使わなければ長期的に順調な経過をたどる可能性が高かった――患者に、遅発症状が現れがちであることを確認した。これは、ラパポートとモッシャーの研究で最も良好な経過を示した「プラセボ反応群」であり、シュイナードとジョーンズは今、その患者らが何年も抗精神病薬を服用した結果、慢性的な精神病になっていると報告していた。最後にシュイナードは、このリスクを定量化し、遅発性精神病は遅発性ジスキネジアよりわずかに遅れて発症するように思われると報告した。一年間に三パーセントが遅発性精神病を発症するため、一五年間薬を続ければ四五パーセントがこの症状に苦しむことになるだろう。遅発性精神病を発症すると、これまで以上に「病状は悪化して見える」とシュイナードは付け加える。「新たな統合失調症様症状が生じたり、当初の症状が重篤度を増したりする」[37]。

動物実験でもこの事実が確認された。フィリップ・シーマンの報告によると、抗精神病薬はラットにD_2受容体増加を引き起こし、薬を中止すれば受容体の濃度は正常に戻るものの（シーマンによると、一カ月間の暴露に対し再び正常化するのに二カ月を要した）、ある時点を過ぎると増加が不可逆的になったという[38]。

スウェーデンの医師ラース・マーテンソンは、一九八四年にコペンハーゲンで開かれた世界精神衛生連盟の会議で発表を行い、この衝撃的な結論をこうまとめてみせた。「神経遮断薬の使用は罠であり、精神病を誘発する物質を脳内に埋め込むようなものだ[39]」。

馬鹿げた考え……と片付けてよいのか？

一九八〇年代初期にまとめられた神経遮断薬に対する見解は、次のようなものであり、これは当時としては最も科学的な筋書きだった。すなわち精神科医は、神経遮断薬は「効果的」だと考えていた。彼らは抗精神病薬で症状が消失するのを目のあたりにし、薬を止めた患者がたいてい再発するのを確認した。科学的検証も、この臨床的認識を裏付けた。六週間の試験により、薬の効果が証明された。再発試験で、患者は薬を続けるべきだと示された。だが薬が脳に及ぼす作用が理解され、患者が遅発性ジスキネジアを発症する理由や症状が慢性化する理由について、調査が始まると、こうした直観に反する事実——抗精神病薬は症状慢性化の可能性を高める——が浮かび上がった。証拠を集めて全体像を明確に示したのは、シュイナードとジョーンズであり、しばらくの間、二人の研究は精神医学界に波紋を引き起こした。マギル大学のこの二人の医師が発表したとある会議で、一人の医師が驚いてこうたずねた。「私は精神病の患者に神経遮断薬を処方しています。あなた方は、統合失調症を抑えるまさにその薬が、精神病の原因でもあるとおっしゃるんですか？[40]」。

だが精神医学界は、この事実をどうすべきだったのか？　この情報は明らかに、精神医学分野のまさに根幹を揺るがすものだった。精神病患者の治療に「革命を起こした」とされた薬自体が、実は患者の症状を慢性化させていたと正直に市民に打ち明け、自ら過ちを認めることなどできるだろうか？　抗精神病薬のせいで、長期的に患者の精神症状が（少なくとも全体的には）悪化したと認めることができるだろうか？　精神医学界としては、この議論を何としても遠ざける必要があった。まもなく「過敏性精神病」に関するシュイナードとジョーンズの論文は、「興味深い仮説」という分類に整理され、ドーパミン受容体に詳しいソロモン・シュナイダーが一九八六年の著書 *Drugs and the Brain* で、二人の仮説は人騒がせな誤報と判明したと請け合うと、学界の誰もが安堵の息をもらした。「遅発性ジスキネジアの患者はドーパミン受容体への過敏性が強いのであれば、それに応じて統合失調症症状も増大するのではないかと考えられる。だが興味深いことに、遅発性ジスキネジアを発症しはじめた患者に統合失調症の症状悪化の可能性がないか入念に検討したものの、どの研究でもそのような結果は発見されなかった」[41]。

精神医学界が過敏性精神病という概念に一時的に煩わされた、この学界の危機的瞬間は、三〇年近く前に起こっており、現在では、抗精神病薬のせいで統合失調症患者の症状が慢性化する可能性が高まるという考え方は、一見して馬鹿げたものに思われる。一流医大の精神科医や精神病院のスタッフ、ＮＩＭＨ職員、全米精神障害者連合のリーダー、主要紙の科学記者、路上の一般市民に聞いてみればいい。誰もが、抗精神病薬は統合失調症の治療に欠かせないケアのまさに土台であり、それに異論を唱える者はいわば多少頭がおかしいと証言するだろう。それでも私たちは、この方向へと調査を始めたわけであり、読者の皆さんをこの狂気の部屋へ招き入れたわけだ。

ここでカウントウェイ図書館の地下室から、一階上へあがろう。地下の蔵書は一九八六年までのものだが、今度はそれ以降の文献を繙き、どんな筋書きが浮かび上がってくるか見なければならない。これは全て人騒がせな誤報だったのか……それとも違うのか？

この質問に答える最も効率的な方法は、関連する研究や様々な調査を一つずつ要約していくことだ。

◆バーモント縦断的研究

一九五〇年代後半から六〇年代初期にかけて、バーモント州立病院から二六九人の慢性統合失調症患者（大半が中年）が退院し、地域社会に戻った。二〇年後、コートニー・ハーディングはこの集団の患者一六八人（生存していた者）と面談を行い、三四パーセントが回復していること――すなわち「症状がなく自活し、密接な人間関係を築き、働くかその他市民として生産的な活動に従事し、身の回りのことを自分でこなし、総じて充実した人生を送っている」――のを確認した。[42] これは、一九五〇年代に絶望的と見なされていた患者としては、驚くほど良好な長期的転帰であり、ハーディングが *APA Monitor* に語ったところによると、回復した患者には一つの共通点が見られた。彼らは全員、「薬の服用をかなり以前に中止していた」のだ。[43] ハーディングは、統合失調症患者は「生涯薬物治療を続けねばならない」というのは「神話」であり、実際には「永久に薬が必要な患者はごく一部かもしれない」[44]と結論づけた。

◆世界保健機関の文化横断的研究

ＷＨＯは一九六九年、九カ国で統合失調症の転帰を追跡調査する取り組みに乗り出した。五年目の終わりに、「途上国」三カ国――インド、ナイジェリア、コロンビア――の患者は、アメリカやその他五つの「先進国」と比べ、「著しく良好な経過と転帰」を示した。三カ国の患者は追跡調査期間中に無症状である可能性がはるかに高く、さらに重要なこととして、「極めて良好な社会的転帰」を享受していた。

この知見は欧米の精神医学界に動揺を与え、この研究にはデザイン上の欠陥があるに違いないとの抗議の声があがった。おそらくインド、ナイジェリア、コロンビアの患者は、本当は統合失調症ではなかったのではないか。これを受けてＷＨＯは一九七八年に一〇カ国を対象とする研究を開始し、今回は主として統合失調症初回エピソードが見られる患者を参加させ、患者全員について欧米の基準で診断を行った。またしても、ほぼ同じ結果が得られた。二年目の終わりの時点で、「途上国」の患者の三分の二近くが良好な転帰を示し、三分の一強が疾患の慢性化を経験していた。一方、先進国では良好な転帰を示したのは三七パーセントにとどまり、五九パーセントが慢性化していた。「途上国の患者の方が転帰が良好であるという知見が確認された」とＷＨＯの研究者は述べている。「先進国にいることが、完全寛解を達成できない強力な予測因子となっていた」[45]。

ＷＨＯの研究者は転帰に明確な開きが生じた理由を特定しなかったが、二回目の研究では、貧困国の患者は確実に薬を服用したため経過が良好だったのではないかとの仮説に基づき、抗精神病薬の使用状況を追跡調査した。だが、その正反対であることが分かった。貧困国で規則的に抗精神病薬の服用を続けたのは一六パーセントに過ぎず、富裕国では同じ数字が六一パーセントだった。その上、疑いなく経過が最も良好だったインドのアグラでは、抗精神病薬を続けた患者はわずか三パーセントだった。薬の使用率が最も高かったのはモスクワで、慢性化した患者の割合が最も高かったのもモスクワだった(46)。

この多文化間研究では、良好な転帰と薬の使用率の低さの間に明確な関連性が見られた。一九九七年になって、WHOの研究者らは二回の研究に参加した患者たちと再度面談を行い（最初の研究から一五～二五年後）、貧困国の患者らははるかに大きな改善を続けていることを確認した。「全体的な臨床状態、症状、障害、社会機能」について、「転帰の相違」が続いていた。途上国では、統合失調症患者の五三パーセントがもはや「精神症状は全く」なくなり、七三パーセントが雇用されていた(47)。この追跡調査では薬の使用に関する報告はないものの、結論は明白である。すなわち、発症初期に患者が抗精神病薬を規則的に服用していなかった国では、大多数が回復し一五年後も順調な経過をたどっていたのだ。

◆遅発性ジスキネジアと脳機能の全体的低下

基底核と辺縁系にいたるドーパミン作動性経路が機能不全に陥るために、遅発性ジスキネジアと遅発性精神病が生じる。だがドーパミン作動性経路は三つあるため、前頭葉に信号を伝達する第三の経路も、時とともに機能不全に陥ると考えられる。もしそうであれば、遅発性ジスキネジアと診断された患者には、脳機能の全体的低下が認められると予想される。一九七九〜二〇〇〇年の間に、これが事実であることが二四件以上の研究によって確認された。「相関関係は直線的に見える」とバージニア医科大学の精神科医ジェームズ・ウェイドは一九八七年に報告している。「重篤な障害がある患者は、認知機能が最も大きく損なわれている」[48]。研究者らは、遅発性ジスキネジアは統合失調症の陰性症状（感情麻痺）、心理社会的障害、記憶力・視覚記銘・学習能力の低下を伴うと判断した。遅発性ジスキネジアの患者は「意識のロードマップ」を失う、とある研究者は結論づけた[49]。この長期的な認知機能低下は遅発性認知症と名付けられ、一九九四年には、薬物療法を受けた七〇歳以上の統合失調症患者の四分の三に、アルツハイマー病に関連する脳病変が認められることが判明した[50]。

◆MRI研究

磁気共鳴画像技術の発明により、統合失調症患者の脳容積を測定する機会が生まれた。研究者らは、統合失調症を特徴づけるような異常を発見したいと願ったが、代わりに抗精神病薬が脳容積に及ぼす影響を記述することになった。一九九四〜九八年の一連の研究の中で、抗精神病薬は基底核と視床の腫張、および前頭葉の縮小を引き起こし、この容積変化は「用量と相関性を示す」ことが報告された[51]。ついで一九九八年、ペンシルバニア大学医療センターのラケル・ガーが、この基底核と視床の腫張は「陰性・陽性症状の重症度増大を伴う」と報告した[52]。

この最後の研究は、薬に由来する医原的なプロセスの全体像を極めて明確に示すものだった。抗精神病薬が脳容積の変化をもたらし、それに伴って患者の精神病（いわゆる統合失調症の「陽性症状」）が重症化し、感情麻痺（「陰性症状」）が深刻になる。このＭＲＩ研究によって、抗精神病薬は治療対象であるはずの症状そのものを悪化させ、この悪化は薬を開始後三年間に現れ始めることが示された。

◆精神病モデルの構築

統合失調症研究の一環として、研究者らは精神病の生物学的「モデル」の構築を試みてきた。その一つの手段として、幻覚や妄想を引き起こす様々な薬物――アンフェタミン、エンジェルダストなど――が脳にどのような変化を誘発するかを調べる研究が行われた。さらに、ラットなどの動物に精神病様症状を引き起こす方法も開発された。海馬の病変がこの種の行動障害を引き起こすため、特定の遺伝子を「ノックアウト」すれば精神病様症状を作り出せる。フィリップ・シーマンは二〇〇五年、こうした精神病の誘因は全て、ドーパミンへの「高親和性」（すなわち神経伝達物質と結合しやすい）を持つ脳内のD_2受容体を増加させると報告した。「以上の結果から、様々な遺伝子突然変異、薬物乱用、脳損傷をはじめとして精神病に至る経路が数多く存在することが示唆され、その全てがドーパミン親和性の高いD_2受容体を介して収束し、精神病症状を引き起こしている可能性がある」と彼は述べている。[53]

シーマンは、抗精神病薬が効果的なのはD_2受容体を阻害するからだ、と説明する。だが同時に彼は研究を通じて、ジプレキサやリスパダールなどの新世代の薬も含め、抗精神病薬は「高親和性」D_2受容体の密度を倍増させることも発見した。抗精神病薬はエンジェルダストと同じ異常を引き起こす。よってこの研究により、ラース・マーテンソンが一九八四年に行った考察——すなわち、神経遮断薬を服用するのは「精神病を誘発する物質を脳内に取り込む」に等しい——が裏付けられた。

◆ナンシー・アンドリアセンの縦断的ＭＲＩ研究

アイオワ大学精神科教授で、一九九三〜二〇〇五年に*American Journal of Psychiatry*の編集主幹を務めたナンシー・アンドリアセンは一九八九年、統合失調症患者五〇〇人以上を対象とする長期的研究を開始した。彼女が二〇〇三年に行った報告によると、初回診断時に患者の前頭葉は正常集団よりやや小さく、続く三年の間に萎縮し続けたという。さらに、この「進行性の前頭葉白質容積減少」に伴って陰性症状と機能障害が悪化したことから、アンドリアセンは、前頭葉の萎縮は、統合失調症が残念ながら抗精神病薬では抑制できない「進行性の神経発達障害」である証拠だと結論づけた。「現在使われている薬では、症状の根幹を成す脳内の損傷プロセスを修復することはできない(54)」。

これは、抗精神病薬は有害というより、むしろ治療効果がないという見解であり、アンドリアセンは二年後にこの考え方にさらなる肉付けを行った。初回診断の五年後、患者の認知能力が「顕著に悪化」しはじめ、この機能低下は「疾患発症後の脳容積の進行性減少」と関連性を示した[55]。つまり患者の前頭葉が萎縮するにつれて、思考能力も低下したのだ。だがMRI研究を実施した他の研究者が既に、この前頭葉の萎縮は薬に関連すると確認しており、アンドリアセンは二〇〇八年の『ニューヨーク・タイムズ』とのインタビューで、「投与された薬の量が多いほど、失われる脳組織も多くなる」と認めた。前頭葉の萎縮は疾患プロセスの一部かもしれないが、その後、薬のせいでそのプロセスが悪化する。「抗精神病薬は正確には何をするのか？　この薬は基底核の活動を阻害する。前頭前野は必要な入力を得られず、薬のせいで遮断される。そのため精神症状は軽減するが、同時に前頭前野の緩やかな萎縮も生じるのだ」と彼女は語っている[56]。

アンドリアセンの研究でまたしても、医原性プロセスの作用が明らかになった。薬が脳内のドーパミンの活動を阻害し、それが脳の萎縮を引き起こす。この萎縮が、ひいては陰性症状や認知障害の悪化に結びつくのだ。再度現れたこの憂慮すべき知見を受けて、三〇年前にすでに、抗精神病薬のせいで患者は「生物学的に精神病に罹りやすく」なるのではないかと考えていたイェール大学の精神科医トーマス・マクグラシャンは、この治療パラダイム全体に再び疑問を投げかけた。彼は自分の懸念を、次のような学術的な表現で記述している。

短期的には、急性D_2［受容体］阻害によりサリエンス訳注(1)が低下し、患者の陽性症状が目立たなくなる。長期的には、慢性的なD_2阻害のため日常生活のあらゆる出来事へのサリエンスが軽減し、時として精神病後抑うつまたは神経遮断薬によるジスフォリアと呼ばれる化学的な無快感症を引き起こす。……D_2阻害薬で患者を精神病院から解放した結果、彼らの意欲や世界への関わり、日常生活における生きる喜びを奪っているだけではないのか？　薬物療法で緊急時には命を救えるが、薬を止めれば患者が一層精神病に罹患しやすくなり、続ければ障害がさらに重くなる可能性がある[57]。

このコメントが *Schizophrenia Bulletin* の二〇〇六年号に発表された途端、状況は一九七〇年代後半に逆戻りしたように思われた。この「治療法」が、「病気自体より問題がある」と再び証明されたように見えた。

臨床家の誤解

私がアメリカ精神医学会（ＡＰＡ）の二〇〇八年次総会に参加したのには、様々な理由があるが、なかでも一番話を聞きたかった相手は、イリノイ大学医学部の精神科医マーティン・ハロウだった。彼は一九七五〜八三年の間に、ＮＩＭＨの資金助成を受けた長期研究に若い統合失調症患者六四人を参加させた。シカゴの二つの病院から患者を募集したが、一つは民間の病院、もう一つは公立病院とし、集団の経済的多様性を確保した。以来ずっと、彼はこの患者の経過を定期的に評価してきた。症状はあるか、回復しているか、就労しているか、抗精神病薬を服用しているか？　この研究結果を見れば、アメリカの統合失調症患者の経過に関し最新の状況を把握できるため、この研究は、私たちが実施している学術文献調査の大きな分岐点となるかもしれない。

図4　統合失調症患者の長期的回復率

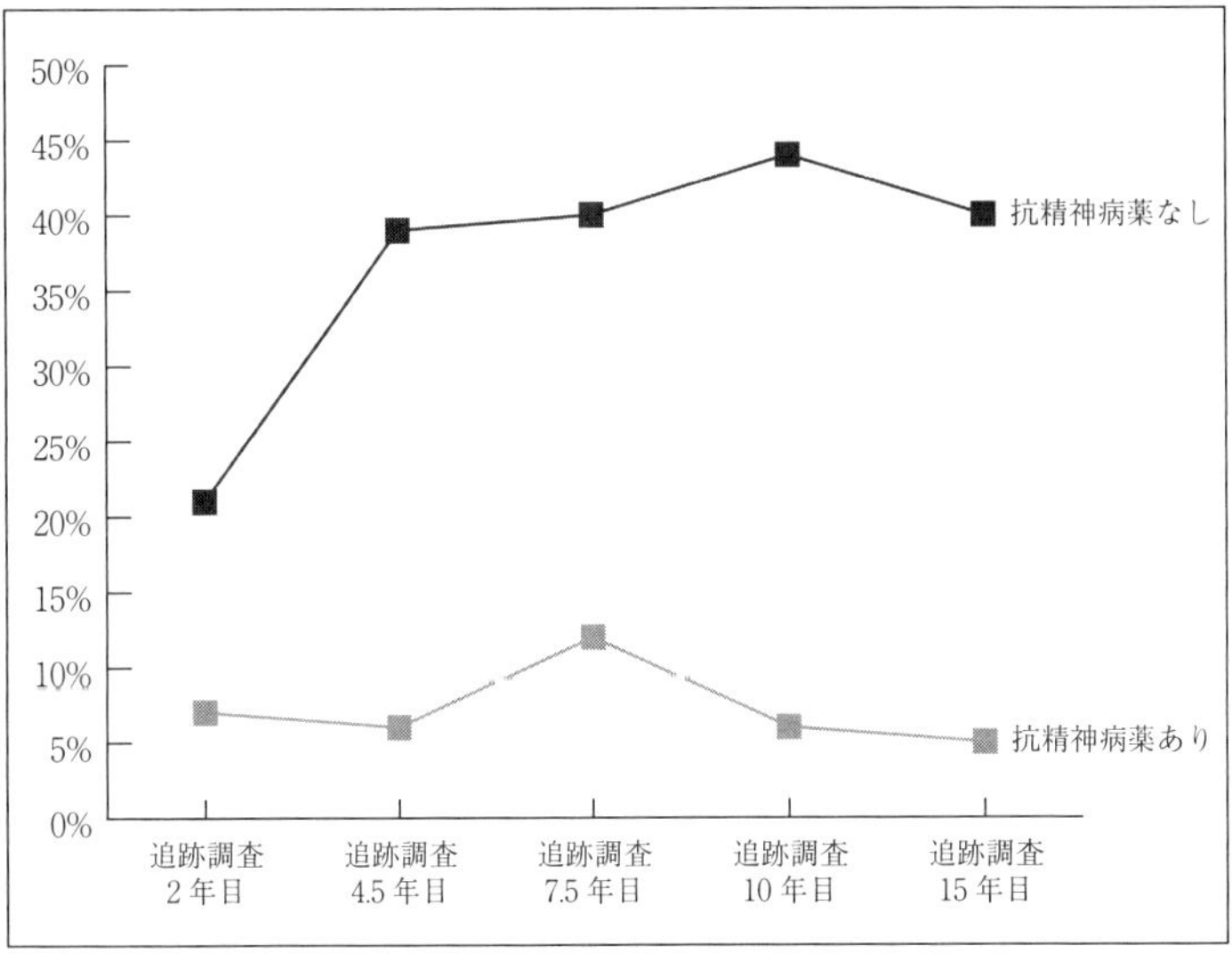

出典：Harrow, M. "Factors involved in outcome and recovery in schizophrenia patients not on antipsychotic medications." *The Journal of Nervous and Mental Disease*, 195 (2007): 406-14.

従来の知識を信じるなら、抗精神病薬を続けた患者の方が転帰は良好なはずだ。逆に本書で検討してきた文献を信じるなら、結果は反対になるだろう。

ハロウのデータは次の通りである。彼は二〇〇七年、*Journal of Nervous and Mental Disease* に患者の一五年後の転帰に関する報告を発表し、さらにAPAの二〇〇八年総会で行ったプレゼンテーションでこの検討の最新データを提示した[58]。二年目の時点で、抗精神病薬非投与群は、投与群と比べ「全体評価尺度」がわずかに高かった。さらに続く三〇カ月の間に、両群の運命は大きく分かれ始めた。非投与群は有意に改善し始め、

図５　統合失調症患者の転帰スペクトラム

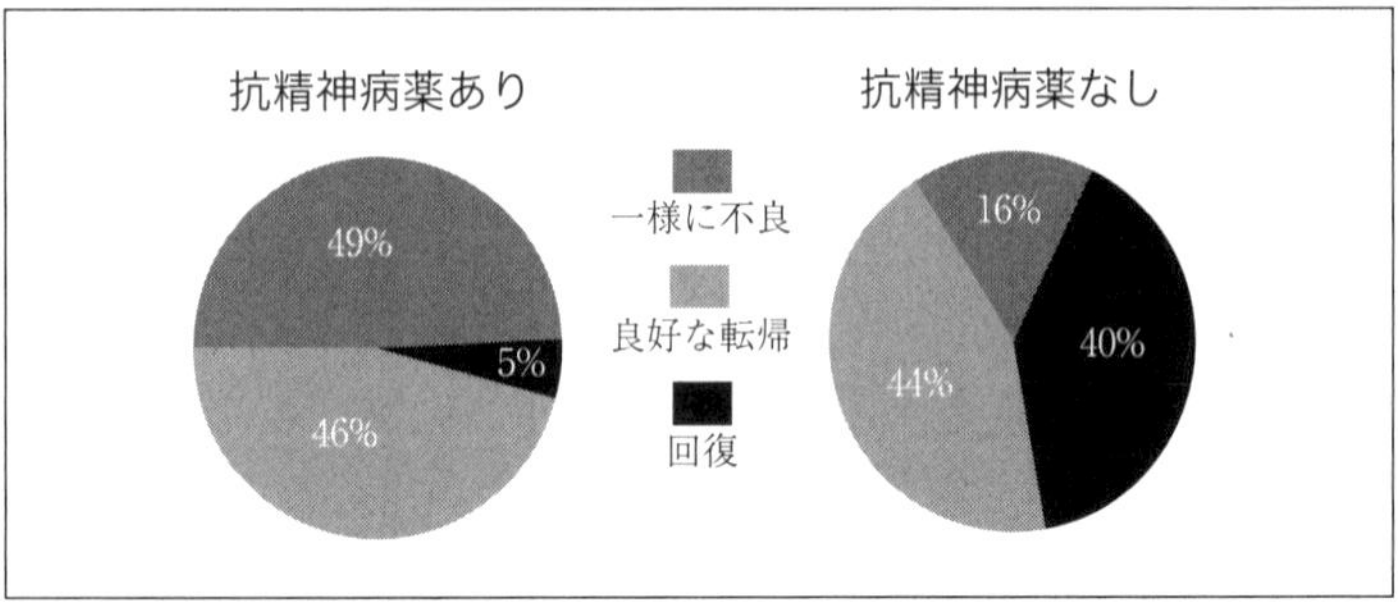

投薬患者と非投薬患者の転帰スペクトラム。抗精神病薬ありの患者は回復率が大幅に低く、「一様に不良」な転帰を示す割合がはるかに多かった。

出典：Harrow, M. "Factors involved in outcome and recovery in schizophrenia patients not on antipsychotic medications." *The Journal of Nervous and Mental Disease*, 195 (2007): 406-14.

四・五年目までに三九パーセントが「回復期」にあり、六〇パーセント以上が就労していた。対照的に、投与群の転帰は同じ三〇カ月の間に悪化した。全体として、この集団の全体的機能がわずかに低下し、四・五年目で回復期にあったのはわずか六パーセント、ほとんどの患者は就労していなかった。この転帰の顕著な相違は、その後一〇年間続いた。一五年目の追跡調査では、非投与群の四〇パーセントが回復期にあり、半数以上が就労していて、精神症状があったのは二八パーセントにとどまった。他方、投与群で回復期にあったのは五パーセントのみで、六四パーセントに活動期の精神病が見られた。「長期にわたり抗精神病薬を服用していない統合失調症患者は、薬を使用した患者と比べ、全体的機能が有意に高かったと結論できる」とハロウはＡＰＡの聴衆に発表した。

　実際、非投与群の方が回復率が高いだけではない。この集団には悲惨な転帰は少なく、転帰のス、ペクトラム全体に変動が見られた。服用を止めた患者二五人中一〇人が回復し、一一人がまずまずの転帰を示し、「一様に不良な転帰」を示したのは四人（一六パーセント）にとどまった。対照的に、薬を続けた患者三九人のうち回復したのは二人のみで、一八人がまずまずの転帰を示し、一九人（四九パーセント）が「一様に不良」に分類された。投与群の回復率は非投与群の八分の一で、長期的な経過が不良となる割合が三倍高かった。

　これが、現在入手できる最新データであるＮＩＭＨ助成研究で明らかにされた転帰の全体像である。この結果は、非投与群の方が集団として転帰が良好であることが明白になるまでに、どのくらいの期間を要するかについても洞察を与えてくれる。二年目末に違いが現れ始めたものの、非投与群の転帰が全体としてはるかに良好だと明白になったのは、四・五年目になってからだった。さらにハロウは、厳密な患者追跡調査を通じて、精神科医がこの事実に目をつぶり続けている理由を発見した。薬を止める患者は医療システムを離れるのだという。彼らは通院を止め、セラピストを受診するのを止め、自分が統合失調症と診断された過去を話さなくなり、社会の中に姿を消す。ハロウの研究の非投与群のうち一握りの患者は、「高度な仕事」に就いてさえいたし（一人は大学教授、もう一人は弁護士）、何人かは「中程度の仕事」をしていた。ハロウはこう説明する。「我々［臨床家］は、退院した後で再発して戻ってくる患者を診察する中で経験を積みます。再発しない人は診察しない。彼らは戻ってこず、極めて幸せなのです」。

　私はその後、非投与群の転帰がこれほど良好な理由をどう考えるか、ハロウ博士に質問した。彼は薬を止めたせいではなく、この集団には「より強い内面的な自意識」があり、いったん薬で症状が安定すると、この「比較的優れた人間性」のおかげで薬を止める自信が得られるのではないか、と答えた。「薬を止めた患者の転帰が良かったのではなく、むしろ「最初に」状態が良かった患者がその後に薬を止めたのです」。彼の所見は、それとは異なる解釈――すなわち薬が長期的転帰を悪化させた――を裏付けるものではないかとさらに詰め寄ると、彼は少しムッとした。「その可能性もありますが、私は支持しません。副作用の可能性は誰もが認識しています。……単にその質問を避けようとしているわけではありません。私はこの分野では数少ない、製薬会社から資金提供を受けていない研究者の一人ですから」。

最後にもう一つ質問した。少なくとも彼の知見を、アメリカ社会において統合失調症と診断された人に使用される治療パラダイムに組み込むべきではないのか？「その点に疑いありません」と彼は答えた。「統合失調症患者全てが生涯にわたり抗精神病薬を必要とするわけではない点で、我々のデータは決定的なものです」。

証拠の検討

文献を延々とたどってきた結果、驚くべき結末にたどり着いた。そこで最後に一つ、こんな疑問を投げかけたいと思う。一般通念に反するこの証拠は、全て辻褄が合うものなのか？　言い換えれば、転帰研究は理路整然とした一貫性ある筋書きを語っているのか？　社会が真実と「認識」するものに反する結論に達するのは、常に居心地の悪いものであるため、何か見落としがないか入念にチェックする必要がある。

第一に、リサ・ディクソンとエマニュエル・スティップが認めたように、抗精神病薬が統合失調症の長期的な転帰を改善するという十分な証拠はない。従って、本書の調査でこの種の研究を見落としてはいないと断言できる。第二に、薬が長期的な転帰を悪化させる可能性を示す証拠は、NIMHの一回目の追跡調査研究で示され、以後五〇年にわたり何度も繰り返し登場している。この研究の著者を挙げれば、コール、ボコーブン、ラパポート、カーペンター、モッシャー、ハーディング、WHO、ハロウと長いリストができる。第三に、抗精神病薬が脳に影響を及ぼす機序が理解され始めると、シュイナードとジョーンズは、薬のせいで患者が長期的に精神病を発症しやすくなる理由を生物学的に説明しようとした。また彼らは、薬に起因する脳内変化のせいで退薬が極めて危険となる理由を説明することができ、退薬試験のせいで精神科医が抗精神病薬は再発を防ぐと誤解するに至った理由を明らかにした。第四に、多くの様々なタイプの研究、調査の中で、薬を使わない患者の方が長期的回復率が高いという証拠が示されている。こうした証拠は、ラパポート、カーペンター、モッシャーが実施した無作為化研究やWHOの多文化間研究、ハーディングとハロウの自然主義的研究にも示されている。第五に、遅発性ジスキネジアの研究において、抗精神病薬が、高い割合の患者に長期的な脳の全体的機能不全を引き起こすという証拠が認められる。第六に、脳の構造を調べる新たな機器MRIが登場すると、抗精神病薬は脳に形態学的な変化を引き起こし、その変化が陰性・陽性症状の悪化や認知障害にも関連していることが確認された。最後に以上の研究を実施した研究者らは概ね、全く逆の結果が出るものと想定していた。彼らは、薬は長期的に統合失調症患者の順調な経過を促すという筋書きを思い描いていた――この方向にバイアスがかかっていたのだ。

本書では、一つのパズル――なぜここ五〇年間に精神障害者の数が急増したのか――を解こうとしている。私たちは今、そのパズルの最初のピースを手にしたのではないだろうか。ソラジン導入前の一〇年間には統合失調症初回エピソード患者の六五パーセント程度が一二カ月以内に退院し、退院した者も大多数は四・五年の追跡調査期間中に再入院することはなかった。この現象はボコーブンの研究でも確認された。一九四七年当時の最先端の心理社会的ケアを受けた精神病患者の七六パーセントが、五年後に地域社会で問題なく生活していた。だがハロウの研究で見たように、長期的に薬を続けた患者のうち最終的に回復したのは、わずか五パーセントだった。現代に入って回復率が大幅に低下しており、薬を使わない患者と接した記憶がまだある年配の精神科医たちに個人的に聞いても、昔と今では転帰に相違があると証言してくれる。

「薬物療法がない時代、私が診た統合失調症患者は現代より転帰がはるかに良好でした」とメリーランド州の精神科医アン・シルバーはあるインタビューで答えている。「彼らは仕事を選んでキャリアを追求し、結婚していました。［病院の］思春期病棟に入院していた中で一番重症とされていた患者は現在、三人の子どもを育てながら正看護師として働いています。［薬物療法が登場した］昨今は、多くの患者が様々な仕事に就いているものの自分の手でキャリアを選んだ人はおらず、誰一人結婚していない。それどころか、長期的な恋愛関係さえ持てていません」。

また、薬によるこうした症状慢性化が精神障害者数の増大をもたらした過程を、数字で追うこともできる。一九五五年の時点で、州や郡の精神病院には二六万七〇〇〇人の統合失調症患者がいた（アメリカ人六一七人に一人）。それが現在、統合失調症（または他の精神疾患）でSSIまたはSSDIを受給している人の数は推定二四〇万人にのぼる（アメリカ人一二五人に一人）[59]。ソラジンの登場以後、アメリカ社会における精神病による障害者の率は四倍に増加した。

キャシー、ジョージ、ケイト

第2章で、それぞれ統合失調感情障害、統合失調症と診断されたキャシー・レビン、ジョージ・バデロという二人の人物を紹介した。以降では、彼らのエピソードが文献上の転帰とどの程度一致するものか見ていきたい。

前述のようにキャシー・レビンは、私が会った中で定型抗精神病薬に最も良好な反応を示した患者の一人だ。彼女なら、ヤンセン社のリスパダール販売促進の広告塔になってもおかしくない。だがキャシーは今もSSDIを受給し、薬物療法がフルタイム勤務の妨げとなっていると思っている。アールハム大学在学中に、初めて精神病エピソードが現れた時のことを振り返ってみよう。すぐに神経遮断薬を使うのでなく、何らかの心理社会的ケアを行っていれば彼女の人生はどうなっていただろうか？　あるいは早い時点で、抗精神病薬を徐々に止めるよう促していれば？　その後一二年間、入退院を繰り返す羽目に陥っていただろうか？　SSDIを受給することになっていただろうか？　こうした質問に実際に答えることはできないが、薬物療法のせいで長期にわたり継続入院する可能性が高まり、最初の神経衰弱から完全に回復する可能性が減ったことは確かだ。キャシーが言うように、「振り返って思い出せるのは、私は最初はそれほどひどくなかったということです。ただ混乱していただけでした」。

他方、ジョージ・バデロのエピソードは、少なくとも統合失調症患者の一部にとって、薬を止めることが回復への鍵となり得ることを示している。州立病院の病棟脱出に向けた彼の旅が始まったのは、抗精神病薬を舌の裏に隠すようになった時だった。ジョージは今、健康で見るからに生きる意欲に溢れ、息子の良き父親であることや、娘マデラインと共に暮らせるようになったことを心から喜んでいる。彼は、ハーディングとハロウの長期研究で示された多くの回復を遂げた人々――抗精神病薬を止め元気に暮らしている元患者――の好例なのだ。

ここで第三のエピソードとして、ある若い女性を紹介したい。本人が名前を伏せることを望んだため、ここでは仮にケイトとしておく。一九歳で統合失調症と診断されたケイトは、抗精神病薬に良好な反応を見せた。ハロウの研究でいえば、服薬しながら回復した五パーセントのグループに属する。けれどケイトは、薬を飲まずに健康でいられる状態がどんなものか知っており、彼女に言わせると、後者は前者と全く異なるものだという。

ケイトとは直接会う前に電話で話し、これまでの大まかな経緯を聞いていたため、私は彼女が一〇年間抗精神病薬を服用していたことを知っていた。薬が体に深刻な影響を及ぼすことを考えると、オフィスに現れた彼女の容姿はいささか驚くべきものだった。率直に言って、私の頭に浮かんだのは「目を見張るほどの美人」という言葉だった。ジーンズにピンク色のシャツを身につけ、薄く化粧した黒髪のケイトは、自信に満ちた温かみのある態度で自己紹介をした。すぐに彼女は、三年前に撮った「昔の」写真を見せてくれた。「体重は優に九〇キロを越えていました。動作がのろく顔はたるんでいて、タバコもたくさん吸っていました。……どんな仕事にもとうてい就けない外見だったんです」。

ケイトの子ども時代の物語は、よく耳にするような話だった。八歳の時に両親が離婚、本人の記憶によると少女時代の彼女は、内気で極端に人見知りする女の子だったという。「家族と話をするだけで精一杯でした」。そんな彼女の不器用さは、大学まで続いた。マサチューセッツ大学ダートマス校に入学して一年目、ケイトは友達が上手くつくれず寂しさのあまり毎日泣いていた。二年生になってすぐ学校を中退し、ボストンに移って母親と暮しながら「人生の目的」を見つけようとした。ところがそれどころか、「現実感が崩れ始めたんです」と彼女は振り返る。「神と悪魔の戦いに頭を悩ませるようになり、何もかもが怖くなってきました。母の友達に『その食べ物、毒が入ってない？』と言ったり、全く奇妙な行動をとっていました。周りで交わされている会話の意味も分からなかった。突拍子もないことを口走るようになりました。しゃべり方もとてもゆっくりで、わざとらしい変な調子でした」。

自分の寝室に狼がいると言い始めると、母親はケイトを病院に入院させた。抗精神病薬でかなり安定したものの、彼女自身が薬によって生じる気分の変化を嫌がったため、退院後まもなく突然に薬を止め、これがきっかけで精神病症状が再燃した。二度目の入院期間中の一九九七年二月、ケイトは統合失調症と診断され、今回は彼女も、一生抗精神病薬を飲み続けねばならないという事実を受け入れた。最終的に二種類の薬の併用が効果を上げ、彼女は生活を立て直し始めた。二〇〇一年にマサチューセッツ大学ボストン校を卒業、一年後には通院治療プログラムで出会った男性と結婚した。「二人とも精神障害があり、ヘビースモーカーでした。どちらも毎日セラピストを受診していた。それが二人の共通点です」。

ケイトは精神障害者用のグループホームで働き始め、時には薬の副作用で眠くなることもあったが、SSDIなしで生活できるようになった。統合失調症患者としては、極めて順調な暮らしぶりだったが、それでもケイトは幸せではなかった。五〇キロ近く体重が増え、夫に「ブス」「デブ」などと何度もなじられた。医療関係者の彼女に対する態度にも、苛立ちを感じた。「医学モデルで回復するには、子どものような従順さが求められます。医者の言うことを聞きセラピストに従い、薬をきちんと飲む。頭を使う必要などないのです」。

二〇〇五年、ケイトは二〇歳年上の昔からの友人と親しく付き合うようになった。彼が所属するキリスト教原理主義団体の集まりに顔を出すようになると、信者たちが、きちんとした身なりや話し方をし、毅然と振る舞うようアドバイスしてくれた。「『あなたは神の代弁者なのだから、神に恥をかかせてはいけない』と言われました」。友人からも、自分を統合失調症患者と考えるのを止めるよう諭された。「彼のおかげで目からうろこが落ち、今までと全く違った考え方ができるようになりました。私はいつもセラピストや精神科医の言うことを鵜呑みにし、薬は必要だ、自分は病気だと信じ込んできました。彼は私に、精神障害者というアイデンティティを捨てるよう促したんです」。

まもなく、彼女のそれまでの生活が完全に崩壊した。ある日、夫が自分の友達と浮気していることを知ったケイトは家を飛び出し、しばらく車の中で寝起きしていた。辛い現実に直面し最初は薬に頼ったが、統合失調症ではない自分というイメージにも魅力を感じたケイトは、二〇〇六年二月に思いきった決断をした。タバコとコーヒーを止め、抗精神病薬とも手を切ることにしたのだ。「薬もない、ニコチンもない、コーヒーもない。体がショック状態に陥りました。三つ全部の禁断症状が出て、タバコや薬が欲しくて体が震えました」。

この決断のせいで、周囲のほぼ全ての人と対立することになった。「『障害者という』アイデンティティに戻りたくなかったので、家族と話すのを止めました。私はとても繊細なんです。そのため今までの知識を捨て、セラピストと距離を置かなくてはなりませんでした」。見る見るうちに体重が落ちたので、友人たちには病気だと思われた。彼女は正気を保つため宗教団体の人々の助言に忠実に従い、きちんとした言葉づかいで他人と話すようにした。だがこの行動のせいで、ケイトの母親は娘が再発したと信じ込んだ。母親の言葉を借りれば「奇妙なんてもんじゃないよ、あんた」というわけだった。ケイト自身さえ、また精神病が発症したのではと怯えた。「でも私には希望があり、信念がありました。だから自分にこう言い聞かせたんです。『私は今、深い谷に渡された一本の綱の上を歩いている。上手く向こうにたどりつけば、山頂に立てるんだわ』って。行く手に何があろうと、前に進むことに集中するしかありませんでした。もしこの綱から落ちれば、病院に逆戻りですから」。

彼女が破綻しそうに思えたこの危機的な時期に、ケイトは母親と夕食をとる約束をした。「娘は神経が参っていたんだと思います」と母親は語る。「椅子に堅苦しい姿勢で座り、混乱して心ここにあらずといった様子でした。体はこわばっていました。似たような症状を前にも見たことがありました。目を大きく見開き妄想に囚われているようでした」。食事を終えて店を出ると、母親は車でそのまま病院へ向かおうとしたが、最後の瞬間に思いなおした。ケイトは、病院に閉じ込めるほど「頭がおかしいわけではない」。「家に帰って泣きました」と母親は打ち明ける。「何が起きているのか、分かりませんでした」。

母親の記憶によると、ケイトがこの離脱プロセスを乗り越えるのに六カ月かかったという。けれど彼女は生まれ変わった姿で谷の向こう側に現れた。「今の娘は表情が生き生きしていて、心と体がつながっています」と母親は語る。「自分の体に違和感を覚えず、これまでにないほど自分自身と上手く折り合いをつけている。体も健康です。こんな風に回復できるなんて思いませんでした」。二〇〇七年には、彼女を回復に至る道へ導いてくれた旧友と結婚した。グループホームの主任としての仕事も立派にこなし、二〇〇八年には「際立った」業績を会社から表彰され賞金を授与された。

今でも時には苦しむことがある。彼女が働くホームには、性的倒錯がある男性も何人か入所しているのだ――「彼らに、火をつけてお前を燃やしてやるとか、口の中に放尿してやるといわれます」。だがケイトはもう、そうしたストレスへの感情的反応を薬で麻痺させることはない。「薬を止めて二年になります。自分の感情に対処するのにとても苦労することもあります。よく強烈な怒りを感じるんです。薬で心を麻痺させもうろうとしていれば、自分の感情に対処する方法など絶対身に付けられなかったのではないでしょうか。今の私は、これまで以上に強い怒りを感じるけれど、かつてないほど幸せでもあります。感情の幅が広がってきているのです。もちろん楽しい気持ちと向き合うのは簡単ですが、怒りで頭に血がのぼったとき、どう対処すればいいでしょう？　私は今、過度に身構えるのではなく物事を冷静に受け止められるよう努力しています」。

むろんケイトの物語は、ある意味で特殊なケースである。彼女が上手く薬を止められたからといって、誰もがそうできるわけではない。ケイトは、信じられないほど意志が強く、驚くほど勇敢な素晴らしい女性だ。実際、いったん抗精神病薬を使い始めると、止めるのは非常に難しく大きなリスクを伴い、多くの人が深刻な再発に苦しんでいることが、学術文献で明らかになっている。だが同時に文献では、中には退薬に成功する人もいて、長期的に最も経過が良好なのはこのグループであることも判明している。ケイトも、このグループの仲間入りを果たしたのだ。

「健康になろうと心に決めた二〇〇五年のあの日が、私の人生の分岐点でした」と彼女は語る。「今の私は、あの頃とは全くの別人です。昔の私は肥満でしじゅうタバコをふかし、無感情でした。当時の私を知る人に今出くわしても、向こうは私が誰だか分からないでしょう。母でさえ『前と同じ人間じゃないね』と言います」。

【訳注】

（1）　新しい変化の刺激に対するドーパミン放出のピーク。

【注】

(1) E. Stip, "Happy birthday neuroleptics!" *European Psychiatry* 17 (2002): 115-19.

(2) M. Boyle, "Is schizophrenia what it was?" *Journal of the History of Behavioral Science* 26 (1990): 323-33; M. Boyle, *Schizophrenia: A Scientific Delusion?* (New York: Routledge, 1990).

(3) P. Popenoe, "In the melting pot," *Journal of Heredity* 14 (1923): 223.

(4) J. Cole, editor, *Psychopharmacology* (Washington, DC: National Academy of Sciences, 1959), 142.

(5) Ibid, 386-87.

(6) N. Lehrman, "Follow-up of brief and prolonged psychiatric hospitalization," *Comprehensive Psychiatry* 2 (1961): 227-40.

(7) R. Warner, *Recovery from Schizophrenia* (Boston: Routledge & Kegan Paul, 1985), 74.

(8) L. Epstein, "An approach to the effect of ataraxic drugs on hospital release rates," *American Journal of Psychiatry* 119 (1962): 246-61.

(9) C. Silverman, *The Epidemiology of Depression* (Baltimore: Johns Hopkins Press, 1968), 139.

(10) J. Swazey, *Chlorpromazine in Psychiatry* (Cambridge, MA: MIT Press, 1974), 247.

(11) Cole, *Psychopharmacology*, 144, 285.

(12) Ibid, 285.

(13) Ibid, 347.

(14) R. Baldessarini, *Chemotherapy in Psychiatry* (Cambridge, MA: Harvard University Press, 1977), 29.

(15) A. Schatzberg, editor, *Textbook of Psychopharmacology* (Washington, DC: American Psychiatric Press, 1995), 624.

(16) P. Gilbert, "Neuroleptic withdrawal in schizophrenic patients," *Archives of General Psychiatry* 52 (1995):

173–88.
(17) J. Geddes, "Prevention of relapse," *New England Journal of Medicine* 346 (2002) : 56–58.
(18) L. Dixon, "Conventional antipsychotic medications for schizophrenia." *Schizophrenia Bulletin* 21 (1995) : 567–77.
(19) Stip, "Happy birthday, neuroleptics!"
(20) N. Schooler, "One year after discharge," *American Journal of Psychiatry* 123 (1967) : 986–95.
(21) R. Prien, "Discontinuation of chemotherapy for chronic schizophrenics," *Hospital and Community Psychiatry* 22 (1971) : 20–23.
(22) G. Gardos and J. Cole, "Maintenance antipsychotic therapy: is the cure worse than the disease?" *American Journal of Psychiatry* 133 (1977) : 32–36.
(23) G. Gardos and J. Cole, "Withdrawal syndromes associated with antipsychotic drugs, " *American Journal of Psychiatry* 135 (1978) : 1321–24. Gardos and Cole, "Maintenance." を参照。
(24) J. Bockoven, "Comparison of two five-year follow-up studies," *American Journal of Psychiatry* 132 (1975) : 796–801.
(25) W. Carpenter, "The treatment of acute schizophrenia without drugs," *American Journal of Psychiatry* 134 (1977) : 14–20.
(26) M. Rappaport, "Are there schizophrenics for whom drugs may be unnecessary or contraindicated?" *International Pharmacopsychiatry* 13 (1978) : 100–11.
(27) S. Mathews, "A non-neuroleptic treatment for schizophrenia," *Schizophrenia Bulletin* 5 (1979) : 322–32.
(28) J. Bola, "Treatment of acute psychosis without neuroleptics," *Journal of Nervous and Mental Disease* 191 (2003) : 219–29.

(29) Carpenter, "The treatment of acute schizophrenia."
(30) G. Paul, "Maintenance psychotropic drugs in the presence of active treatment programs," *Archives of General Psychiatry* 27 (1972): 106-14.
(31) T. Van Putten, "The board and care home: does it deserve a bad press?" *Hospital and Community Psychiatry* 30 (1979): 461-64.
(32) Gardos and Cole, "Maintenance antipsychotic therapy."
(33) P. Deniker, "Are the antipsychotic drugs to be withdrawn?" in C. Shagass, editor, *Biological Psychiatry* (New York: Elsevier, 1986), 1-9.
(34) G. Chouinard, "Neuroleptic-induced supersensitivity psychosis," *American Journal of Psychiatry* 135 (1978): 1409-10.
(35) G. Chouinard, "Neuroleptic-induced supersensitivity psychosis: Clinical and pharmacologic characteristics," *American Journal of Psychiatry* 137 (1980): 16-20.
(36) G. Chouinard, "Neuroleptic-induced supersensitivity psychosis, the 'Hump Course,' and tardive dyskinesia," *Journal of Clinical Psychopharmacology* 2 (1982): 143-44.
(37) G. Chouinard, "Severe cases of neuroleptic-induced supersensitivity psychosis," *Schizophrenia Research* 5 (1991): 21-33.
(38) P. Muller, "Dopaminergic supersensitivity after neuroleptics," *Psychopharmacology* 60 (1978): 1-11.
(39) L. Martensson, "Should neuroleptic drugs be banned?" *Proceedings of the World Federation of Mental Health Conference in Copenhagen*, 1984.（二〇〇八年一〇月二〇日、www.larsmartensson.com にアクセス）。
(40) P. Breggin, *Brain Disabling Treatments in Psychiatry* (New York: Springer Publishing Company, 1997), 60.
(41) S. Snyder, *Drugs and the Brain* (New York: Scientific American Library, 1986), 88.
(42) C. Harding, "The Vermont longitudinal study of person with severe mental illness," *American Journal of*

Psychiatry 144 (1987): 727–34; C. Harding, "The Vermont longitudinal study of persons with severe mental illness, II," *American Journal of Psychiatry* 144 (1987): 727–35.

(43) P. McGuire, "New hope for people with schizophrenia," *APA Monitor* 31. (February, 2000)。

(44) C. Harding, "Empirical correction of seven myths about schizophrenia with implications for treatment," *Acta Psychiatrica Scandinavica* 384, suppl. (1994): 14–16.

(45) A. Jablensky, "Schizophrenia: manifestations, incidence and course in different cultures," *Psychological Medicine* 20, monograph (1992): 1–95.

(46) 同書。個々の施設の薬物療法使用については、六〇頁の表を参照。先進国と途上国での薬物療法使用については、六四頁の表を参照。

(47) K. Hopper, "Revisiting the developed versus developing country distinction in course and outcome in schizophrenia," *Schizophrenia Bulletin* 26 (2000): 835–46.

(48) J. Wade, "Tardive dyskinesia and cognitive impairment," *Biological Psychiatry* 22 (1987): 393–95.

(49) M. Myslobodsky, "Central determinants of attention and mood disorder in tardive dyskinesia," *Brain and Cognition* 23 (1992): 56–70.

(50) H. Wisniewski, "Neurofibrillary pathology in brains of elderly schizophrenics treated with neuroleptics," *Alzheimer Disease and Associated Disorders* 8 (1994): 211–27.

(51) M. Chakos, "Increase in caudate nuclei volumes of first-episode schizophrenic patients taking antipsychotic drugs," *American Journal of Psychiatry* 151 (1994): 1430–36; A. Madsen, "Neuroleptics in progressive structural brain abnormalities in psychiatric illness," *Lancet* 352 (1998): 784–85; R. Gur, "A follow-up of magnetic resonance imaging study of schizophrenia," *Archives of General Psychiatry* 55 (1998): 145–52.

(52) R. Gur, "Subcortical MRI volumes in neuroleptic-naïve and treated patients with schizophrenia," *American Journal of Psychiatry* 155 (1998): 1711–17.

(53) P. Seeman, "Dopamine supersensitivity correlates with D_2 HIGH states, implying many paths to psychosis," *Proceedings of the National Academy of Science* 102 (2005) : 3513-18.

(54) B. Ho, "Progressive structural brain abnormalities and their relationship to clinical outcome," *Archives of General Psychiatry* 60 (2003) : 585-94.

(55) N. Andreasen, "Longitudinal changes in neurocognition during the first decade of schizophrenia illness," *International Congress on Schizophrenia Research* (2005) : 348.

(56) C. Dreifus, "Using imaging to look at changes in the brain," *New York Times*, September 16, 2008.

(57) T. McGlashan, "Rationale and parameters for medication-free research in psychosis," *Schizophrenia Bulletin* 32 (2006) : 300-302.

(58) M. Harrow, "Facotrs involved in outcome and recovery in schizophrenia patients not on antipsychotic medications," *Journal of Nervous and Mental Disease* 195 (2007) : 406-14.

(59) National Institute of Mental Health, "The Numbers Count." (二〇〇八年三月七日、www.nimh.nih.gov にアクセス)。

第7章

ベンゾジアゼピンの罠

The Benzo Trap

「私がベンゾジアゼピンを扱っていた当時、この薬の長所として、様々な弊害をもたらさない薬を手に入れたように見えた。けれど今思えば、腕時計にスパナを突っ込んで何も害がないと期待する方がどうかしている」

——アレック・ジェンナー（英国で初めてベンゾジアゼピンの臨床治験〈二〇〇三年〉[1]を実施した医師）

一九六〇年代初期のニューヨークの広告業界を描いたテレビドラマ『マッドメン』のファンなら、シーズン2の最終回で、主人公ドン・ドレイパーの妻ベティに向かって、彼女の友人がこう言う場面を覚えているだろう。「ミルタウン要る？　爪を嚙むのを止めるには、これしかないのよ」。これは時代の空気を正確に反映した、いかにも気のきいた台詞だ。激動の六〇年代半ばの主人公とその家族の物語を描いたシーズン3以降でも、ドラマの製作陣が引き続き世相に忠実だったなら、妻ベティと友人がバッグに手を伸ばし「母さんの小さなお助け役」と呼ばれた抗不安薬、バリウムについて気のきいたコメントをするシーンが見られたはずだ。ホフマン・ラ・ロシュ社は一九六三年にバリウムを発売すると、特に女性を対象に宣伝を行い、一九六八〜八一年までバリウムは欧米で最もよく売れた薬になった。だがアメリカ人が、気分を鎮めるこの薬を大量に服用すると、極めて奇妙なことが起こった。精神病院や精神科救急室、精神科外来クリニックを受診する患者が急増したのだ。

学術文献をみれば、両者の関連性を説明することができる。

ミルタウン登場以前の不安

人間の心理に不安は付き物で、進化によって私たちの心は心配や恐怖に適応したとはいえ、中には他の人より強く不安を感じる人もいる。こうした感情的苦痛は診断できる症状であるという考え方を初めて提起したのは、ニューヨークの神経科医ジョージ・ビアードだった。ビアードは一八六九年、心配や不安、疲労、不眠は「神経の疲弊」から生じると発表し、この身体疾患を「神経衰弱症」と名付けた。この診断が広く見受けられることが判明し、神経衰弱症は、南北戦争後のアメリカを席巻していた産業革命の副産物と考えられた。そして当然ながら、「疲弊した」神経を回復する様々な治療法が考案された。特許薬メーカーは、アヘンやコカイン、アルコールを配合した「神経強壮剤」を発売した。神経学者が電気の持つ回復力を喧伝したのを受け、神経衰弱症と診断された人々は電気ベルトや電気サスペンダー、携帯マッサージ機器を買い求めた。

裕福な人々は「安静療法」が受けられる温泉場に足を運び、鎮静効果のある入浴やマッサージ、多様な電気機器による癒しで神経を回復させた。

ジークムント・フロイトは、この患者集団を治療するため精神分析を行ったが、それによって精神医学は精神病院から診察室へと進出を果たした。一八五六年生まれのフロイトは、一八八六年にウィーンで神経科を開業したが、彼の患者の多くは神経衰弱に苦しむ女性だった（ビアードが発見した病気は、ヨーロッパでも一般的になっていた）。クライアントと長時間会話した末、フロイトは患者らの不安や心配は疲弊した神経のせいではなく、本質的に精神的なものだと確信した。彼は一八九五年に女性の「不安神経症」について執筆し、この症状は概ね、性的欲望や夢想の無意識的な抑圧が原因で生じると理論づけた。こうした精神的葛藤に苦しむ人は、ソファに横になり医師の助けを借りて自分の無意識を探求する精神分析を通じて、安らぎを見出せるという。

当時、精神科医は精神病院で頭のおかしい患者を治療する職業であり、神経が疲弊した人は神経科医か一般医を受診した。だがもし不安が、神経の消耗でなく脳の精神障害から生じるなら、精神科医がこうした患者の面倒をみるのも筋が通ったことである。フロイトが一九〇九年に訪米して以降、ニューヨークを中心として精神分析学コミュニティが形成され始めた。一九〇九年には個人診療を行っていた精神分析医は全米でわずか三パーセントだったが、三〇年後には三八パーセントが個人の診療所で患者を診ていた。[2] 加えてフロイト学派の理論により、ほぼ誰もが精神分析の対象となった。フロイトは一九〇九年の訪米中にこう語っている。「神経症患者は、健康な人が抱えるのと同じコンプレックスのせいで病気になる[3]」。

フロイト学派の理論によると、精神障害は現在、精神病と神経症の二種類に分けられている。アメリカ精神医学会は一九五二年に『精神疾患の診断・統計マニュアル』第一版（DSM-Ⅰ）を発表し、神経症患者を次のように記述した。

［神経症性］障害の主な特徴は「不安」であり、この不安は直接感知され表現されることもあれば、様々な防衛機制を通じ無意識に自動的にコントロールされる場合もある。……精神病患者と異なり、精神神経障害の患者は外的現実の大きな歪曲や曲解（妄想、幻覚、錯覚）を示さず、人格の崩壊もない。(4)

ミルタウンが発売された当時、不安はこのように理解されていた。不安な人も基本的には地に足をつけて生活しており、不安症状で入院が必要になることはほとんどなかった。一九五五年、州立精神病院に入院していた「精神神経症」患者はわずか五四一五人だった。(5) スタンフォード大学の精神科医レオ・ホリスターがベンゾジアゼピン導入後に認めたように、ベンゾジアゼピンは「概ね『マイナーな（軽い）障害』と見なされる症状を治療するために開発」された。(6) この薬はいわば「歩ける程度の怪我人」のための鎮痛剤だった。従ってベンゾジアゼピンの転帰文献を検討する際、この患者集団には良好な機能が期待されて当然である。つまるところ、それこそが、ミルタウンの発明者フランク・バーガーが約束した未来だったのだ。「トランキライザー」訳注(1)は、不安が精神に及ぼす破壊的影響を和らげることにより、既存の才能をより効果的、協調的に活用す

る道を開く」とバーガーは述べている。(7)

マイナートランキライザーの失墜

ハーバード大学医学部の研究者デビッド・グリーンブラットとリチャード・シェイダーが後に振り返ったように、ミルタウンが初めて登場した当時、この薬が「ほとんど魔法のように不安軽減に効果を示す」ことを記した多数の論文が医学雑誌に発表された。だが精神医学の世界によくあることだが、いったん後継薬（リブリウム、一九六〇）が発売されると、旧薬の有効性が突如として色あせ始めた。グリーンブラットとシェイダーは、一九七四年に実施したミルタウンの文献レビューを通じて、適切な対照群を置いた試験二六件のうち、ミルタウンが不安治療薬として「プラセボより効果的」だった研究は五件のみであることを確認した。ミルタウンに、バルビツール酸系以上の神経鎮静効果があることを示す証拠もなかった。ミルタウンの当初の人気は、「医師の薬剤選択パターンが、いかに科学的証拠以外の要因に左右されうるかを示すものだ」と二人は述べている。(8)

けれどミルタウンが一般市民の支持を失った理由として、有効性の欠如とは別の問題があった。この薬を試した多くの人が、服用中止後に不調を訴えたのだ。一九六四年には、ケンタッキー州レキシントンにある薬物乱用研究所のカール・エシグ医師が、ベンゾジアゼピンは「ヒトに身体的依存性を誘発する可能性がある」と報告した。(9)『サイエンス・ニュース』はすぐさま、この幸せの薬は「中毒」のおそれがあると報じ、一九六五年四月三〇日付の『タイム』が、ミルタウンをほぼ完全に葬り去った。「多くの医師がミルタウンへの幻滅を強くしている」と同誌は論じている。「この薬の鎮静作用など、砂糖玉と変わらないのではないかと疑う医師もいる。……何人かの医師の報告によると、ミルタウンは患者によっては真の中毒を引き起こすおそれがあり、『悪習をやめた』麻薬常用者と同じような禁断症状を伴うという(10)」。

一般社会では、ベンゾジアゼピンは一九六〇年代を通じ概ね汚名を免れていた。ホフマン・ラ・ロシュ社が一九六〇年にリブリウムを発売したとき、同社はこの薬は「純粋な不安軽減」効果をもたらし、ミルタウンやバルビツール酸系と異なり「安全、無害で中毒性がない」と主張した。この考え方が根付き、FDAもそれにほとんど反論しなかった。だが発売直後からFDAには、ベンゾジアゼピンを止めようとして奇妙で極めて不快な症状に襲われたという手紙が、届き始めていた。手紙の書き手たちは、深刻な不眠、かつて経験したことがないような強い不安、それに一連の身体症状（振戦、頭痛、「ひどく苛立った」神経）を訴えていた。ある男性はFDAにこう書き送った。「眠れず、いつもひどい気分でした。死にそうだと思う時もあれば、死ねばよかったと思うこともありました(11)」。FDAはこの件に関し聴聞会を開いたが、アンフェタミンやバルビツール酸系に課したような法的規制は敷かなかったため、一般市民は一九七五年まで、ベンゾジアゼピンは比較的中毒性が低く無害なのだと信じていた。ところが一九七五年、司法省がベンゾジアゼピンを、規制物質法スケジュールⅣ薬物訳注(2)に分類するよう要請した。この指定により、患者が新規処方なく入手できる再調剤回数が制限され、政府がベンゾジアゼピンには実際に中毒性があると結論づけたことが、大衆の目にも明らかになった。

「迫りくる危険！――お気に入りの薬が牙をむく」と『ヴォーグ』の見出しは警鐘を鳴らした。ベンゾジアゼピンは「ヘロインよりはるかに悪質な中毒」を招くおそれがある、と同誌は説いた。(12)女性誌を中心にバリウム批判が始まり、まもなく『ミズ』は禁断症状の恐怖を一人称で描いた体験記を掲載した。「禁断症状のせいで、不安、苛立ち、不眠が倍増しました」とある服用者は語る。別の服用者はこう告白した。「離脱が引き起こした心身の苦痛をとうてい言葉で表現できません」(13)。一九五〇年代には幸せの薬だった錠剤が、七〇年代には絶望の薬になり、『ニューヨーク・タイムズ』は一九七六年の記事で「［バリウムは］効果より弊害の方が多いとか、大部分の患者に対しあらゆる効果を否定しさえする論者もいる。安全と謳っているが実はそれには程遠く、恐ろしく危険な中毒性があり、常用者に死をもたらす直接的な原因になりかねないと警告を発する者もいる」と報じている。(14)二〇〇万人のアメリカ人がベンゾジアゼピンに依存していると言われ、その数は国内のヘロイン中毒者の四倍にのぼった。元大統領夫人ベティ・フォードも、服用者の一人であると判明した。ベティ・フォードは一九七八年、アルコール・薬物更生施設に入所している。彼女の担当医ジョゼフ・パーシュは、トランキライザーの乱用は「アメリカ最大の健康問題」だと述べた。(15)

その後数年のうちに、ベンゾジアゼピンの失墜は決定的なものになった。一九七九年、エドワード・ケネディ上院議員はベンゾジアゼピンの危険性に関し上院保健小委員会公聴会を開催し、ベンゾジアゼピンは「治療と回復が至って難しい依存性と中毒性という悪夢をもたらした」と発言した。[16] ホワイトハウス薬物政策局と国立薬物乱用研究所は、学術文献を検討した末、ベンゾジアゼピンの睡眠促進効果は二週間以上続かないとの結論を下した。まもなく、英国医薬品評価委員会もこの知見を支持し、ベンゾジアゼピンの抗不安作用は四カ月以上持続しないことを確認した。これを受けて同委員会は、「ベンゾジアゼピン療法を行う患者は入念な選定と監視が必要であり、短期的使用に限って処方すべき」と提言した。[17] *British Medical Journal* の論説にあるように、「ベンゾジアゼピンが薬物依存を引き起こすと判明した以上、この薬の使用を一層厳密に管理――ひいては禁止すべきではないか?」というわけだ。[18]

ベンゾジアゼピン基本講座

こうしたベンゾジアゼピン失墜の経緯など大昔の話で、アメリカで過去五〇年間に精神障害者数が急増した理由を探る本書の企てにはあまり関係ないように思えるかもしれない。だが実は、ベンゾジアゼピンは姿を消したわけではない。スケジュールⅣ薬物に分類されて以降、一九七五年の一億三〇〇〇万件から一九八〇年には七一〇〇万件へと処方件数は減ったが、一九八一年にアップジョン社がザナックスを発売すると、ベンゾジアゼピンの売上は安定した。[19] 精神科医は依然として、神経が不安定な患者にベンゾジアゼピンを処方し続け、二〇〇二年にはカリフォルニア大学サンディエゴ校の著名な精神薬理学者スティーブン・シュタールが、「誰も公言しないが、ベンゾジアゼピンは今も不安障害の主な治療法である」と題した論文で精神医学界の秘密を告白した。[20] この時以来、アメリカにおけるベンゾジアゼピンの処方件数は、二〇〇二年の六九〇〇万件から二〇〇七年の八三〇〇万件へと増え続けており、二〇〇七年の数字は、バリウム全盛期だった一九七三年当時の処方件数を大きく下回るものではない。[21]
従ってベンゾジアゼピンがここ五〇年間広く使用されてきたことを考えると、私たちとしても、この薬に対する研究者の意見に耳を傾け、ベンゾジアゼピン使用がアメリカの精神障害者数の増加に何らかの形で関与していないか検討する必要がある。

◆短期的作用

ベンゾジアゼピンは、服用したことがある人なら誰でも証言できるように、作用が迅速で、この薬を常習していない人であれば、感情的苦痛を全く感じなくなる。そのため、危機的状況を乗り越える上では疑いなく有用な薬である。作家のアンドレア・トーンは著書 *The Age of Anxiety* の中で、原因不明の飛行機恐怖症に罹った彼女がベンゾジアゼピンのおかげで飛行機に乗れるようになった経緯を描写している。だが臨床治験で明らかになったように、この即効性はあっという間に薄れ、四〜六週間後にはほぼ効果が消失する。

一九七八年、ニューヨーク州アルバニー医科大学のケネス・ソロモンが、ベンゾジアゼピン二重盲検試験七八件を評価し、プラセボと比べ実薬に有意な効果があると立証されたのは四四件にとどまることを確認した。どれほどよく見積もっても、総体的な結果は「治療効果を示唆する」にとどまるものだった、と彼は述べている。[22] 五年後、ニューヨークにあるマウントサイナイ医科大学のアーサー・シャピロは、有効性に関するこの見解をさらに詳細に検討し、不安がある患者二二四人を対象とした試験で、バリウムは最初の一週間プラセボへの優位性を示したが、その後この優位性は低下したと報告した。患者による症状自己評価に基づくと、二週目末の時点で実薬とプラセボに差は見られず、六週目末にはプラセボ群の方が経過がわずかに良好だった。「我々の意見として、良質な臨床治験でベンゾジアゼピンの有意な抗不安作用が一貫して示されることはありそうにない」とシャピロは述べている。[23]

ベンゾジアゼピンの短期的効果に関するこうした見解は、以来大きく変わっていない。ベンゾジアゼピンは一週目に明白な有効性を示すが、その後プラセボに対する優位性が低下する。だがイギリスの研究者らが一九九一年に指摘したように、この短期間の効果と引き換えにかなり大きな対価を払うことになる。「精神運動機能と認知機能がともに損なわれるおそれがあり、ベンゾジアゼピン類全てに共通する作用として健忘が生じる」という。[24] 二〇〇七年にはスペインの研究者らが、こうした副作用は薬がもたらす小さな「効果」を打ち消すものかどうかを検討し、薬の全体的「有効性」の評価尺度としてよく使われる臨床治験中断率を比較したところ、ベンゾジアゼピン投与群とプラセボ投与群で同じであることを発見した。「この体系的レビューでは、全般性不安障害の治療におけるベンゾジアゼピンの短期的効果を示す説得力ある証拠は見つからなかった」と研究者らは報告した。[25]

ベンゾジアゼピンの世界的権威の一人、ロンドンにある精神医学研究所の精神科医マルコム・レイダーは、あるインタビューの中でこの知見の重要性をこう説明した。「有効性は、実際の医療現場での現状を評価する指標である」[26]。

◆離脱症候群

ベンゾジアゼピン依存の最初の報告例が学術文献に登場したのは、スタンフォード大学のレオ・ホリスターが一九六一年に、リブリウムを中断した患者に奇妙な症状が生じたのを報告した時のことだが、研究者らがこの問題を熱心に調べ始めたのは、司法省がベンゾジアゼピンをスケジュールⅣ薬物に分類してからだった。一九七六年、医師のバリー・マレッキーとジェームズ・コッターが精力的に調査に乗り出し、彼らの患者がバリウムを中断した際に多くが「極端な不安」を訴えたと報告した[27]。二年後にペンシルバニア州立大学の医師らが、ベンゾジアゼピンを中止した患者はしばしば「基準値を上回る不安の増大……我々が『反跳性不安』と名付けた症状」を経験することを発表した[28]。イギリスでは、レイダーが同様の知見を報告した。「中断中に不安が大幅に高まり、数人の患者ではパニックの域に達した。患者は一般に、息苦しさ、口内乾燥、火照りと寒気、足の震えといった不安の身体症状を経験した[29]」。

ベンゾジアゼピンを中止した患者は、これまでにないほどの不安に襲われているように見えた。レイダーをはじめとするイギリスの医師ら（最も著名なのは、ニューカッスル・アポン・タイン大学の医師で離脱専門病院を経営するヘザー・アシュトン）は、その後一〇年にわたりこの問題の調査を続け、ベンゾジアゼピンを止めた患者に付きまとう様々な症状を長いリストにまとめた。反跳性不安に加え、患者は不眠、けいれん、振戦、頭痛、目のかすみ、耳鳴り、聴覚過敏、体に虫が

図6　バリウムの反跳性不安

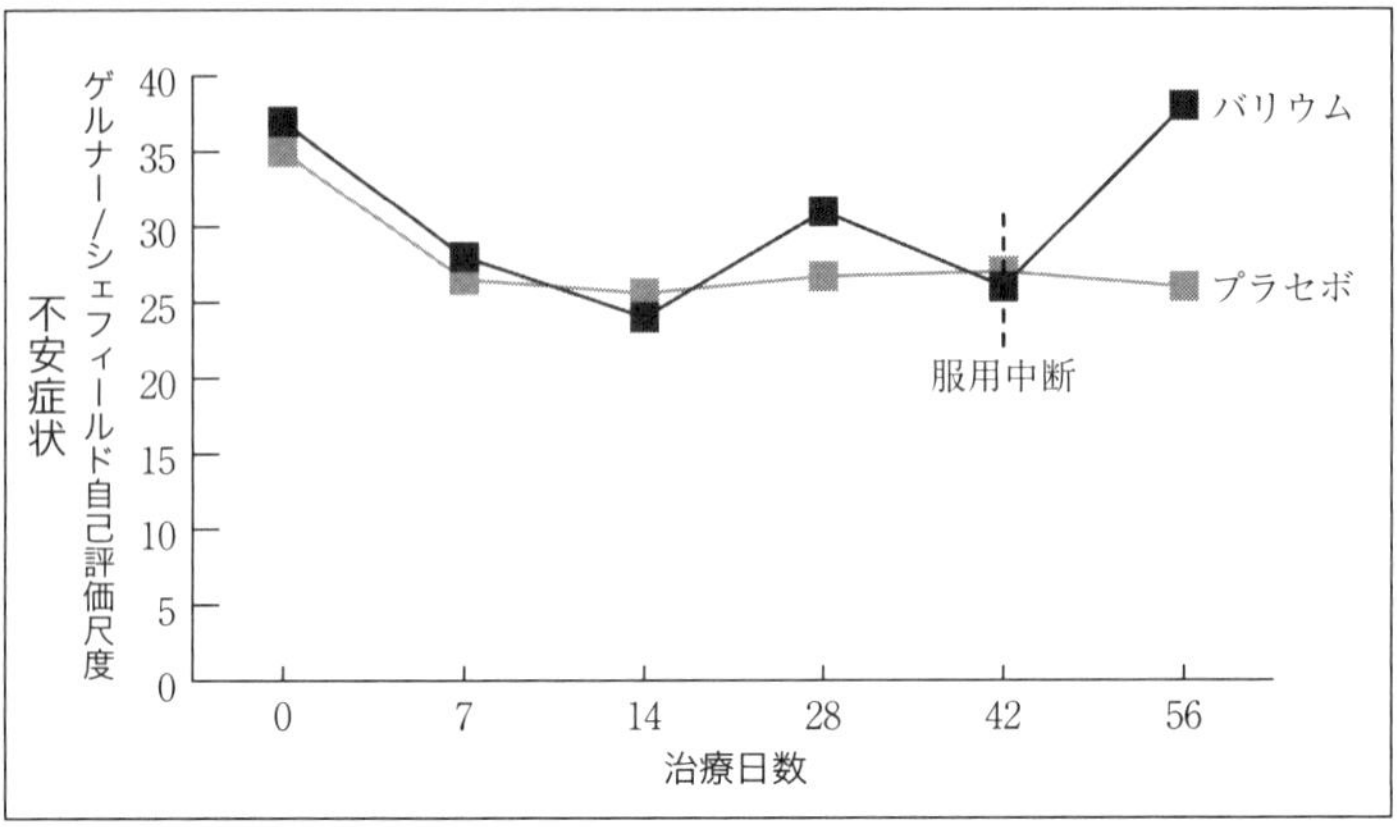

イギリスの研究者らが1985年に実施したこの研究では、バリウム投与患者は最初の6週間プラセボ群と比して良好な経過を示さなかった。その後、バリウム投与患者が薬を中断すると、不安症状はプラセボ群をはるかに上回る水準へと急激に高まった。
出典：Power, K. "Controlled study of withdrawal symptoms and rebound anxiety after six week course of diazepam for generalized anxiety." *British Medical Journal* 290 (1995): 1246-48.

這う感じ、悪夢、幻覚、極度の抑うつ、離人感、非現実感（外の世界が現実でないように感じる）などを経験する可能性がある。ある患者はヘザー・アシュトンに、離脱は「生き地獄です……自分の頭がおかしくなったと思いました」と語った。

「以上の知見から、ベンゾジアゼピン離脱は重度の疾患であることが極めて明らかに示される」とアシュトンは述べた。「患者はたいてい怯えており、しばしば苦悩し、心底憔悴しきっていた。……彼ら自身は何も悪くないのに、心身に計り知れない苦痛を感じていた[30]」。

ベンゾジアゼピンを中断した全ての人が、このような症状に苦しむわけではない。離脱症状が生じるリスクは、薬の服用期間や強度、減量速度に左右される。服用期間が一～二カ月など比較的短い患者の大半は、さほど苦労せず薬を止められるだろう。だが中には、服用期間がほんの二、三週間でも離脱症状を経験する人もいる。長期的に服用していた患者は、減量に一年以上かかることもある。さらに割合は少ないながら「長期的な離脱症候群」に陥る患者もおり、彼らは「ベンゾジアゼピンを中断した後、何カ月も」不安が高じた状態が続く、とアシュトンは述べている[31]。抑うつが悪化し、奇妙な認知症状――離人感、非現実感、虫が肌の上を這う感覚――が長期にわたり患者を悩ませることもある。何より憂慮すべきは、長期服用者のうち一握りの患者は決して完全に回復しないことである。「これは極めて気がかりな事態です」とレイダーは、あるインタビューで語っている。「どういうわけか［脳内に］変化が生じている。長期的な服用を止めた場合、全員が正常な状態に回復するとは言えません」。

◆ベンゾジアゼピン離脱の生物学

一九七七年、ベンゾジアゼピンは脳内のガンマアミノ酪酸（gamma-aminobutyric acid: GABA）という神経伝達物質に影響を及ぼすことが発見された。「興奮性」神経伝達を行うドーパミンやセロトニンと異なり、ＧＡＢＡはニューロンの活動を抑制する。ＧＡＢＡが分泌されると、ニューロンは活動速度を落とすか、一定期間活動を停止する。脳内のニューロンの大部分がＧＡＢＡ受容体を持つため、この神経伝達物質ＧＡＢＡが脳内の神経活動にブレーキをかける役割を果たす。ベンゾジアゼピンはこのＧＡＢＡ受容体と結合することで、ＧＡＢＡの抑制作用を増幅する。いわばベンゾジアゼピンによってGABAという脳内のブレーキが踏まれ、その結果として中枢神経系の活動が抑制されるのだ。

脳の側は、これに対応してGABAの分泌量を減らしGABA受容体の密度を減らす。イギリスの研究者らが一九八二年に説明したように、「GABAによる正常な神経伝達を回復」しようとするわけだ。[32] だがこの適応的変化によって、脳内のブレーキが生理学的に壊れた状態になる。ブレーキオイル(GABA分泌量)は少なく、ブレーキパッド(GABA受容体)は摩耗している。そのためベンゾジアゼピンを中止すると、脳はもはや神経活動を十分に抑制できなくなり、ニューロンが常軌を逸したペースで活動しはじめる。ヘザー・アシュトンは、この過活動によって「離脱作用の多くを説明」できる、と結論づけている。[33] 不安や不眠、皮膚の上を虫が這う感覚、妄想、非現実感、けいれん——こうした厄介な症状全てが、神経の過剰活動によって生じている可能性がある。

少しずつベンゾジアゼピンを減量すれば、GABA伝達系は徐々に正常に復帰するため離脱症状は軽いかもしれない。その一方、一部の長期服用者に「長期的な症状」が現れるという事実はおそらく、「[GABA]受容体が正常な状態に戻れないため」生じているのではないか、とアシュトンは述べる。[34] ベンゾジアゼピンの長期使用は、「中枢神経系に緩慢に回復する機能的変化をもたらすだけでなく、時としてニューロンに構造的損傷を引き起こすおそれがある」と彼女は説明する。[35] こうした場合、GABA伝達系というブレーキが本来の機能を取り戻すことは決してない。

◆長期的作用

アメリカとイギリスの研究者が、ベンゾジアゼピンに永続的な不安軽減効果はないことを確認すると、当然ともいえる疑問が持ち上がった。すなわち、この薬は継続的に服用した場合、治療対象とされた症状そのものを悪化させ、、、、るのではないか、という疑問である。ペンシルバニア大学医学部のカール・リッケルスは一九九一年、三年前にベンゾジアゼピンを止めようとした不安症の患者集団について報告を行い、薬を上手く中止できた者は止められなかった者と比べ、経過が「有意に」良好であることを確認した[36]。その数年後、リッケルスは再び新たな研究結果を提示した。長期使用者がベンゾジアゼピンを止めると、「注意力が高まり、不安が軽減してよりリラックスできるようになり、この変化に伴って精神運動機能も改善した[37]」というのだ。ベンゾジアゼピンを続けた人は、中断した人と比べより大きな感情的苦痛を感じていた。

他の研究者も同様の長期的結果を報告している。カナダの研究者らは、ベンゾジアゼピン使用が抑うつ症状を四倍増大させることを発見した[38]。イギリスではアシュトンが、薬を続けると病気が悪化する傾向があることを観察した。「多くの患者はベンゾジアゼピンを継続的に使用しているにもかかわらず、長期的に不安症状が次第に悪化しており、パニック発作と広場恐怖症が新たに現れる可能性がある[39]」。これらの研究や観察結果は、長期的経過に非常に問題があることを語るもので、二〇〇七年にはフランスの研究者らがベンゾジアゼピン長期使用患者四四二五人を調査し、七五パーセントに「顕著な疾患または極度の疾患が認められ……患者の大多数が、大うつ病エピソードと全般性不安障害を始めとする、しばしば深刻な重症度と顕著な能力障害を伴う有意な症状を示した」(40)。

感情的苦痛を引き起こすだけでなく、ベンゾジアゼピンの長期使用は認知障害ももたらす。当初、記憶障害は短期使用に関係すると考えられていた。これを受けて、テネシー大学のデビッド・ノット医師は一九七六年に「私は、バリウム、リブリウムおよびその他同クラスの薬剤は、脳にダメージを引き起こすと確信している。これまで、この種の薬の使用が原因と考えられる大脳皮質のダメージを目にしてきた。私は今、このダメージが恒久的なものではないかと思い始めている」(41)。その後二五年にわたり、ベンゾジアゼピン長期使用者の認知障害に関する報告が繰り返し学術文献に登場した。これらの研究は、集中力や記憶力、新しいことを学習する能力、問題解決能力の低下を伝えるものだった。だが患者本人は「自分の能力低下に気づいておらず」、これは患者の自己洞察力も低下している証拠である、とレイダーは指摘した(42)。二〇〇四年には、オーストラリアの研究グループが関連文献を検討したのち、「ベンゾジアゼピン長期使用者は対照群と比べ、認知機能の全領域において一貫して機能低下が大きく」、その障害の程度は「中等度から重度」であると結論を下した。この研究では「[ベンゾジアゼピンの]摂取量、用量が多く、使用期間が長いほど、障害のリスクも高まる」ことが示された(43)。

不安増大、抑うつ悪化、認知障害——これらの要因全てが、本人が社会で機能する能力を低下させる。WHOは一九八三年、ベンゾジアゼピン長期使用者における「身辺処理と社会的関わりの顕著な悪化」を指摘した(44)。別の研究者は、ベンゾジアゼピン長期使用者は最終的に対処スキルが低下する、と報告した。[45]バリウムの製造元であるホフマン・ラ・ロシュ社が資金を提供したある研究では、ミシガン大学の研究者らが、ベンゾジアゼピン服用は「生活の質の低下、仕事と私生活における生産性低下、社会的支援の低下、内的統制感の欠如の認識、自覚的な健康低下、高度のストレスを伴う」と断定した。[46]アシュトンは、長期的使用は「倦怠感、体調不良、神経症的傾向のスコア上昇」をもたらすことを確認した。[47]彼女によると、ベンゾジアゼピンは「失職、失業状態、病気による労働損失」の一因になるという。[48]

以上が、学術文献にみるベンゾジアゼピンの歴史である。その上、現在メイン州成人精神保健部の担当部長を務めるステバン・グレシット博士が証言するように、この筋書きは容易に検証することができる。グレシット博士は二〇〇二年、医師や他の医療関係者をメンバーとするメイン州ベンゾジアゼピン研究グループの結成に協力した。この研究グループは、「いかなる精神症状に対しても、ベンゾジアゼピンの長期使用を支持する証拠は存在しない」と結論づけた。ベンゾジアゼピンは、「医学的問題と精神保健上の問題を共に悪化させる」可能性がある、とグレシットらは述べている。私はグレシット博士にインタビューを行い、ここにいう「問題」の中に不安増大、認知障害、機能低下が含まれるかどうかを尋ねた。学術文献に対する彼の認識が、私の理解と同じかどうか確認したかったのだ。

「あなたの意見に反論も異議も唱えません」と彼は答えてくれた。[49]

ジェラルディン、ハル、ジル

学術文献から、ベンゾジアゼピンは――神経遮断薬と同じく――罠のような振る舞いをすることが明らかになっている。この薬は短期的に不安を和らげ、苦しむ患者が何より必要とする症状軽減をもたらしてくれる。だがベンゾジアゼピンは、神経伝達系を混乱させることによって効果を生み出すため、脳はこれに代償的に適応し、こうした変化の結果として患者は退薬時に症状を再発しやすくなる。これが問題となって、一部の患者はいつまでも薬を服用するおそれがあり、こうした患者は不安や抑うつ、認知障害が悪化する可能性が高い。

このベンゾジアゼピンの罠に陥った三人のエピソードを、以下に紹介したい。

ジェラルディン・バーンズは、今も生まれ育った実家に暮らしている。赤褐色の髪を持ちスリムな体型をしたジェラルディンは、年老いた母親が出入りする実家の台所で、これまでの人生を私に語ってくれた。

一九五五年生まれのジェラルディンは、六人きょうだいの幸せな家庭に育った。父親はアイルランド系、母親はレバノン系で、ボストンの一家が暮らす地区は「リトル・レバノン」として知られており、町の誰もが住人の名前を知っていた。叔父叔母、他の親戚も近くに住んでいた。一八歳の時、一ブロック先に住むジョー・バーンズという少年と付き合い始めた。「以来ずっと、彼と一緒です」と彼女は言う。しばらくは、まさに思い描いた通りの人生を歩んだ。リハビリテーション施設の人事部に職を得て仕事にやりがいを見出し、一九八四年にはいたって健康な息子（ガレット）を出産した。夫婦は、住民同士の結びつきが強い地区での暮らしを楽しんだ。活動的で社交的なジェラルディンは、親戚や友人を度々自宅に招いてもてなした。「自分の生活が気に入っていました。仕事は楽しく、愛する家族がいて、自分が住む地域も大好きでした。小学校の同窓会の幹事もしました。幼稚園の友達とも、まだ付き合いが続いていました。これ以上ないほど普通に暮らしていました」。

だが一九八八年三月に娘のリアナが生まれてから、体に不調を感じるようになった。「医師や看護師に、一〇〇キロぐらい太ったような感じがすると訴え続けました」。医師は感染症ではないことを確認すると、原因は不安にあると判断してアチバンを処方した。ジェラルディンは、このベンゾジアゼピン系の薬の処方箋を持って帰宅した。薬はしばらく効いたものの、何カ月か経ってもまだ何かおかしいと感じたため、精神科を受診した。「医師はすぐさま私に、体内の化学物質にアンバランスが生じていると言いました」と彼女は振り返る。「医師は、アチバンの服用を続けるよう指示し、この薬は無害で中毒性もないと請け合いました。一生この薬を飲み続けなければいけないと言われました。後から医師に質問すると、こんな風に説明されました。『もし糖尿病なら、一生インシュリンを飲まないといけないでしょう？　それと同じです』」。

すぐに主治医はアチバンに加えて抗うつ薬を処方した。娘を必死で育てようとした一年の間に、ジェラルディンの感情は麻痺し頭は靄がかかったようになった。「私はいつもぼうっとしていました。電話をかけてきた母に私が何か話すと、『昨晩もその話を聞いたわよ』と言われました。そう言われて初めて私も、『そうだっけ？』と答えるのです」。数カ月経つとさらに悪いことに、不安が一層激しくなり家に閉じこもるようになった。職場に復帰するなど問題外だった。あるとき、一、二日アチバンを飲まずに過ごすと、「大規模なパニック発作」に襲われた。彼女は政府に「不安障害」と認定され、ＳＳＤＩの受給資格を得た。「あれほど社交的だった私が、外出できないんです」。彼女は、信じがたいという風に頭を左右に振りながらいう。「夫が連れ出してくれるとき以外は、外に出ません」。

その後八年の間に、ジェラルディンはあらゆる組み合わせの抗不安薬と抗うつ薬を試したが、どれも効き目がなかった。不安とパニックが続き、発疹、性的機能不全、体重増加、パニック発作に伴う頻脈、月経過多（その結果、子宮摘出を余儀なくされた）といった様々な副作用に苦しめられた。「私が知っている女性で、アチバンを長期服用した人はみな、一人残らず子宮を摘出する羽目になりました」と彼女は苦々しい思いをあらわにする。一九九六年一〇月、とうとう彼女は別の精神科医のもとを訪れた。彼女の病歴をみた医師は、推定される原因を指摘した。「その先生に言われたんです。『あなたが飲んでいる薬は、一番中毒性が強い薬剤の一つです』って。私は涙ぐみながら『よかった』と思いました。全部薬のせいだった、私は薬が原因で病気になっていたのです」。

アチバンや他の抗精神病薬から離脱するまで、ジェラルディンは悪夢のような二年間を過ごした。体からひどい臭いがして筋肉がけいれんし、体重も減少した。何週間も一睡もできなかったこともあった。「地獄の入口が開き、そこに飲み込まれたようでした」。薬はきっぱり止めたが、体調が戻るまでさらに数年かかり、今も大きな不安を感じている。アチバンを処方された一九八八年三月のあの運命の日まで彼女のトレードマークだった、気さくさや社交性は、二度と戻ってこない。「昔の自分に戻れたかって？　とんでもない」と彼女は呟く。「かつての自分を思うと悲しくなります。周りもみな悲しんでいます。私にはまだ、怖いことがたくさんあります」。

南フロリダに住むハル・フラッグマンに会う予定だった日の三日前、ハルから電話が入った。不安症状がまた悪化して、私に会うため外出すると考えただけで強い苦痛を感じるという。「調子がよくないんです」と彼は打ち明けた。「過呼吸で、胃腸も悪くしています。クロノピンの用量を増やさないといけないでしょう。……これが私の現状です」。

ハルには、既に数カ月前に電話で一度インタビューしていたが、不安症状が初めて現れたのは一三歳の時だという。背が低く太りすぎのハルは、中学校でクラスメートと上手くいかなかった。「当時私にはパニック発作があり、そばに人がいると少し不安を感じました」とハルは振り返る。その後五年間カウンセリングに通ったが、薬の処方は受けなかった。「私は症状と共に暮らし、この問題と折り合いをつけていました」。けれどある晩、ロックコンサートの会場で強烈な発作に見舞われ、家族に迎えに来てもらわねばならなくなった。翌日、医師にクロノピンを処方された。「先生にこうたずねたのを覚えています。『この薬の中毒になり、止めるのに苦労するんじゃないですか？』。副作用も心配でした。でもその先生は、副作用は二、三週間でなくなるし、耐えがたいパニック発作を抱えて暮らすよりましじゃないか、と言ったんです。私も『もちろん、その通りです』と答えました。初めて薬を飲んだとき、これで不安の問題を解決できると感じました。私にはすごく効果があったんです。素晴らしい気分でした」。

その後のハルは、中毒への道をたどった。薬を始めてまもなく、彼はミュージシャンになるためサンフランシスコに引っ越した。しばらくは順調にキャリアを積み、偉大なギタリストのカルロス・サンタナと親しく付き合うまでになった。だが結局、音楽で身を立てることはできなかった。現在彼は、薬のせいで野心が衰え指が動きにくくなったことから、クロノピンが挫折の一因になったのではないかと考えている。やがてハルは深刻な抑うつに陥り――本人曰く「ゾンビになったようでした」――二九歳の時、フロリダ州の実家に戻った。この時点で双極性障害と診断され、精神障害の重篤度からSSI受給資格を満たすと認定された。数年後には母親が他界、二〇〇一年にハルは、うつ症状が耐え難いという理由でクロノピンの用量を増やし始めた。医師は、薬物乱用に陥っているとしてハルを解毒施設に入所させた。ハルは一〇日間で、一六年間飲み続けてきたベンゾジアゼピンから離脱した。

「その後起こったのは、間違いなく人生最悪の事態でした。症状を並べ立てることはできますが、私が味わった精神状態はそんなもので表現しきれません。毎月、状態は悪化する一方でした。眠れず、色々な症状――一番参ったのは、自分が死んでいるような感覚でした――が現れました。脳みそが頭から飛び出したような感じがして、生きているとさえ思えなかった。自分が自分でなく、皮膚の感覚が奇妙で体もおかしな感じでした。シャワーを浴びるのも嫌でした。ぬるま湯でも違和感を覚え、暖かいお湯を浴びると皮膚が焼けるようでした。食べた物をきちんと消化できず、何週間もトイレに行けませんでした。排尿も上手くいかなかった……絶えずパニック発作の状態だった。医者には、全部精神的な問題なので処方箋は出さない、離脱症状は長くて三〇日続くと言われました。神経がおかしくなって、気が狂いそうでした」

こんな状態が一〇カ月続いた。そんな折、ベンゾジアゼピン離脱支援団体を立ち上げていたジェラルディン・バーンズとネット上で知り合い、しばしば何時間も彼女の励ましを受けた。彼は一晩に一〇〜二〇回も妹のスーザンに電話をかけ、自殺したいと訴えた。何とかしてクロノピンを新たに処方してもらおうとしたが、彼が受診した医師はみな、苦痛の原因がベンゾジアゼピン離脱にあるとは考えなかった。むしろ過去の薬物乱用が問題だと判断し、薬物療法の再開を拒んだ。「薬で脳内の化学組成そのものに変化が生じること、私の脳がもはやまともに機能していないことを、彼らは分かっていません」と彼は語る。結局、姉が処方箋を出す医師を見つけてくれた。すると「数時間で悪夢が終わりました。ずっと苦しめられてきた副作用や離脱症状が、ひとつ残らず完全に、まるで魔法のように消えたのです。嬉しくて思わず飛び跳ねました」。

以来彼は一度も、クロノピンを止めようとしたことはない。本人によると、自分の脳は薬に適応していて元に戻すのは不可能だという。「クロノピンは私の人生をめちゃくちゃにしました。あの薬は意欲を奪います。朝はふらつきがひどくて、ベッドから出られません。普通というのがどんなものか、思い出すことさえできません。これが私の世界です。いつも鎮静状態にあるので、他の人みたいに何かに興奮することもない。クロノピンの長期処方など、絶対にすべきではなかったのです」。

スーザンもおおむね同じ意見だ。「妹と二人でよく、弟のハルがどんなにハンサムか、普通にしていれば何か問題があるとはとても思えない、といったことを長々と話します」と彼女は語る。「弟は茶目っけがあって魅力的で、話し上手です。素敵な女性と結婚して子どもを持てたかもしれないんです。それが今はどう？　友達も一人もいません。買い物以外はほとんど一日中家にいます。弟は身動きがとれなくなっていて、クロノピンを止められません。彼が気の毒だし、健康な息子の姿を二度と目にせず死ぬことになる父も気の毒です。弟が送り得た人生を思うと、やりきれません」。

写真は時に、どんな言葉よりも雄弁である。オハイオ州に住む三〇代半ばの女性、ジルが送ってくれた写真は、彼女の人生を分かりやすく語るものだった。「薬を飲む前」の写真では、ジルは洒落た黒のドレスに身を包みモデルのようにポーズをとって、微笑みながら自信たっぷりにカメラを見つめている。上品に腰に添えられた手、優雅さを演出する真珠のネックレス。少しドレスアップした彼女のメイクや整えられた黒髪から、自分を魅力的に見せようとする姿が伝わってくる。次に「薬を飲んだ後」の写真に目を移す。充血して落ちくぼんだ目、強張った表情のやつれた顔、髪も薄くなり、逮捕直後に警察で写真を撮られた頭のおかしい薬物中毒患者のような容貌だ。

彼女と初めて電話で話したのは二〇〇八年七月、一三年間飲み続けてきたベンゾジアゼピンを止めて三カ月後のことだった。彼女はこんな言葉でこれまでの経緯を話し始めた。「頭がつぶれそう。馬に頭蓋骨を蹴られてるみたいな感じ」。

ジル（名字は公表しないよう頼まれた）はオハイオ州コロンバス近郊の高級住宅街で育ち、私立校に通って様々な方面で優秀な成績を収めた。歌が上手く、美術では校内で表彰され、成績もトップクラスだった。小柄で器量よしの彼女は、ミス・オハイオ・コンテストへの出場を打診された。「私は、明るく創造性に富んだ楽しい少女でした」と本人も語る。だが不安と抑うつに悩まされることがあり、オハイオ州立大学二年生の時、精神科医に抗うつ薬を処方された。残念ながら、薬のせいでかえって不安が強まったように思えたため、やがて医師はクロノピンを追加した。「年寄りが夜寝つけるように使う、弱い薬だと言われました。中毒性はなく、止めようとしてもせいぜい二、三日よく眠れなくなる程度だと教えられました。ただ医師の話では、糖尿病患者がインシュリンを手離せないのと同じで、私もこの薬を一生飲むことになるだろうということでした」。

その後一〇年間、ジルは問題なく過ごした。一九九六年にオハイオ州立大学を最優等で卒業し、カウンセリング修士号を取得、紆余曲折を経て二〇〇二年に公立小学校教師として四年生を教え始めた。だがその間も何度も不安症状が現れ、症状が出るたびに医師はクロノピンの用量を増やした。そして用量を増やすほど、ジルの機能は低下していった。「私、一体どうしたんだろう？　なんでこんなに引きこもりがちになって、何もかもに興味をなくしたんだろう？　と不思議でした。どんどん悪くなっていきました」。そして二〇〇四年後半には、不安、パニック、抑うつがこれまでないほどに悪化し、新たな症状——強迫観念と自殺念慮——も現れた。これは「双極性」障害だと告げられ、抗精神病薬エビリファイを処方された。「それを境におかしくなりました。不安が急激に高まり、まるで覚醒剤を打たれたようでした。ある日、授業中に大声で泣き出してしまいました。もう限界だったんです。精神科病棟に入院しました」。

それからは、次から次に色々な薬を試した。続く二年間にジルは、ラミクタール、レクサプロ、セロクエル、ニューロンチン、リチウム、ウェルブトリン、思い出せないが他に様々な薬を服用したが、治療カクテルの中には常にクロノピンが入っていた。この治療で両眼が腫れあがり、皮膚に発疹ができ、眉毛と頭髪が抜けた。「哀れな私の脳は、混ぜ鉢がわりにされていたんです」。彼女が医師に、この治療カクテルのせいで症状が悪化しているのではないかとたずねると、「答えはいつも同じでした。『色々な薬を試して効果が出ない以上、問題はあなたにあるのです』」。それどころか医師らは、薬が効かないため電気ショック療法を行い、これが原因で記憶障害が生じた。

さらなる絶望に打ちひしがれた彼女は二〇〇六年の終わりに、「私が病気なのは薬のせいだ」という結論に達した。彼女は一種類ずつ薬を止めていった。抗うつ薬と抗精神病薬は止められたが、クロノピンの減量に挑戦するたびに、幻覚や極度の不安、めまい、辛い筋けいれん、認知の歪み、非現実感などをはじめとする無数の症状に苦しめられた。とうとう彼女は二〇〇八年の春、新たな戦略を講じた。同じベンゾゼアジピンの中でも、強度の弱い薬へと徐々に切り替える形で離脱しようとしたのだ。クロノピンからバリウムに変え、バリウムをリブリウムに変えた。そして二〇〇八年四月、リブリウムも止めた。ジルはこの時、完全に薬を止めていたが、三カ月後に私と電話で話した時もまだ離脱症状が残っていた。「私の身に起こっているのは……トラウマです」。彼女はワッと泣き出しながら語った。「絶えずめまいがします。床が一方に傾いていて、自分は反対方向に回転しているような感じ。ひどい気分です。幻覚もあります。室内でもサングラスが必要で、痛みのあまり大声で叫んだりもします」。

私はインタビューの最後に、ベンゾジアゼピンを飲み始める前の生活がどんなだったか思い出してくれないかと頼んだ。すると彼女は、再び泣き始めた。

「あの頃の不安なんて、軽い喘息のようなものでした。今はたとえるなら末期の肺疾患です。二度とよくならないのでは、と怖くなります。怖くて仕方がありません」

以上のインタビューは、三人の人生を切り取ったスナップショットである。数カ月後、私は彼ら一人ひとりともう一度話をして、何か変化がないか確認した。ジェラルディンは、概ね前と同じだった一方、ハルは以前と比べひどく取り乱していた。もはやクロノピンは効き目がないらしく、彼は不安の返り討ちにあい体調も悪化していた。「これが自分の人生だって、受け入れるようになりました」。そう語る彼の声は、底知れぬ絶望と思えるものに満ちていた。だがジルに関しては、明るい後日談を紹介できる。電話インタビューから程なくして、彼女の離脱症状は薄れ始め、二〇〇九年初めには、幻覚やめまい、発作、脱毛、目のぼやけなどが全てなくなったとの報告を受けた。筋けいれん、耳鳴、光や音への過剰反応もかなりましになった。頭を「セメント漬けにされた」ような感覚も和らいだ。

「最近は二、三日調子がいいこともあり、悪い日もそれほどひどくありません」とジルは語る。「トンネルの向こうに光が見えた気がします。間違いなくこれからよくなっていくはずです。ボストンに引っ越す計画を立てているんです。また一から出直すことになるけれど、大丈夫です。今の私には、誰よりも人生の大切さが分かります。また真っすぐ歩けるようになって嬉しい、目がちゃんと見えて、心臓が正常に鼓動を打っていることでさえ嬉しいんです。髪も生えてきました。私は段々よくなっています。あとはただ、セメントが完全に頭の中からなくなるのを待つだけです」。

障害者の数

過去五〇年間に抗不安薬がもたらした被害を、少なくともある程度は把握することができる。本章の冒頭で指摘したように、ミルタウン旋風が吹き荒れた途端、精神病院や外来クリニック、精神病患者用居住施設を利用する人の数が急激に増え始めたのだ。アメリカ保健社会福祉省が「患者ケア回数」と名付けたこの数字は、一九五五年の一六六万件から、バリウムブームがピーク近くに達した一九七五年には六八六万件へと急増した[50]。国民一人当たりでみると、患者ケア回数は一〇万人当たり一〇二八件から三一八二件へと、二〇年で三倍に増えている。この増加には多くの要因が関与していると考えられるが（一つの可能性として思い浮かぶのは、ベトナム戦争退役軍人の精神的葛藤、それに二つ目の要因として違法薬物の使用)、バリウムマニアは明らかに最大の要因である。ベティ・フォードの主治医は一九七〇年代末に、ベンゾジアゼピンは「アメリカ最大の健康問題」だと結論づけた。そう考えるのは彼自身、ベンゾジアゼピンのせいで依存症治療センターや緊急治療室、精神科病棟に送られた人を大勢知っているからだという。

ジェラルディン、ハル、ジルの三人のエピソードが証明するように、ベンゾジアゼピンは今も、多くの人が障害へと至る経路になっている。彼ら三人は、過去二〇年間にSSI、SSDIの受給者数を増大させた、急激に増加した「感情障害」患者の一部である。社会保障局は、不安を主診断名とする精神障害者数を明らかにしていないが、アメリカ会計検査院の二〇〇六年の報告書に、この数字を推定できるデータが掲載されている。それによると、SSIおよびSSDI受給者名簿に掲載された若年成人(一八〜二六歳)のうち八パーセントが不安障害を抱えており、この割合を全年齢層に適用すると、二〇〇六年には米国内で三〇万人以上の成人が不安障害を原因として政府の補助を受けていることになる。(51) これは、一九五五年の精神神経障害入院患者数のおよそ六倍にのぼる。

米英の政府審査委員会がベンゾジアゼピンは長期処方すべきでないと判断したのは、三〇年前のことであり、以後一〇件以上の研究でこの勧告の正しさが裏付けられたにもかかわらず、継続使用を目的としたベンゾジアゼピンの処方が続けられている。それどころか、ニューイングランド地方の不安障害患者を対象とした二〇〇五年の調査では、半数以上が定期的にベンゾジアゼピンを服用していることが判明し、今では双極性障害患者の多くが治療カクテルの一環としてベンゾジアゼピンを服用している。[52] 科学的証拠は、多くの医師の処方習慣に全く影響を与えていないようにみえる。「過去の教訓が全く学ばれていないか、あるいは見過ごされている」とマルコム・レイダーは述べている。[53]

【訳注】

（1）一般に「精神安定剤」と呼ばれている治療薬の総称。マイナートランキライザーと共に抗不安薬のことを指す。

（2）アメリカの規制物質法に基づく薬物規制の分類で、スケジュールⅠからⅣまである。スケジュールⅣには乱用の危険性が低い薬物が含まれる。

【注】

（1）S. Garfield, "Valium's 40th Birthday," *Observer*, February 2, 2003.
（2）E. Shorter, *A History of Psychiatry*（New York: John Wiley & Sons, 1997）, 161, 181.
（3）A. Tone, *The Age of Anxiety*（New York: Basic Books, 2009）, 15.
（4）American Psychiatry Association, *Diagnostic and Statistical Manual of Mental Disorders*（1952）, 31.
（5）C. Silverman, *The Epidemiology of Depression*（Baltimore: Johns Hopkins Press, 1968）, 139.
（6）L. Hollister, "Drugs for emotional disorders," *Journal of the American Medical Association* 234（1975）: 942-47.
（7）F. Ayd Jr., *Discoveries in Biological Psychiatry*（Philadelphia: Lippincott, 1970）, 127.
（8）D. Greenblatt, "Meprobamate: a study of irrational drug use," *American Journal of Psychiatry* 127（1971）:

33-39.
(9) C. Essig, "Addiction to nonbarbiturate sedative and tranquillizing drugs," *Clinical Pharmacology & Therapeutics* 5 (1964): 334-43.
(10) "Letdown for Miltown," *Time*, April 30, 1965.
(11) Tone, *The Age of Anxiety*, 171.
(12) M. Smith, *Small Comfort* (New York: Praeger, 1985), 78.
(13) Tone, *The Age of Anxiety*, 172.
(14) G. Cant, "Valiumania," *New York Times*, February 1, 1976.
(15) R. Hughes, *The Tranquilizing of America* (New York: Harcourt Brace Jovanovich, 1979), 8.
(16) Tone, *The Age of Anxiety*, 176.
(17) Committee on the Review of Medicines, "Systematic review of the benzodiazepines," *British Medical Journal* 280 (1980): 910-12.
(18) 論説 "Benzodiazepines on trial," *British Medical Journal* 288 (1984): 1101-12.
(19) Smith, *Small Comfort*, 32.
(20) S. Stahl, "Don't ask, don't tell, but benzodiazepines are still the leading treatments for anxiety disorders," *Journal of Clinical Psychiatry* 63 (2002): 756-67.
(21) IMS Health, "Top therapeutic classes by U.S. dispensed prescriptions," 2006 and 2007 report.
(22) K. Solomon, "Pitfalls and prospects in clinical research on antianxiety drugs," *Journal of Clinical Psychiatry* 39 (1978): 823-31.
(23) A. Shapiro, "Diazepam: how much better than placebo?" *Journal of Psychiatric Research* 17 (1983): 51-73.

(24) C. Gudex, "Adverse effects of benzodiazepines," *Social Science & Medicine* 33 (1991): 587-96.
(25) J. Martin, "Benzodiazepines in generalized anxiety disorders," *Journal of Psychopharmocology* 21 (2007): 774-82.
(26) Malcolm Lader インタビュー（二〇〇九年一月一一日）。
(27) B. Maletzky, "Addiction to diazepam," *International Journal of Addictions* 11 (1976): 95-115.
(28) A. Kales, "Rebound insomnia," *Science* 201 (1978): 1039-40.
(29) H. Petursson, "Withdrawal from long-term benzodiazepine treatment," *British Medical Journal* 283 (1981): 643-35.
(30) H. Ashton, "Benzodiazepine withdrawal," *British Medical Journal* 288 (1984): 1135-40.
(31) H. Ashton, "Protracted withdrawal syndromes from benzodiazepines," *Journal of Substance Abuse Treatment* 9 (1991): 19-28.
(32) P. Cowen, "Abstinence symptoms after withdrawal of tranquillising drugs," *Lancet* 2, 8294 (1982): 360-62.
(33) H. Ashton, "Benzodiazepine withdrawal," *British Medical Journal* 288 (1984): 1135-40.
(34) H. Ashton, *Benzodiazepines: How They Work and How to Withdraw* (Newcastle upon Tyne: University of Newcastle, 2000), 42.
(35) H. Ashton, "Protracted withdrawal syndromes from benzodiazepines," *Journal of Substance Abuse Treatment* 9 (1991): 19-28.
(36) K. Rickels, "Long-term benzodiazepine users 3 years after participation in a discontinuation program," *American Journal of Psychiatry* 148 (1991): 757-61.
(37) K. Rickels, "Psychomotor performance of long-term benzodiazepine users before, during, and after ben-

zodiazepine discontinuation," *Journal of Clinical Psychopharmacology* 19 (1999): 107–13.
(38) S. Patten, "Self-reported depressive symptoms following treatment with corticosteroids and sedative-hypnotics," *International Journal of Psychiatry in Medicine* 26 (1995): 15–24.
(39) Ashton, *Benzodiazepines*, 8.
(40) A. Pelissolo, "Anxiety and depressive disorders in 4,425 long term benzodiazepine users in general practice," *Encephale* 33 (2007): 32–38.
(41) Hughes, *The Tranquilizing of America*, 17.
(42) S. Golombok, "Cognitive impairment in long-term benzodiazepine users," *Psychological Medicine* 18 (1988): 365–74.
(43) M. Barker, "Cognitive effects of long-term benzodiazepine use," *CNS Drugs* 18 (2004): 37–48.
(44) WHO Review Group, "Use and abuse of benzodiazepines," *Bulletin of the World Health Organization* 61 (1983): 551–62.
(45) Maletzky, " Addiction to diazepam."
(46) R. Caplan, "Social effects of diazepam use," *Social Science & Medicine* 21 (1985): 887–98.
(47) H. Ashton, "Tranzuillisers," *British Journal of Addiction* 84 (1989): 541–46.
(48) Ashton, *Benzodiazepines*, 12.
(49) Stevan Gressitt へのインタビュー（二〇〇九年一月九日）。
(50) U.S. Department of Health & Human Services, SAMHSA, *Mental Health, United States* (2002).
(51) Government Accountability Office, *Young Adults with Serious Mental Illness*. June, 2008.
(52) R. Vasile, "Results of a naturalistic longitudinal study of benzodiazepine and SSRI use in the treatment of generalized anxiety disorder and social phobia," *Depression and Anxiety* 22 (2005): 59–67.
(53) Malcolm Lader へのインタビュー（二〇〇九年一月二二日）。

第8章

慢性化する気分障害

An Episodic Illness Turns Chronic

「うつ病には様々な治療法があるのに、うつ病に関連した障害が増える一方なのは一体なぜなのだろう」

——キャロリン・ディワ、依存症・精神保健センター（カナダ、オンタリオ州）、（二〇〇一年）[1]

ボストンにあるMパワーは、精神障害者のピアサポートグループである。二〇〇八年四月、このグループの会合に参加した私のもとに物静かな若い女性が近付き、「お話ししたいのですが」と囁いた。赤い髪を肩までたらした彼女はメリッサ・サンチェスという名で、ひどく内気でおびえているようにさえ見えた。だが数日後、私に自分の生い立ちを話して聞かせる彼女の語り口はどこまでも誠実で、内気さは率直な内省へと姿を変えていた。ケープコッド半島のサンドイッチという町で過ごした少女時代の苦労を語るうち、彼女は突然言葉を切り、至って正直な言葉を口にした。「不幸だったけれど、自分がうつ病だという意識はありませんでした」。この二つの感情の違いを私が理解することが、重要であった。

メリッサの子ども時代を不幸にしたのは、お馴染みの要因だった。彼女は人づきあいが苦手で学校の他の子どもたちと「違い」、八歳で両親が離婚してからは、うつ病に苦しむ母親、それに兄弟と一緒に暮らした。中学に入ると、他人に心を開いて友達を作り始めた。自分も「だいぶ普通に」なったと感じ出した頃、不安定な思春期に突入した。「一四歳の私は、デブでにきびだらけでした。自分はのけ者のように感じ、高校のクラスメートたちにひどくいじめられました。化け物とかブスとか呼ばれて。私は自分の席に下を向いて座り、顔を髪の毛で隠して外の世界から身を隠そうとしていました。毎朝目を覚ますたび、死にたいと思いました」。

今のメリッサは魅力的な女性なので、かつては醜いアヒルの子だったという話を知るといささか驚かされる。だが級友のあざけりを受けて、子ども時代の不幸が深刻な抑うつへと形を変え、一六歳になる頃にはベナドリルとバリウムを大量に飲んで自殺を図ろうとした。病院で意識を取り戻した彼女は、精神病だと告げられ抗うつ薬の処方を受けた。「精神科医からは、これはセロトニン値を調節する薬で、おそらく一生飲み続けることになると言われました。その言葉を聞いて大声で泣きました」。

しばらくは、ゾロフトが絶大な効果をあげた。「別人になったようでした」と彼女は振り返る。「社交的になり大勢の友だちができました。ソフトボール部でピッチャーをしました」。高校三年生の時、ボストンのエマーソン大学で文芸創作を学びたいという思いが芽生えた。だがその頃には、ゆっくりとだが着実にゾロフトの魔法がとけはじめていた。彼女は抑うつを抑えるため用量を増やすようになり、やがて医師が高用量パキシルに変えると、ゾンビになったような感覚に襲われた。「心ここにあらずといった感じでした。ソフトボールの試合でゴロが飛んでくると、ボールを拾ったまま立ちすくんでしまいました。それをどうすればいいか分からなくて。チームのみんなに、謝りました」。

以来メリッサはずっと、うつ病と闘ってきた。大学（最初はエマーソン大学、後にマサチューセッツ大学ダートマス校）に入っても症状は続き、マサチューセッツ大学で学校新聞の執筆に夢中になった間はいくらか改善したが、完全に抑うつがなくなることはなかった。薬もあれこれ試したが、どれも持続的な症状軽減は得られなかった。卒業後、雑誌の編集アシスタントの仕事に就いたけれど、そこでもやはりうつ病がついて回った。そして二〇〇七年末、政府からうつ病によりＳＳＤＩ受給資格の認定を受けた。

「私はこれまでずっと、うつ病は慢性的な病気だと認めるように言われてきました」。インタビューの最後に、彼女はそう語った。「『回復期』はあっても、決して『回復』しないのです。でも私は永遠に障害者でいたくない。うつ病の原因は本当に化学的なものなのか疑問を持つようになりました。絶望の原因はどこにあるのか、どうすれば本当の意味で救いを得られるのか？　私は自分の中の、いつも頭から離れないこの病気以外の部分を大切にしたいのです。うつ病という雑草にずっと水をやってきたけれど、この雑草を抜いてしまいたいんです。私は今、解決策がないか色々な人に聞こうとしています。これまで薬が自分の体にどんな影響を与えたのかよく分かりませんが、とにかく結果的に今の状態に失望していることは確かです」。

以上がメリッサ・サンチェスの人生の物語である。今日、これはいたってありふれた話になっている。悩みを抱えたティーンエージャーが、うつ病と診断され抗うつ薬を処方される。何年か後になっても、その少年、少女はやはり同じ症状に苦しんでいる。だが一九五〇年代に戻れば、メリッサのようにごく若い時期にうつ病に罹る例はまれで、彼女のように慢性化するケースもほとんどなかったことが分かるだろう。彼女の経過は概ね、現代に特有のものなのだ。

かつてのうつ病

当然ながら、誰しも時には憂うつに襲われる。紀元前四世紀のギリシャの詩人メナンドロスは、「私は男である。それは惨めであるに十分な理由だ」と書き残したが、以来多くの作家や哲学者が同じ感情を表現している。[2] イギリスの医師ロバート・バートンは、一七世紀に執筆した大著 *Anatomy of Melancholy* の中で、「(憂うつの)苦悩を感じよ……死すべき運命の人間が、現世の幸福という永遠の座を求めるなど、いかに馬鹿げた滑稽なことか」と助言している。バートンによれば、こうした陰うつな状態が「習慣化」してはじめて「病気」になるのだという。[3]

ヒポクラテスも、二〇〇〇年以上前にこれと同じように持続的な憂うつを区別し、黒胆汁(ギリシャ語で *melaina chole*)の過剰が引き起こす病気であるとした。症状として、「長期的な恐怖感」を伴う「悲嘆、不安、落胆、[および]自殺傾向」が挙げられた。黒胆汁の過剰を抑え四体液のバランスを取り戻すため、ヒポクラテスは、マンドレイクとヘレボルスを煎じて飲むこと、食生活の見直し、それに下剤効果・催吐効果のある薬草の服用を勧めた[4]。

中世には、深刻な憂うつに陥った人間は、悪魔にとりつかれていると見なされ、悪魔払いのため司祭や祈禱師が呼ばれた。ルネッサンス期の到来と共に、古代ギリシャの教えが改めて見直され、一五世紀の医師は持続的な憂うつを再び医学的見地から説明するようになった。一六二八年に医学者ウィリアム・ハーベーが血液の循環を発見すると、ヨーロッパの多くの医師が憂うつは脳への血液不足から生じると推理した。

うつ病という現代精神医学の概念の発端となったのは、エミール・クレペリンの研究だった。クレペリンは一八九九年の著書、*Lehrbuch der Psychiatrie* の中で、精神疾患を大きく分けて早発性痴呆と躁うつ病に分類した。躁うつ病はもっぱら、うつ病エピソードのみ、躁病エピソードのみ、双方のエピソードありの三種類に分けられた。だが早発性痴呆の患者が長期的に悪化していくのに対し、躁うつ病グループは長期的な転帰がかなり良好だった。「通常、病的な症状は完全に消失するが、例外的にそうならない場合には、極めて軽微な特有の精神衰弱を発症する」とクレペリンは一九二一年に発表した教科書で説明している[5]。

現在、クレペリンの言ううつ病のみのグループは単極性うつ病と診断され、一九六〇年代および七〇年代初期には、大学病院やＮＩＭＨの著名な精神科医が、この障害は極めて稀であり、長期的な経過が良好であると記述した。ＮＩＭＨで疫学的研究を統括したシャーロット・シルバーマンは、一九六八年の著書 *The Epidemiology of Depression* の中で、一九三〇年代および四〇年代に実施した地域社会調査の結果、臨床的なうつ病エピソードを経験するのは毎年、成人一〇〇〇人中一人未満であると判明したと述べている。その上、うつ病エピソードが生じた患者の大半は、入院の必要がなかった。一九五五年には、州および郡の精神病院におけるうつ病の「初回入院」患者数は七二五〇人に過ぎなかった。その年の全米の精神病院におけるうつ病患者の総数は、約三万八二〇〇人、すなわち四三四五人に一人の障害率だった。[6]

うつ病は、主として「中高年の疾患」である、とシルバーマンらは指摘した。一九五六年には、公立・民間病院へのうつ病による初回入院患者の九〇パーセントが三五歳以上だった。[7] ボルチモアの精神科医フランク・エイド・ジャニアは、一九六二年の著書 *Recognizing Depressed Patient* において、うつ病エピソードは「三〇歳以降に好発し、四〇〜六〇歳の間に罹患率がピークを迎え、以後は急激に減少する」と説明した。[8]

クレペリンが調査した躁うつ病患者は、精神病症状もあって障害が重かったものの、長期的な転帰は極めて良好だった。クレペリンが調べた「うつ病のみ」の患者四五〇人のうち六〇パーセントは、うつ病エピソードを一回しか経験しておらず、エピソードが三回以上にのぼったのは一三パーセントに過ぎなかった。[9] 二〇世紀前半の他の研究者らも、同様の結果を報告した。一九三一年、ニューヨーク州精神保健局のホレイシオ・ポロックは、一九〇九〜一〇年に入院したうつ病患者二七〇〇人を長期的に調査し、初回エピソードのため入院した患者のうち半数以上は発作が一回にとどまり、エピソードが三回以上にのぼったのは一七パーセントのみだったと報告した。[10] トーマス・レニーは、一九一三〜一六年にジョンズ・ホプキンス病院に入院したうつ病患者一四二人の転帰を調査し、三九パーセントが五年以上に及ぶ「持続的な回復」を遂げたことを明らかにした[11]。スウェーデンの医師グンナ・ルンドクイストは、うつ病治療を受けている患者二一六人を一八年間追跡調査し、四九パーセントは二度目の発作が起こらず、二一パーセントはその後一回しかうつ病エピソードが起きなかったことを確認した。二一六人のうち全部で七六パーセントが「社会的に健康」になり、通常の仕事に復帰した。うつ病エピソードから回復した後も、患者の「仕事の能力や出世の可能性は、発症前と変わりなかった」とルンドクイストは述べた[12]。

抗うつ薬の登場後も最初の数年間は、こうした良好な転帰が認められていた。セントルイスにあるワシントン大学医学部のサミュエル・グゼとエリ・ロビンスは一九七二年、学術文献のレビューを実施し、一〇年間の追跡調査においてうつ病入院患者の五〇パーセントには、症状再発が見られないことを明らかにした。症状が慢性化したのは、単極性うつ病患者のうちごく少数――一〇人に一人――だった、と二人は結論づけている[13]。

こうした科学的証拠を基に、NIMHの研究者らは一九六〇年代、七〇年代にうつ病の長期的な経過に対し楽観論を口にするようになった。「うつ病は総じて、治療の有無を問わず最終的には回復に向かう予後が最も良好な精神疾患の一つである。ほとんどのうつ病は、自然に治るものだ」とジョナサン・コールは一九六四年に述べた[14]。「うつ病の治療では、大半のうつ病が自然寛解に行き着くという事実が常に味方をしてくれる。つまり多くの症例では、どんな治療をするかに関係なく、患者は最終的に改善に向かうだろう」とネイサン・クラインも同年説明している[15]。ワシントン大学の精神科医ジョージ・ウィノカーは、一九六九年に「躁病の初回発作、あるいはうつ病の初回発作後でさえ、症状エピソードがその後も続いたからといって慢性化に向かうわけ

ではないと、患者や家族に保証できる」と一般市民に助言した。(16)

むしろ、NIMHのうつ病部門長ディーン・シュイラーが一九七四年の著書で説いたように、うつ病は自然回復率が数カ月以内で五〇パーセント以上と極めて高いため、「うつ病患者に対する特定の薬剤、治療法［電気ショック］、心理療法の有効性を判断する」のは難しい。自然寛解には通常、何カ月もかかることが多いため、薬や電気ショックでおそらく回復期間を短くはできるが、どんな治療法でもうつ病の長期的な自然経過をさらに改善するのは難しいだろう。大半のうつ病エピソードは、「特別な介入をせずとも、自然な経過を経てほぼ完全に回復して終わる」とシュイラーは説明する。(17)

疑わしい短期的効果

抗うつ薬の短期的効果に関する臨床治験の歴史は、実に興味深い。というのもこの歴史を振り返れば、臨床治験では概ね残念な結果が出ているにもかかわらず、社会や医療関係者が、薬には魔法のような効果があるという思い込みにいかに執着しているかが明かされるからだ。一九五〇年代に開発された二種類の抗うつ薬、イプロニアジドとイミプラミンを基にして、モノアミン酸化酵素阻害剤（Monamine Oxidase Inhibitors; MAOI）と三環系という大きく分けて二つのうつ病治療薬が誕生した。一九五〇年代末から六〇年代初めに行われた研究の結果、どちらも素晴らしい効果を示すことが判明した。だがこれらの研究の質は疑わしく、英国医師会は一九六五年、二種類の薬に対しさらに厳密な検証を実施した。三環系（イミプラミン）はプラセボに対しある程度の優位性を示したが、ＭＡＯＩ（フェネルジン）の優位性は認められなかった。ＭＡＯＩを用いた治療は「全く成功しなかった[18]」。

四年後、ＮＩＭＨは全ての抗うつ薬試験のレビューを実施し、「適切な対照群と比較した試験ほど、報告された薬による改善率は低くなる」ことを明らかにした。十分に統制された研究では、投薬治療患者の六一パーセントが改善したのに対しプラセボ患者の改善率は四六パーセントと、両者の差は正味一五パーセントに過ぎなかった。「抗うつ薬とプラセボの効果の差は、印象的ではない」とＮＩＭＨは述べた[19]。ついでＮＩＭＨは、イミプラミンに対し独自の試験を実施したが、三環系がプラセボに比して有意な効果を示したのは精神病性うつ病の患者のみだった。投薬治療を実施した患者のうち、七週間の試験を終了したのは四〇パーセントにとどまり、多くの脱落者が出た理由は症状の「悪化」だった。多くのうつ病患者にとって、「疾患の臨床経過への影響という点で、薬が果たす役割は軽微である」とＮＩＭＨは一九七〇年に結論を下した[20]。

イミプラミンや他の抗うつ薬の効果の小ささから、一部の研究者らは、実は患者はプラセボ反応により改善したと感じているのではないかと考え始めた。薬は実際には、このプラセボ反応を増幅させているのであり、薬に身体的な副作用があるせいで、患者は自分がうつ病に効く「魔法の薬」を飲んでいると信じこんでいるのではないか、と推測する声もあった。この仮説を検証するため、研究者らは三環系抗うつ薬を不活性プラセボではなく、「活性」プラセボ（口内乾燥など、何らかの種類の不快な副作用をもたらす化学物質）と比較する試験を七件以上実施した。七件中六件で、転帰に差は認められなかった[21]。

つまり不活性プラセボをわずかに上回るが、活性プラセボと差はないというのが、一九七〇年代に三環系抗うつ薬が積み上げた有効性に関する記録だった。NIMHは、イミプラミンの有効性をめぐるこの問題を一九八〇年代に改めて検討し、イミプラミンを二種類の心理療法、およびプラセボと比較したが、転帰に変化は見られなかった。一六週間の試験終了時、「重篤度が低いうつ病患者と機能障害患者について、プラセボ＋臨床管理を含め治療群間に有意差は認められなかった」。重度のうつ病患者のみ、イミプラミンの方がプラセボに比べ経過が良好だった[22]。

一九八八年にプロザックが登場すると、抗うつ薬の効果に対する社会的信念が新たに生まれた。イーライリリー社は、うつ病に極めて効果的な薬を開発したかのように思われた。この選択的セロトニン再取り込み阻害薬（Selective Serotonin Reuptake Inhibilors: SSRI）は、「健康という以上に良い状態（better than well）」をもたらすと謳われた。だが残念ながら、プロザックやその後市販された他のSSRIの臨床治験データとしてFDAに提出されたものを研究者らがつつき回すと、「奇跡の薬」という神話は崩れ去った。

SSRIのイメージに最初に打撃を与えたのは、ワシントン州にあるノースウェスト臨床研究センターのアリフ・カーンだった。彼は、七種類のSSRIについてFDAに提出された治験データを検討し、三環系投与患者の四二パーセント、SSRI投与患者の四一パーセント、プラセボ投与患者の三一パーセントに症状軽減が見られたとの結論を出した[23]。結局のところ、新世代抗うつ薬は旧世代の薬以上に効果的ではないと判明したのだ。ついで、オレゴン健康科学大学のエリック・ターナーが、一九八七〜二〇〇四年に承認された抗うつ薬一二種類のＦＤＡ提出データを改めて検討し、七四件の試験のうち三六件は抗うつ薬の統計的有効性を示せなかったと断定した。肯定的な結果が得られた試験の数とほぼ同数だけ、否定的な（あるいは「疑問の残る」）結果をもたらした試験が存在した。[24] 最後に、イギリスのハル大学の心理学者アービング・カーシュが二〇〇八年、プロザック、イフェクサー、セルゾン、パキシルの臨床治験において、投薬患者の症状がハミルトンうつ病評価尺度で九・六ポイント低下したのに対し、プラセボ群では七・八ポイント低下したことを確認した。差はわずか一・八ポイントに過ぎず、イギリスの国立臨床研究所は過去に、ハミルトン尺度で「臨床的に有意な効果」を立証するには実剤とプラセボの間に三ポイントの差が必要との判断を示している。抗うつ薬が実際に有用と証明されたのは、患者のうち一部のグループ――最も重篤なうつ病患者――に限られた。「以上のデータから、代替的治療法で効果が得られない場合を除き、極めて重度のうつ病患者以外の患者への抗うつ薬の使用を支持する証拠はほとんど認められないようだ」とカーシュらは結論を出した。[25]

こうした事実を受け、精神科医らは学術誌の場を借りて何らかの省察を示した。二〇〇九年刊行の *British Journal of Psychiatry* の論説記事は、抗うつ薬の使用に関し無作為化臨床治験で得られた「妥当な証拠は限られたもの」であることを認めた。[26] ＷＨＯと提携しているヨーロッパのある研究グループは、パキシルの臨床データを独自に再検討し、「中程度から重度の大うつ病成人患者において」、ＳＳＲＩとして人気があるパキシルは「全体的治療効果および受容性という意味で、プラセボに優るものではない」と結論づけた。[27] マサチューセッツ州タフツ大学医学部で働くギリシャ人の精神科医ジョン・イオニーディスは、抗うつ薬は効果があるという信念は「現代の神話」であると述べた。ＳＳＲＩの臨床データを検討したところ、精神医学界にとって憂うつな結果がもたらされた。この残念な知らせから目をそらしたくても、自分たちはプロザックや他のＳＳＲＩに頼ることさえできない、なぜなら悲しいかな、「そうした薬はたぶん効かない」からだ、とイオニーディスは皮肉っぽくコメントしている[28]。

この研究の歴史には、もう一つ面白いおまけがある。一九八〇年代後半、うつ病に罹った多くのドイツ人がセイヨウオトギリソウ（*Hypericum perforatum*、通称セント・ジョンズ・ワート）という植物に救いを求めた。ドイツの研究者らはこの薬草の二重盲検試験を開始し、その結果の概要が一九九六年の*British Medical Journal*に掲載された。一三件のプラセボ対照試験において、セント・ジョンズ・ワートを服用した患者の五五パーセントが有意な改善を示したのに対し、プラセボ投与患者では二二パーセントだった。この薬草は直接比較でも抗うつ薬に優り、直接比較した試験では投薬患者の改善率が五五パーセントであったのに対し、薬草を服用した患者の改善率は六六パーセントだった。ドイツではセント・ジョンズ・ワートは効果的だったが、アメリカ人にも同じ効力を示すのだろうか？　二〇〇一年、アメリカの一一施設の精神科医は、セント・ジョンズ・ワートに全く効果はないと報告した。この薬草を服用した外来うつ病患者のうち、八週間の試験で改善を示したのは一五パーセントに過ぎなかった。だが——これが興味深い点だが——この試験ではプラセボ患者の改善率もわずか五パーセントと、通常のプラセボ反応をはるかに下回った。アメリカの研究者らは、薬草の効果が証明されないよう、どんな患者であれ改善してほしくなかったように思われる。だがその後、NIHの出資によりセント・ジョンズ・ワートに対し二回目の臨床治験が行われた。この試験のデザインは、抗うつ薬をえこひいきしたがる研究者にとって事態を複雑にするものだった。NIHの試験では、セント・ジョンズ・ワートをゾロフトとプラセボの両方と比較したのだ。薬草には口内乾燥などの副作用があるため、少なくとも活性プラセボと同程度の作用をもたらすと想定された。精神科医も副作用を手掛かりに患者が何を服用したか知ることができなかったため、そういう意味ではこの試験は真の盲検試験だった。結果は次のようなものだった。セント・ジョンズ・ワートを服用した患者のうち「完全反応」を示したのは二四パーセントであったのに対し、ゾロフト群では二五パーセント、プラセボ群では三二パーセントだった。「この試験によって、中程度のうつ病におけるセイヨウオトギリソウの有効性を裏付けることはできない」と研究者らは結論づけたが、実は抗うつ薬もこの試験で失格となった事実には触れなかった。[29]

またしても登場する、慢性化という要因

抗うつ薬の短期的効果が比較的小さいからといって、それ自体は、この薬が弊害をもたらすと考える根拠にはならない。結局のところ、抗うつ薬を服用した患者の大半は症状が軽減していた。短期臨床治験において、投薬患者は改善を示している。問題は、彼らがプラセボ患者と比べて有意な改善を示さなかった点にある。ところが一九六〇年代に、ヨーロッパの何人かの研究者が、

抗うつ薬投与患者はうつ病の長期的経過が悪化するようだと報告した。

ドイツの医師H・P・ホヘイセルは一九六六年に、抗うつ薬への曝露によって患者のうつ病エピソードの「間隔が短くなる」ようだと述べた。その四年後にはユーゴスラビアの医師が、抗うつ薬は疾患の「慢性化」を引き起こすと報告した。ブルガリアの精神科医ニコラ・シプコヴェンスキーも一九七〇年にこれに合意し、三環系抗うつ薬は「より慢性的経過への変化」を誘発するとした。抗うつ薬を服用した多くの患者が「部分的な治癒」にとどまっている点に、問題があると思われた(30)。症状は完全に寛解していないため、薬の服用を中止するとたいてい症状が再び大幅に悪化した。

ヨーロッパのいくつかの学術誌にこの懸念が浮上したのを受け、オランダの医師J・D・ヴァン・スキエンは九四人のうつ病患者の病歴を検討した。抗うつ薬を服用した患者もいれば、服用しなかった患者もおり、両グループの五年間の経過を調べたところ驚くべき違いが認められた。「特に女性患者では、電気けいれん療法(ECT)の有無にかかわらず、規則正しい長期的な抗うつ薬服用が生気抑うつの再発に逆説的効果をもたらすことが明らかになった。言い換えると、この治療アプローチは再発率増大とサイクル短期化を伴った。……[この増加は]三環系抗うつ薬による治療の不運な長期的副作用と見なされるべきなのか(31)?」

その後二〇年の間に、抗うつ薬服用患者はいったん薬を止めると、再発する可能性が極めて高いことが繰り返し報告された。一九七三年にはイギリスの研究者らが、退薬患者の五〇パーセントが半年以内に再発すると述べ(32)、その数年後にペンシルバニア大学の研究者らが、抗うつ薬を止めた患者の六九パーセントが同じく半年以内に再発すると発表した。ペンシルバニア大学の研究者らによると、「患者の大部分に急激な臨床的悪化」が認められたという。[33] 一九八四年にはＮＩＭＨのロバート・プリーンが、うつ病患者の七一パーセントは退薬後一八カ月以内に再発すると報告した。[34] 最後にはＮＩＭＨが、イミプラミンと二種類の心理療法、それにプラセボを比較した研究の長期的な結果を一九九〇年に報告し、この暗澹たる事態に追い打ちをかけた。一八カ月目の時点で健康維持率が最も高かったのは認知療法群（三〇パーセント）で、最も低かったのはイミプラミン投与群（一九パーセント）だったのだ。[35]

あらゆる場所で、同じメッセージが発せられていた。すなわち、抗うつ薬をはじめた後に服用を中止した患者は、たいてい再発するというのだ。一九九七年にはハーバード大学医学部のロス・バルデッサリーニが文献のメタ分析を行い、再発リスクを定量化したところ、退薬患者の五〇パーセントが一四カ月以内に再発した。[36] またバルデッサリーニは、抗うつ薬の服用期間が長いほど、退薬後の再発率も高くなることを発見した。あたかも、薬を服用すると、次第に生理学的に薬なしでいられなくなるかのようだった。イギリスの研究者らも、同じ冷静な認識にたどり着いた。「抗うつ薬の中止後、症状が次第に増幅し慢性化する傾向がある」[37]。

向精神薬は全て同じように作用するのか？

一九六〇年代末から七〇年代始めに、ヨーロッパの一握りの研究者がうつ病の経過に変化が生じていることに警鐘を鳴らしていたものの、一九九四年になってようやく、ボローニャ大学の精神科医ジョバンニ・ファバが、精神医学界としてこの問題に対峙すべき時が来ていると明言した。神経遮断薬は長期的に大きな問題があること、ベンゾジアゼピンも同じであることは既に判明していたが、いまや抗うつ薬もこれと同じような長期的結果をもたらしているように見えた。ファバは、一九九四年の *Psychotherapy and Psychosomatics* の論説でこう指摘した。

これまで精神薬理学の分野で、医師は向精神薬治療が「有用である以上に」害をもたらしているのではないかという議論を始めることに、怯えていないにせよ、慎重であった。……少なくとも一部の症例では、向精神薬が、治療するはずの病気の経過をむしろ悪化させている可能性について、議論し研究を始めるべき時が来たのではないだろうか。[38]

この論文と、それに続く数本の論文の中で、ファバは抗うつ薬が引き起こす事象を生物学的に説明している。抗精神病薬やベンゾジアゼピンと同様、抗うつ薬は脳内の神経伝達系に混乱をもたらす。これによって「服用当初の薬の急激な作用に対抗する代償プロセス」が生じ、「薬物治療が終了すると、この代償プロセスを妨げるものがなくなるため、離脱症状が現れたり再発リスクが高まる結果をもたらす」と彼は述べている。[39] さらにファバは、バルデッサリーニの知見を引きあいに出し、抗うつ薬を長く続けるほど問題が悪化するのは明白だと指摘した。「うつ病患者を三カ月間治療しようが三年間治療しようが、薬を止める時期は問題ではない。統計的傾向から、薬物治療の期間が長ければ長いほど、再発の可能性も高いことが示唆された[40]」。

だがファバは、抗うつ薬を無期限に続けた人の転帰がどうなるかにも疑問を抱いた。彼らも再発頻度が高くなるのではないか？　おそらく薬が「不可逆的に受容体を変化させる」ため、脳がうつ病に「敏感」になるのではないか、とファバは述べる。これによって、「うつ病の絶望的な長期的な転帰」を説明することができる。彼はこの問題を、次のようにまとめてみせた。

抗うつ薬はうつ病に短期的には効果的かもしれないが、うつ病への生化学的な脆弱性を高めることにより、長期的には病気の経過を悪化させる。……抗うつ薬の使用により、病気がさらに悪質で治療に反応しない方向へ向かうおそれがある[41]。

いまやこの可能性が、精神医学界の興味の中心となった。「彼が提起する疑問やそれに関連するいくつかの問題は……考えて楽しいものではなく、逆説的に思えるかもしれない。だが今、こうした問題を偏見なく受け入れ、真剣に臨床的検討を行い研究の対象とする必要がある」とバルデッサリーニは述べた[42]。ルイヴィル大学医学部の三人の医師も、これに同調した。「抗うつ薬の長期的使用は、うつ病の原因となる可能性がある」と彼らは、*Journal of Clinical Psychiatry* に投稿した一九九八年のレターでこう述べている。「抗うつ薬によって神経シナプスの配線が変わり、［それによって］抗うつ薬が効果的でなくなるだけでなく、恒常的な難治性のうつ状態が誘発される可能性がある[43]」。

薬ではなく、病気に問題がある

精神医学界は、またしても危機的瞬間を迎えた。一九八〇年代初めには、過敏性精神病という穏やかならぬ仮説が大騒ぎを引き起こしたが、一九九〇年代半ばの今、極めて似通った懸念が現れたのだ。しかも今回は、おそらくさらに危険が大きかった。アメリカでのSSRIの売上が急増していたにもかかわらず、ファバはこの問題を提起した。それまで全米の名だたる大学医学部の著名な精神科医が、抗うつ薬の奇跡を新聞や雑誌に語ってきた。この薬は今では、一〇〇万人以上の子どもを含めこれまで以上に多くの人に処方されていた。精神医学界はいまさら、抗うつ薬はうつ病を慢性化させるおそれがあると白状できるのか？　薬が「悪質な」長期的経過をもたらした、抗うつ薬が脳内に生物学的変化をもたらしたせいで、患者がうつ病に「敏感」になったと？　もしそうだとすれば、子どもやティーンエージャーに一体どうして処方できるだろうか？医師が子どもにそんな処方をするはずがないのでは？　ファバのこうした懸念を、早急にもみ消す必要があった。ファバが初めてこの話題を持ち出した後、一九九四年の初めにコロンビア大学のドナルド・クラインは*Psychiatric News*に対し、この問題を調査するつもりはないと答えた。「製薬業界は［この問題に］興味がなく、NIMHも興味がなく、FDAも興味はない。誰も関心を持っていない」と彼は語った[44]。

それどころか、アメリカ精神医学界の主導者らはその頃には既に、「絶望的な」長期的な転帰の理由として、抗うつ薬が非難を浴びないような別の釈明を考え出していた。患者は基本的に重度のうつ病エピソードから回復し、彼らの大多数が以降は健康を維持するという、抗うつ薬が登場する以前の昔の疫学的研究には、「欠陥があった」と言うのだ。NIMHが主催した専門家パネルは、これを次のように表現した。「[気分]障害の記述と分類に対するアプローチが改善し、新たな疫学的研究が実施されたことで、うつ病は再発性のある慢性的な疾患であること、およびこの病気が継続的に患者に苦痛と機能不全をもたらすことが証明された[45]」。ようやくうつ病という病気が理解された、というのが精神医学界が支持した筋書きであり、この知識の進歩を反映すべく教科書が書き直された。アメリカ精神医学会が刊行した *Textbook of Psychiatry* 一九九九年版には、つい最近まで「大部分の患者は最終的に大うつ病エピソードから回復する」と考えられていたが、「さらに大規模な研究により、この前提の誤りが証明された」と記されている[46]。APAによれば現在では、「うつ病は再発性が高い悪性障害である」ことが判明しているという。

うつ病が、一九六〇年代末から七〇年代初めにシルバーマンやNIMHの研究者が指摘したような、比較的良性の疾病であったことなどまるで一度もないかのようだった。うつ病がこのように慢性疾患として認識されるようになると、精神医学界は抗うつ薬を長期的に使用する合理的な根拠を手にした。抗うつ薬への曝露によって、うつ病に罹りやすくなる生物学的変化が引き起こされることが問題なのではない。いったん薬を止めると、病気が再発することが問題なのだ。さらに精神医学界は、抗うつ薬の継続使用によるメリットを証明する研究結果も実際に入手していた。結局のところ、薬を続けた患者と比べ、投薬を中止した患者の方が再発率が高かったのだ。

「抗うつ薬は、うつ病性障害の再発リスクを軽減し、抗うつ薬による継続的治療は再発性うつ病障害の多くの患者に恩恵をもたらすだろう」と、この文献を検討した研究者グループは説明している[47]。

一九九〇年代になると、アメリカや他の国の研究者らが、投薬の「継続」を重視したこの新たな治療パラダイムを通じて得られた様々な転帰の詳細を明らかにした。研究者らは、単極性うつ病患者全体の三分の一は、抗うつ薬に「反応しない（ノンレスポンダー）」と結論づけた。これらの患者には短期的な症状軽減が見られず、長期的な転帰が不良であるとされた。単極性うつ病患者のうち別の三分の一は、抗うつ薬に「部分的反応」を示し、短期試験では薬の効果が認められる。NIMHの研究者らは、「うつ病の精神生物学に関する共同プログラム」と呼ばれる長期研究を通じて、薬を続けた患者は長期的経過が望ましくないという問題を発見した。「診断閾値下の残存症状を伴う大うつ病エピソードの解消は、それがたとえ初回エピソードであっても、将来的により重度かつ再発的、慢性的な経過へと続く第一歩のように思われる」と元NIMH所長のルイス・ジャッドは、二〇〇〇年の報告書で説明した[48]。うつ病患者の残りの三分の一は短期的な症状寛解を経験するが、抗うつ薬を続けた場合に長期的に健康を維持するのは、そのうち約半数に過ぎない[49]。

つまり、最初に抗うつ薬治療を受けた患者の三分の二は症状再発が想定され、回復を遂げ健康を維持すると想定できるのはごくわずかにとどまる。「単極性うつ病患者のうち、うつ病エピソードが一回にとどまるのはわずか一五パーセントである」とAPAの一九九九年版教科書に記載されており、残る八五パーセントは新たなエピソードが発生するたびに、回復が「不十分となり、より少ない刺激で新たな再発が生じる」という。[50]この転帰データは疑いなく、うつ病が不治の病であることを告げるものだが、後にダラスにあるテキサス大学サウスウェスタン医療センターの著名な精神科医ジョン・ラッシュが、「実際の転帰」はさらに劣悪であると指摘した。ラッシュによると、この転帰データは、抗うつ薬に良好な反応を示す可能性が高い患者を選別した臨床治験から得られたものだという。「民営、公立いずれかの施設で診療を受けた、非精神病性大うつ病の代表的外来患者の長期的な臨床転帰は、まだ明確に定義されていない」[51]。

二〇〇四年、ラッシュらは医学文献のこの欠落を埋めた。彼らは、「実際の臨床」の患者一一八人に抗うつ薬を投与し、彼らに「臨床的転帰を最も良くすることを意図した」様々な情緒的・臨床的支援を行った。これは現代精神医学が提供できる最高の治療だったが、実際の結果は次のようなものだった。抗うつ薬に反応を示した（すなわち、評価尺度で五〇パーセント以上の症状軽減）患者は二六パーセントに過ぎず、反応した患者のうち一定期間にわたり症状改善が続いたのは約半数にとどまった。何より驚かされたことに、一年の試験期間中にうつ病が完全に寛解し再発しなかったのは、患者のうちわずか六パーセントだった。こうした「知見は、著しく低い反応率、寛解率を明らかにするものだ」とラッシュは述べた。[52]

実際の転帰に対するこうした悲観的な見通しは、まもなくラッシュが協力した「STAR*D試験」として知られるNIMHの大規模研究で確認された。この研究に参加した実際の外来患者四〇四一人の大部分は、症状が中程度にとどまったが、にもかかわらず寛解し一年間健康を維持できた患者は二〇パーセント未満だった。「大半の大うつ病患者は、エピソード期間以外の時期であってもしばしば深刻な症状と障害を伴う、慢性的な経過をたどる」と研究者らは結論づけた[53]。四〇年という短い期間のうちに、うつ病は完全に姿を変えてしまった。抗うつ薬が登場する前は、極めて稀な病気で総じて転帰は良好だった。患者や家族も、症状が慢性化する可能性は低いと安心することができた。とにかく時間が経てば——半年から一年——患者は回復したのだ。だが現在、ＮＩＭＨは一般市民に対し、毎年アメリカ人の一〇人に一人がうつ病に罹り、発症時期はかつてより「早期化しつつある」こと、またうつ病患者の長期的見通しは悲観的であることを告げている。「大うつ病エピソードは生涯に一度しか起こらないこともあるが、得てして一生を通じて再発する」とＮＩＭＨは警告している[54]。

投薬されたうつ病と非投薬のうつ病の比較

こうして私たちは今、抗精神病薬の時と同じような状況に直面している。すなわち、あれほど一般市民に人気がある抗うつ薬が、長期的な転帰を悪化させるなどということが本当にあるのだろうか？　これまで検討してきたデータ全てが、抗うつ薬にはまさにそうした作用があることを示唆しているが、私たちがまだ見落としている証拠が一つある。今日において、投薬を実施していないうつ病の経過はどのようなものなのだろう？　長期的に良好な転帰をたどっているのか？残念ながら、オタワ大学の研究者が二〇〇八年に確認したように、抗うつ薬投与患者と一度も投

図7　WHOうつ病スクリーニング試験の1年後の転帰

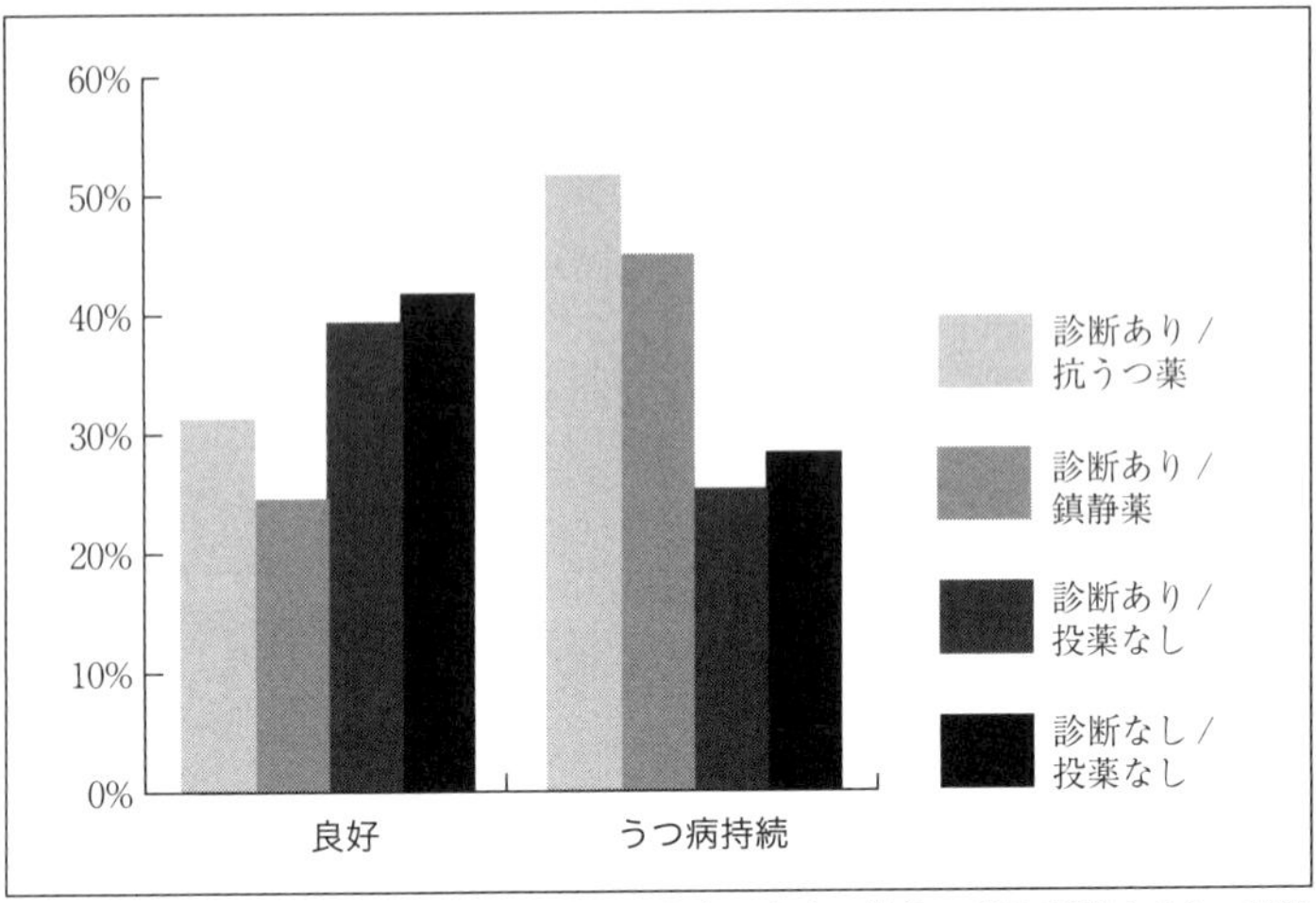

WHOの報告によると、非投薬群の方が回復率が高く、抗うつ薬治療群は「うつ病持続」の割合が最も高かった。
出典：Goldberg, D. "The effects of detection and treatment of major depression in primary care." *British Journal of General Practice* 48 (1998):1840-44.

与していない患者の長期的な転帰を比較した、質の高い無作為化研究は存在しない。そのため彼らは、無作為化研究は「長期的治療の指針を提示するものではない」との結論を下した。[55] だが、この問題の解明に役立ちそうな「自然主義的」研究を探してみることができる。[*1]

イギリス、オランダ、カナダの研究者らは、薬の使用状況を追跡調査したうつ病患者の症例記録を検討することによって、この問題を追求した。一九九七年にスラム地区の大規模施設で行われた転帰研究で、イギリスの研究者らは、投薬経験のない患者九五人は半年で症状が六二パーセント軽減したのに対し、薬物治療を行った五三人の患者は三三パーセントの症状軽減にとどまったと報告した。投薬患者には「半年間を通じうつ症状が継続的に認められた」と、彼らは結論づけた[56]。オランダの研究者らは、うつ病初回エピソードを経験した患者二二二人の一〇年転帰の後方視的研究において、抗うつ薬の投与を受けなかった患者の七六パーセントが回復し、二度と再発しなかったのに対し、抗うつ薬処方患者では同じ数字が五〇パーセントであることを確認した[57]。最後にカルガリー大学のスコット・パッテンは、カナダの大規模な健康データベースを調査してうつ病患者九五〇八人の五年後の転帰を評価し、投薬患者は一年当たり平均一九週間うつ状態にあるのに対し、非投薬患者は一一週間であることを確認した。この知見は、「抗うつ薬治療は、気分障害の長期的な転帰の悪化を招く可能性がある」というジョバンニ・ファバの仮説と一致する、とパッテンは述べている[58]。

WHOは世界一五都市で、うつ病スクリーニングの意義を評価する研究を実施したが、そこでも同様の結果が得られた。この研究では、他の病状のため診療所を訪れた患者にうつ病がないか調べ、うつ病と特定された患者をその後一二カ月間、密かに追跡調査した。WHOの研究者らは、診療所の開業医は一部の患者についてうつ病を発見できるが、全てのうつ病を発見できるわけではないとした上で、転帰は次の四グループに分類できるとの仮説を立てた。すなわち、診断がつ

＊1　自然主義的研究の注意点として、投薬非実施群は初回診断時点で、投薬実施患者ほどの抑うつ状態に陥っていない可能性がある。さらに薬を控えている患者は、「内的回復力」が高い場合もある。こうした注意点はあるものの、自然主義的研究を通じて投薬非実施の場合のうつ病の経過をある程度把握し、抗うつ薬治療を行った場合の経過と比較検討することができるはずだ。

図８　うつ病患者の障害リスク

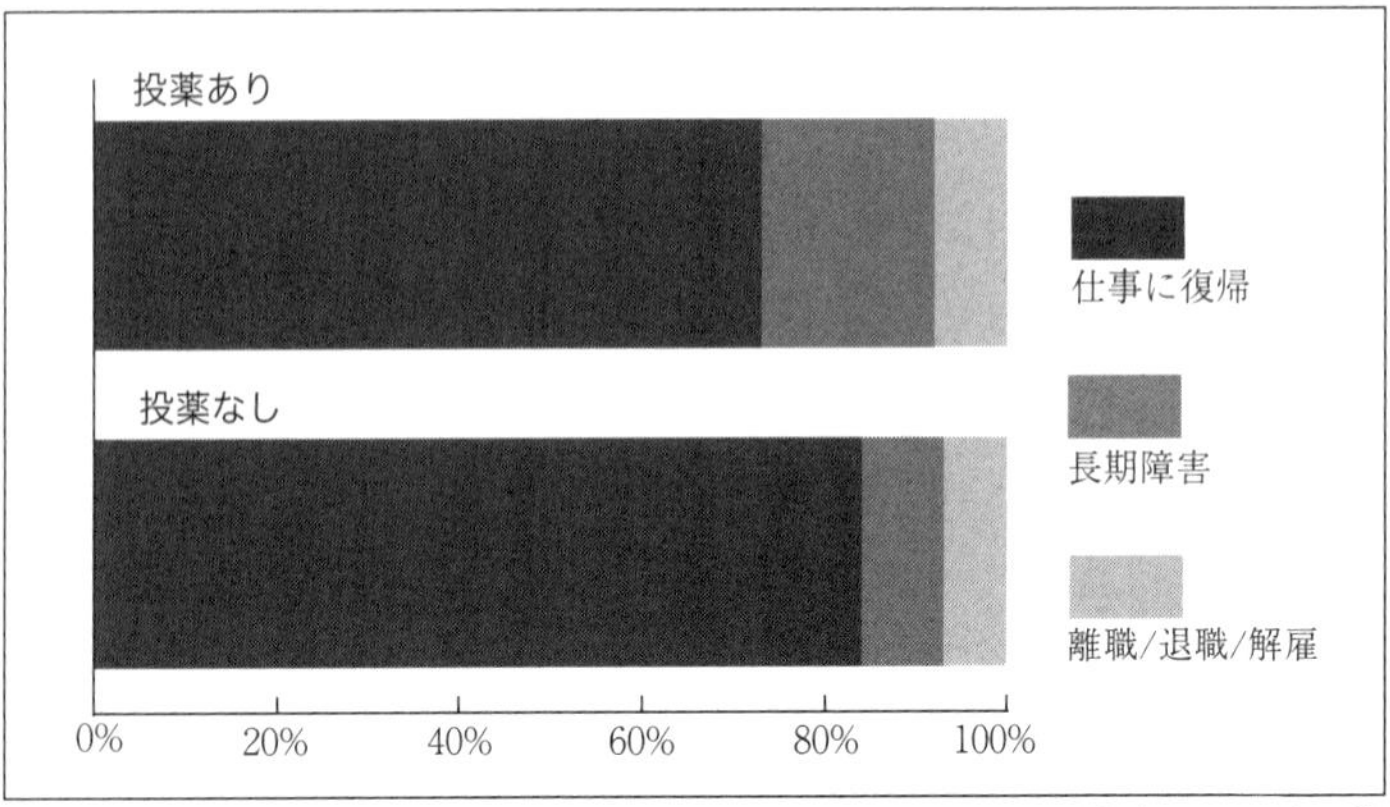

うつ病のため短期障害手当を受給したカナダの従業員 1,281 人を対象とする研究。抗うつ薬を服用した患者は、長期障害に陥る可能性が２倍以上高かった。

出典：Dewa, C. "Pattern of antidepressant use and duration of depression-related absence from work." *British Journal of Psychiatry* 183 (2003) : 507-13.

き抗うつ薬治療を受けた患者は最も経過が良好で、診断がつきベンゾジアゼピン投与を受けた患者が、その次に良好な経過を示し、診断はついたが向精神薬を使わず治療した患者が三番目、そして最も経過が悪いのは、うつ病が発見されず治療を受けなかった患者だろうというのだ。ところが驚いたことに、結果は正反対だった。ＷＨＯは全部で七四〇人をうつ病と特定したが、最も良好な転帰を示したのは、（診断の有無を問わず）向精神薬を使わなかった四八四人の患者だったのだ。彼らは一年後の時点で「全体的な健康状態」がはるかに良好であり、うつ病症状も極めて軽く、今もまだ「精神病である」と判断された患者の割合が低かった。「持続的なうつ病」に最も悩まされたのは、抗うつ薬治療を受けた患者群だった。この「研究は、うつ病を見逃すと深刻な悪影響が生じるという見解を裏付けるものではない」と、研究者らは述べている[59]。

ついでカナダとアメリカの研究者らが、抗うつ薬使用が障害者の率に及ぼす影響を調査した。カナダでは、オンタリオ州にある依存症・精神保健センターのキャロリン・ディワが、うつ病のため連続一〇日仕事を欠勤したとして、一九九六～九八年に短期障害休業手当を受けた患者一二八一人を特定した。その後、抗うつ薬の処方を受けなかった患者五六四人は平均して七七日で仕事に復帰した一方、投薬群は復帰までに一〇五日かかった。さらに重要なことに、非投薬群のうち長期障害休業手当を受けたのはわずか九パーセントであったのに対し、抗うつ薬を服用した患者では一九パーセントだった。[*2]「抗うつ薬の不使用は、病者役割への抵抗を反映しており、その結果として仕事への復帰が早まっているのだろうか？」とディワは疑問を抱いている[60]。同じように、アイオワ大学の精神科医ウィリアム・コリエルは同僚とともに、NIMHの助成を受けて、うつ病発作を経験した五四七人の「自然主義的な」六年後の転帰を調査し、治療を受けた患者は無治療群と比べ、「主たる社会的役割の中断」に至る可能性が三倍高く、「就労不能」になる可能性が七倍近く高いことを明らかにした。加えて、治療患者の多くが六年の間に経済的地位の大幅

＊2　この研究は、私たちが社会全体として抗うつ薬は効果的だと思い込んでしまう理由を、説得力をもって示すものだ。抗うつ薬を服用した患者の七三パーセントが仕事に復帰した（八パーセントは退職）ことから、このグループに属する患者の多くは間違いなく、薬物療法の有用性を口にするだろう。彼らは、この治療パラダイムの効果を証言する社会的な声となる。そしてこの種の研究がなければ、実際には薬のせいで長期障害リスクが増大していることを知る手立てはないだろう。

図9　NIMH による無治療うつ病の研究

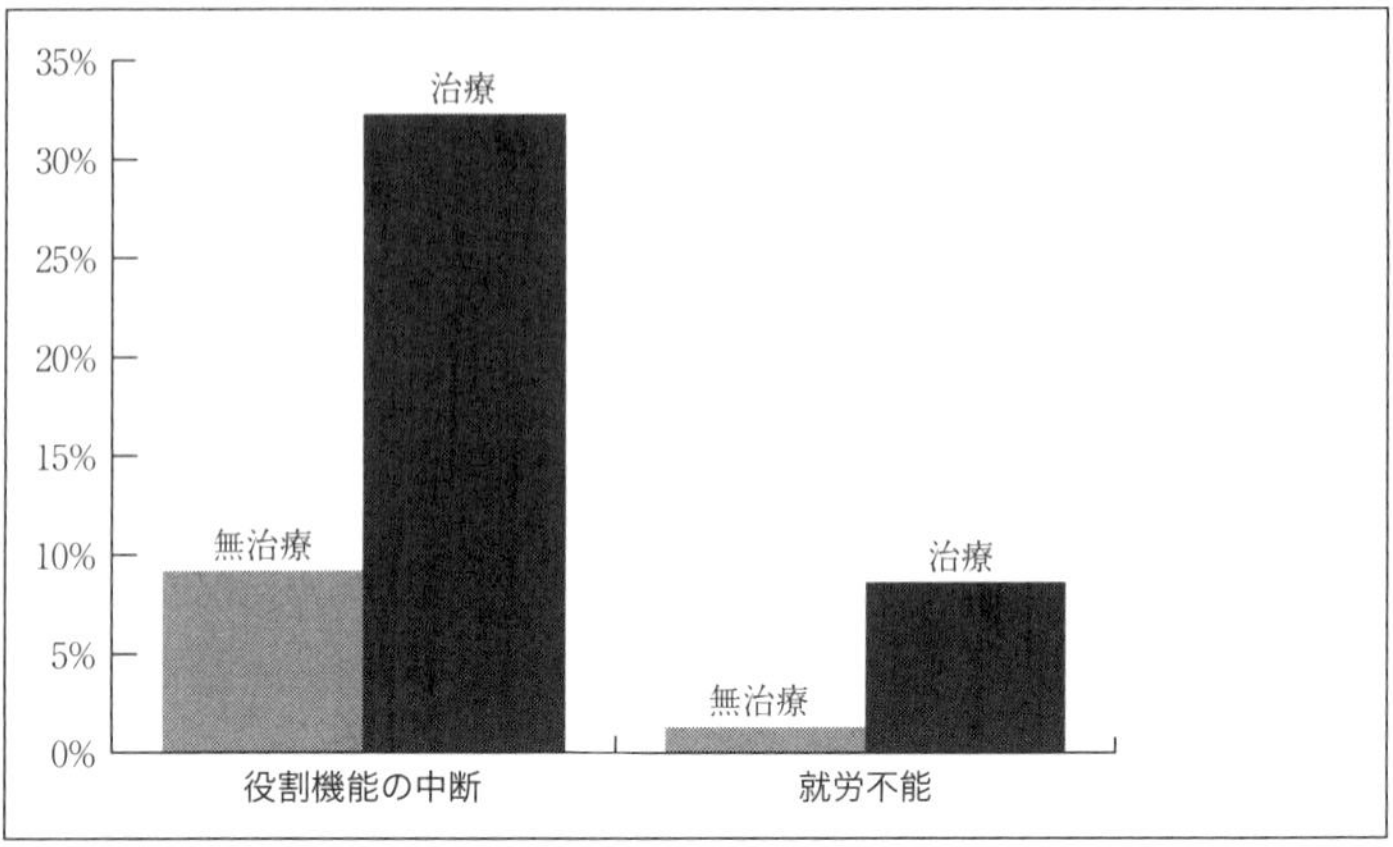

NIMH はこの研究で、大うつ病と診断されて治療を受けた患者と、受けなかった患者の自然経過の転帰を調査した。6年後の時点で、治療群の方が普段の社会的役割を中断し就労不能となっている可能性がはるかに高かった。

出典：Corywell, W. "Characteristics and significance of untreated major depressive disorder." *American Journal of Psychiatry* 152 (1995) : 1124-29.

な低下を経験したのに対し、非投薬群で収入が減少したのは一七パーセントにとどまり、五九パーセントはむしろ収入が増加していた。「ここでいう無治療患者は［治療を受けた患者と比べ］症状が軽度で罹患期間が短く、治療を行わなかったにもかかわらず、長期的にみて社会的経済的地位の大幅な変化は見られなかった」とコリエルは述べている[61]。

他のいくつかの国でも、SSRIの登場以後、うつ病により生活機能が低下した国民の数が大幅に増加していることが確認された。イギリスでは、うつ病や神経障害による「就労不能日数」が一九八四年の三八〇〇万日から、一九九九年には一億一七〇〇万日へと三倍に増加した[62]。アイスランドでは、うつ病により機能が低下した人の割合が一九七六年から二〇〇〇年の間にほぼ倍増したことが、報告された。アイスランドの研究者らは、もし抗うつ薬が本当に効果的なら、薬の使用を通じて「うつ病障害による障害者の率、罹患率、死亡率の減少による公衆衛生への好影響が想定されるのではないか」と推論した[63]。アメリカでは、うつ病のため生活機能の低下に陥っていると回答した労働年齢人口の割合が、一九九〇年代に三倍に増えた[64]。

最後にもう一つ検討すべき研究がある。二〇〇六年に、ブラウン大学の精神科医マイケル・ポスターナックは、「残念ながら、大うつ病を治療しなかった場合の経過について、我々は直接的な知識をほとんど持っていない」と告白した。APAの教科書やNIMHの研究で詳細に記述された長期的な転帰が悪いことは、投薬を行ったうつ病についての話であり、全く性質の異なる問題だと考えられる。現代における無治療のうつ病の経過を調査するため、ポスターナックらは、NIMHの「うつ病に関する精神生物学プログラム」に参加した患者のうち、初回のうつ病発作から回復したのち再発したが、薬物療法に戻らなかった患者八四人を特定した。これらの患者は「非曝露」群ではなかったが、それでも彼らが二回目のうつ病エピソードから「治療を受けず」回復した経緯を追跡することができた。結果は、次のようなものだった。二三パーセントが一カ月で、六七パーセントが六カ月で、八五パーセントが一年以内に回復した。かつてクレペリンは、うつ病エピソードは治療しなくても一般に六～八カ月以内に消失すると述べたが、今回の研究結果は「おそらくこの推定に対し、方法論的に最も厳密な形で裏付け」を提供するものだとポスターナックは指摘している[65]。

つまるところ昔の疫学的研究は、さほど問題があるものではなかったようだ。上記の研究は、抗うつ薬を使った六週間の臨床治験で研究者らが誤った結論にたどりついた理由をも示すものだった。非投薬群のうち一カ月後に回復したのは二三パーセントに過ぎなかったが、その後も自然寛解は週に約二パーセントの割合で続き、六カ月目の終わりには三分の二がうつ病の症状から解放された。投薬せずにうつ病を治すには時間がかかるため、短期研究では見落とされてしまうのだ。「身体療法を行わないうつ病患者のうち八五パーセントもが一年以内に自然に回復するのなら、どんな介入であれ、これを上回る結果を出すのは、極めて難しくなるだろう」とポスターナックは述べた[66]。

まさしくジョゼフ・ズービンが一九五五年に警告した通り、「二～五年の追跡調査を行わずに、特定の治療法に明確な効果があると主張するのは無謀といえるだろう[67]」。

九〇〇万人に近づく患者数

これで抗うつ薬をめぐる筋書きの辻褄があい、この薬の使用の広がりがアメリカにおける精神障害者数の増大をもたらした理由が分かる。抗うつ薬を服用すると短期的には症状が軽減することが多いため、患者も医師もこれを薬に効き目がある証拠と考える。だが短期的な症状緩和は、プラセボ投与患者の改善度を大幅に上回るものではなく、初期の薬剤使用によって長期的経過にも問題が生じる。薬を中止すれば再発リスクが高まるが、薬を続けてもやはりうつ病エピソードが再発する可能性が高く、こうした慢性化によって障害者となる危険が増大する。ＳＳＲＩはある意味で、神経遮断薬と同様に罠のような作用を示す。

さらに抗うつ薬が普及した後の、うつ病による精神障害者数の増大を追跡調査することもできる。一九五五年には、アメリカの精神病院のうつ病患者数は三万八二〇〇人であり、国民の四三四五人あたり一人の割合だった。現在、大うつ病は一五〜四四歳のアメリカ人の障害原因の第一位を占めている。ＮＩＭＨによると、アメリカの成人一五〇〇万人がうつ病に罹り、ジョンズ・ホプキンス大学公衆衛生学部の研究者らは、この一五〇〇万人中五八パーセントに「重度の障害」があると二〇〇八年に報告した。[68] つまり九〇〇万人近い成人が現在、この症状による何らかの障害に陥っていることになる。

障害者数が増加しているのは、抗うつ薬投与患者はうつ病エピソードの再発リスクが高いという事実のみが原因ではない点に留意する必要もある。ＳＳＲＩは、様々な厄介な副作用も引き起こす。これには、性的機能不全、ＲＥＭ睡眠抑制、筋チック、倦怠感、感情鈍麻、無気力などが挙げられる。加えて、長期使用に伴って記憶障害、問題解決力の低下、創造性減少、学習障害が生じることも報告されている。マサチューセッツ総合病院のマウリツィオ・ファバらは、二〇〇六年にこう打ち明けている。「精神医学界は、抗うつ薬による長期治療中に発生または持続する認知症状の存在に、これまで十分な注意を払ってこなかった。……これらの症状は極めて一般的に見られるようだ[69]」。

動物実験でも、憂慮すべき結果が得られた。高用量のＳＳＲＩを四日間与えたラットは、ニューロンに腫れや螺旋状のねじれが生じたのだ。フィラデルフィアにあるジェファーソン医科大学の研究者らは、述べている。「細胞が死んだかどうかは不明であり、この作用は一時的な可逆性のものかもしれない。だが恒久的な変化である可能性もある」[70]。抗うつ薬によって、脳内のシナプス結合の密度が低下し、海馬に細胞死を引き起こし、視床の収縮や前頭葉の機能異常を誘発することは、他の報告でも示唆されている。こうした可能性について、十分な研究や立証は行われていないが、抗うつ薬の長期使用者に認知障害の症状が「極めて一般的に」見られるのだとすれば、明らかにどこかに問題がある。

メリッサ

うつ病のためSSIやSSRIを受給している多くの人にインタビューしたが、その多くがメリッサ・サンチェスと同じような話を聞かせてくれた。一〇代か二〇代の頃に抗うつ薬を服用し始め、最初のうちは薬が効果を示していた。だがやがてうつ病が再発し、以来ずっとうつ病エピソードと闘っているというものだ。彼らの話は、学術文献に詳細に記述されている長期的な症状慢性化と驚くほど一致している。さらに最初のインタビューから九カ月後、私は再びメリッサに近況を聞いたが、彼女の苦境にほぼ変化はなかった。二〇〇八年秋に高用量のモノアミン酸化酵素阻害剤を飲み始めると、数週間は症状が緩和したが、その後症状が再発した。メリッサは現在、電気ショック療法を検討しており、私と一緒にタイ料理店で昼食をとりながら彼女は、違う治療を受けていればどんなに良かったかと沈んだ様子で口にした。
「［一六歳の時］誰かに相談していたらどうなっていただろう、としみじみ思います。そうすれば誰かの助けを借りて、健康を取り戻すために自力でできる方法を学べたかもしれません。私には、そうした役割モデルが今までいませんでした。役割モデルがいれば、摂食障害を克服し、食事の見直しや運動を行えるよう相談にのってもらい、自己管理を学ぶ上で力を貸してもらえたはずです。そうではなく、あなたの神経伝達系に問題があるのだから、このゾロフトという薬を飲みなさい。それが効かなければ今度はプロザックを飲みなさい。それでも駄目なら、イフェクサーを飲みなさいと言われました。そして眠れなくなると、じゃあ睡眠薬を飲めというわけです」。そう語る彼女の声は、かつてなく物憂げに聞こえた。「もう薬はたくさんです」。

【注】

（1）C. Dewa, "Depression in the workplace," A Report to the Ontario Roundtable on Appropriate Prescribing, November 2001.
（2）A. Solomon, *The Noonday Demon*（New York: Simon & Schuster, 2001）, 289.
（3）C. Goshen, editor, *Documentary History of Psychiatry*（New York: Philosophical Library, 1967）, 118-20.
（4）Solomon, *The Noonday Demon*, 286.
（5）E. Wolpert, editor, *Manic-Depressive Illnes: History of a Syndrome*（New York: International Universities Press, 1977）, 34.
（6）C. Silverman, *The Epidemiology of Depression*（Baltimore: Johns Hopkins Press, 1968）, 44, 139. シルバーマンの同著中の初回入院・入所データは、全ての躁うつ病患者を対象としている。単極性患者は全体の約七

五パーセントを占める。

（7）Ibid, 79, 142.
（8）F. Ayd, *Recognizing the Depressed Patient* (New York: Grune & Stratton, 1961), 13.
（9）A. Zis, "Major affective disorder as a recurrent illness," *Archives of General Psychiatry* 36（1979）: 835-39.
（10）G. Winokur, *Manic Depressive Illness* (St. Louis: The C.V. Mosby Company, 1969), 19–20.
（11）T. Rennie, "Prognosis in manic-depressive psychoses," *American Journal of Psychiatry* 98（1941）: 801–14. p.811の表を参照。
（12）G. Lundquist, "Prognosis and course in manic-depressive psychoses," *Acta Psychiatrica Scandinavica*, suppl. 35（1945）: 7–93.
（13）D. Schuyler, *The Depressive Spectrum* (New York: Jason Aronson, 1974), 49.
（14）J. Cole, "Therapeutic efficacy of antidepressant drugs," *Journal of the American Medical Association* 190（1964）: 448–55.
（15）N. Kline, "The practical management of depression," *Journal of the American Medical Association* 190（1964）: 122–30.
（16）Winokur, *Manic Depressive Illness*, 19.
（17）Schuyler, *The Depressive Spectrum*, 47.
（18）Medical Research Council, "Clinical trial of the treatment of depressive illness," *British Medical Journal* 1（1965）: 881–86.
（19）A. Smith, "Studies on the effectiveness of antidepressant drugs," *Psychopharmacology Bulletin* 5（1969）: 1–53.

(20) A. Raskin, "Differential response to chlorpromazine, imipramine, and placebo," *Archives of General Psychiatry* 23 (1970): 164-73.
(21) R. Thomson, "Side effects and placebo amplification," *British Journal of Psychiatry* 140 (1982): 64-68.
(22) I. Elkin, "NIMH treatment of depression collaborative research program," *Archives of General Psychiatry* 47 (1990): 682-88.
(23) A. Khan, "Symptom reduction and suicide risk in patients treated with placebo in antidepressant clinical trials," *Archives of General Psychiatry* 57 (2000): 311-17.
(24) E. Turner, "Selective publication of antidepressant trials and its influence on apparent efficacy," *New England Journal of Medicine* 358 (2008): 252-60.
(25) I. Kirsch, "Initial severity and antidepressant benefits," *PLoS Medicine* 5 (2008): 260-68.
(26) G. Parker, "Antidepressants on trial," *British Journal of Psychiatry* 194 (2009): 1-3.
(27) C. Barbui, "Effectiveness of paroxetine in the treatment of acute major depression in adults," *Canadian Medical Association Journal* 178 (2008): 296-305.
(28) J. Ioannidis, "Effectiveness of antidepressants," *Philosophy, Ethics, and Humanities in Medicine* 3 (2008): 14.
(29) Hypericum Trial Study Group, "Effect of Hypericum perforatum in major depressive disorder," *Journal of the American Medical Association* 287 (2002): 1807-14.
(30) J. D. Van Scheyen, "Recurrent vital depressions," *Psychiatria, Neurologia, Neurochirurgia* 76 (1973): 93-112.
(31) Ibid.
(32) R. Mindham, "An evaluation of continuation therapy with tricyclic antidepressants in depressive illness,"

Psychological Medicine 3 (1973): 5–17.
(33) M. Stein, "Maintenance therapy with amitriptyline," *American Journal of Psychiatry* 137 (1980): 370–71.
(34) R. Prien, "Drug therapy in the prevention of recurrences in unipolar and bipolar affective disorders," *Archives of General Psychiatry* 41 (1984): 1096–1104. 表6、図2–6参照。
(35) M. Shea, "Course of depressive symptoms over follow-up," *Archives of General Psychiatry* 49 (1992): 782–87.
(36) A. Viguera, "Discontinuing antidepressant treatment in major depression," *Harvard Review of Psychiatry* 5 (1998): 293–305.
(37) P. Haddad, "Antidepressant discontinuation reactions," *British Medical Journal* 316 (1998): 1105–6.
(38) G. Fava, "Do antidepressant and antianxiety drugs increase chronicity in affective disorders?" *Psychotherapy and Psychosomatic* 61 (1994): 125–31.
(39) G. Fava, "Can long-term treatment with antidepressant drugs worsen the course of depression?" *Journal of Clinical Psychiatry* 64 (2003): 123–33.
(40) Ibid.
(41) G. Fava, "Holding on: depression, sensitization by antidepressant drugs, and the prodigal experts," *Psychotherapy and Psychosomatics* 64 (1995): 57061; G, Fava, "Potential sensitizing effects of antidepressant drugs on depression," *CNS Drugs* 12 (1999): 247–56.
(42) R. Baldessarini, "Risks and implications of interrupting maintenance psychotropic drug therapy," *Psychotherapy and Psychosomatics* 63 (1995): 137–41.
(43) R. El-Mallakh, "Can long-term antidepressant use be depressogenic?" *Journal of Clinical Psychiatry* 60 (1999): 263.

(44) "Editorial sparks debate on effects of psychoactive drugs," *Psychiatric News*, May 20, 1994.
(45) Consensus Development Panel, "Mood disorders," *American Journal of Psychiatry* 142 (1985): 469-76.
(46) R. Hales, editor, *Textbook of Psychiatry* (Washington, DC: American Psychiatric Press, 1999), 525.
(47) J. Geddes, "Relapse prevention with antidepressant drug treatment in depressive disorders," *Lancet* 361 (2003): 653-61.
(48) L. Judd, "Does incomplete recovery from first lifetime major depressive episode herald a chronic course of illness?" *American Journal of Psychiatry* 157 (2000): 1501-4.
(49) R. Tranter, "Prevalence and outcome of partial remission in depression," *Journal of Psychiatry and Neuroscience* 27 (2002): 241-47.
(50) Hales, *Textbook of Psychiatry*, 547.
(51) J. Rush, "One-year clinical outcomes of depressed public sector outpatients," *Biological Psychiatry* 56 (2004): 46-53.
(52) Ibid.
(53) D. Warden, "The star*d project results," *Current Psychiatry Reports* 9 (2007): 449-59.
(54) NIMH, *Depression* (2007): 3. (NIH Publication 07-3561).
(55) D. Deshauer, "Selective serotonin reuptake inhibitors for unipolar depression," *Canadian Medical Association Journal* 178 (2008): 1293-1301.
(56) C. Ronalds, "Outcome of anxiety and depressive disorders in primary care," *British Journal of Psychiatry* 171 (1997): 427-33.
(57) E. Weel-Baumgarten, "Treatment of depression related to recurrence," *Journal of Clinical Pharmacy and Therapeutics* 25 (2000): 61-66.

(58) S. Patten, "The impact of antidepressant treatment on population health," *Population Health Metrics* 2 (2004) : 9.
(59) D. Goldberg, "The effect of detection and treatment on the outcome of major depression in primay care," *British Journal of General Practice* 48 (1998) : 1840–44.
(60) Dewa, "Depression in the workplace."
(61) W. Coryell, "Characteristics and significance of untreated major depressive disorder," *American Journal of Psychiatry* 152 (1995) : 1124–29.
(62) J. Moncrieff, "Trends in sickness benefits in Great Britain and the contribution of mental disorders" *Journal of Public Health Medicine* 22 (2000) : 59–67.
(63) T. Helgason, "Antidepressants and public health in Iceland," *British Journal of Psychiatry* 184 (2004): 157–62.
(64) R. Rosenheck, "The growth of psychopharmacology in the 1990s," *International Journal of Law and Psychiatry* 28 (2005) : 467–83.
(65) M. Posternak, "The naturalistic course of unipolar major depression in the absence of somatic therapy," *Journal of Nervous and Mental Disease* 194 (2006) : 324–49.
(66) Ibid. M. Posternak, "Untreated short-term course of major depression," *Journal of Affective Disorders* 66 (2001) : 139–46. も参照。
(67) J. Cole, editor, *Psychopharmacology* (Washington, DC: National Academy of Sciences, 1959), 347.
(68) NIMH, "The numbers count," www.nimh.nih.gov (二〇〇八年三月七日アクセス)。 W. Eaton, "The burden of mental disorders," *Epidemiologic Reviews* 30 (2008) : 1-14.
(69) M. Fava, "A cross-sectional study of the prevalence of cognitive and physical symptoms during long-

term antidepressant treatment," *Journal of Clinical Psychiatry* 67（2006）: 1754-59.

（70） M. Kalia, "Comparative study of fluoxetine, sibutramine, sertraline and defenfluramine on the morphology of serotonergic nerve terminals using serotonin imunohistochemistry," *Brain Research* 858（2000）: 92-105. トマスジェファーソン大学病院の記者発表 "Jefferson scientists show several serotonin-boosting drugs cause changes in some brain cells"（二〇〇〇年二月二九日）も参照。

第９章

双極性障害の急増

The Bipolar Boom

「医学の歴史では、のちに誤りと判明した行為を大部分の医師が行っていたという例が、数多く存在する。その格好の例は、一世紀～一九世紀まで極めて一般的な医療慣行だった瀉血である」

――タフツ医療センター　ナシール・ガエミ、ＡＰＡ総会にて（二〇〇八年）

ワシントンで開催されたアメリカ精神医学会二〇〇八年年次総会では、毎日記者会見が開かれ、今後有望な医学的進歩を発表する数々のプレゼンテーションが実施される。ＡＰＡ幹部は会議に参加する取材記者やサイエンスライターに対し、「[精神医学的な]治療は有効で、精神疾患は冠動脈疾患やがんと同じような病気なのだというメッセージを伝えるよう」繰り返し要請する。ＡＰＡ会長のキャロリン・ロビノヴィッツは、「患者と家族に情報を伝えられるよう、私たちはパートナーとして協力する必要がある」と語った。次期会長のナダ・ローガン・ストットランドは、マスコミには重要な役割があると説明した。というのも「市民は、誤った情報を信じやすい」からだ。彼女は記者らに対し、「精神病は実際に存在する病気で、精神医学的治療には効果があること、精神医学界のデータは他の医学分野と同じくらい確かなものであることを、市民に伝える手助けをしてくれるよう」呼び掛けた。

本書がＡＰＡの想定するパートナーシップモデルに合致するとは到底思えなかったが、私はこうした発言を全てノートに書き留めた。そして毎日、広大な展示ホールを歩き回ったが、これはいつも楽しい経験だった。イーライリリー社、ファイザー社、ブリストル・マイヤーズ・スクイブ社といった一流の精神科治療薬メーカーが巨大なブースを設置していて、医師であれば様々な粗品やギフトをもらえる。毎日、名前入りの新しいギフトをもらえるというので、一番人気はどうやらファイザー社のようだった。今日は名前入りのミニ懐中電灯、次の日は携帯電話充電器といった具合だ。また参加者は『ドクター向けチャレンジレース』というテレビゲームに勝てば、景品を獲得することもできる。双極性障害治療薬としてのジオドンの長所に関する質問に答え、正答数によってゴールまでの到達時間が決まる仕組みだ。このゲームで遊んだ後、多くの医師は写真撮影の列に並び、出来た写真を「世界最高のドクター」という文字入りのキャンペーンバッジに加工してもらっている。

一番参加者が多いイベントは、製薬企業が後援するシンポジウムだ。朝昼晩と食事のたびに豪華な料理が無料で医師たちに振る舞われ、その後で特定のテーマに関する講演会が開催される。うつ病やＡＤＨＤ、統合失調症、子どもへの抗精神病薬の処方に関するシンポジウムが開かれ、講演者はほぼ全員が一流大学の出身である。ＡＰＡは新たな情報開示政策の一環として、製薬企業からこれら「オピニオンリーダー」への資金の流れを示した一覧表を発表しているため、講演者が全員製薬企業からお金を受け取っていることは公然たる事実である。研究助成金の提供を受けるだけでなく、こうした「専門家」の多くはコンサルタントとして「諮問委員会」に名を連ね、「スピーカーズビューロー」の一員を務めている。従って、一九九〇年代に子どもの双極性障害を世に広めるきっかけを作った、マサチューセッツ総合病院（ボストン）の精神科医ジョゼフ・ビーダーマンが、八社から研究助成金を受け、九社の「コンサルタント」、八社の「スピーカー」を務めていることはひと目で見て取ることができる。彼のように数々の製薬企業をクライアントに抱えるのは、決して珍しいことではなく、時には最近新たなクライアントが増えたからといって、講演者が演台に向かう途中で、開示された情報を訂正しなければならないこともある。ハーバード大学医学部のジーン・フレーザーは、小児に複数の精神科治療薬を服用させることの利点をめぐるシンポジウムの中で、こうしたクライアント企業の情報を律儀に伝えた後、皮肉のかけらさえなくこう言った。「私のプレゼンを中立的なものと考えていただければと思います」。

講演者は非常に洗練されたプレゼンを行ったが、これは彼らが製薬企業から教え込まれた話術の成果である。誰もがたいてい、冒頭でジョークを口にしてから、映画館以上の大画面に映し出されるパワーポイントのスライドへと話を進める。参加者には通常、携帯型の回答ボタンが配られ、プレゼンの最中に選択式の問題が出され回答するようになっている。参加者が回答を入力すると、人気クイズ番組さながら興奮を高める音楽が流れ、スクリーンに全員の答えを集計した結果が表示される。ほとんどの人は正解するのだが、「みなさん非常に優秀ですね」とある講演者はコメントした。

二〇〇八年のAPA総会には、有名人ゲストとしてアカデミー助演女優賞に輝いた女優のパティー・デュークが招かれ、自身の闘病体験を語った。アストラゼネカ社がスポンサーを務め、パティーを紹介した同社のスポークスマンは、聴衆が彼女の話の要点を聞きもらしては困ると心配したのか、「ここで伝えたいメッセージは、精神病は診断し見分けることが可能な病気であり、治療には効果があるということです」と一同に念を押した。この紹介を受けて、オレンジ色のドレスをまとったパティーは、自分が二〇年間診断がつかないまま双極性障害に苦しみ、酒におぼれたり奔放な異性関係を持ったことを告白した。診断と薬物治療で「結婚できる状態」になったという。彼女は、全国各地の患者団体に対し講演する際は必ずこう力説するそうだ。「『薬を飲みなさい！』と強くすすめます」。薬を飲めば「ほとんど副作用なく」病気を治せるという。ここで聴衆から大きな拍手が沸き起こり、人気ドラマ『パティー・デューク・ショー』でうりふたつの双子を一人二役で演じたこの女優は、医師らに最後の祝福の言葉を投げかけた。「私たちのような患者を治療しバランスのとれた人生へと導く道を選んでくださった、みなさんのような先生方がいらっしゃることほど有り難いことはありません。……私は医師の先生方や全米精神疾患患者連合会（National Alliance on Mental Illness; NAMI）から色々教えていただきました。そうした情報を聞き入れなければ、身動きとれなくなっていたでしょう。私の講演会で『薬なんていらない、飲まないよ』という意見を耳にすると、私はこう言うようにしています。『落ち着きなさい、馬鹿なことを言うもんじゃありません』」。

この発言にスタンディングオベーションが起こった。私はノートをしまいながら、結局のところ、これこそがこの会議の要点なのだと実感した。どの会場に行こうと、論調が厳しく規制されているのは明白に思われた。ほぼ万事が、自らの治療法に揺るぎない自信を持つ専門家というイメージを伝えるべくお膳立てされていた。私はマーティン・ハロウが、統合失調症の転帰に関する長期的研究について話をする予定なのを知っていたが、彼の持ち時間は二〇分しかなく、会議場の中で一番小さな部屋が会場に指定されていた。ＡＰＡの原則に反する唯一の例外が、ハロウの発表だろうと考えていたため、火曜日の午後、「双極性障害における抗うつ薬」と題したフォーラムを聴くためにやや大きめの部屋を人波をかき分けて進んでいた際、何か驚くようなことが聞けるとは予想もしていなかった。どうせ講演者は、抗うつ薬の使用を何らかの方法で正当化する研究結果を提示するだけだろうと思っていたのだ。だがすぐに私は、夢中でメモをとる羽目になった。アメリカにおける生物学的精神医学界の重鎮、フレデリック・グッドウィンとロバート・ポストをはじめとする、国内有数の双極性障害専門家が中心となって展開されたこのディスカッションでは、次の問題に焦点が絞られた。抗うつ薬は、双極性障害の長期的経過を悪化させるのではないか？　それも顕著に悪化させるのでは、ということだ。

「この病気自体が変化した」と、双極性障害分野のバイブルとされる教科書 *Manic Depressive Illness* の第一版を一九九〇年に共同執筆したグッドウィンは語る。「第一版で記述した以上に急速交代型が増え、当時以上に躁うつ混合状態が増加し、リチウム抵抗性の患者が増え、第一版の頃と比べてリチウム療法の失敗が増えた。この病気は、もはやクレペリンが記述したのと同じものではなく、その最大の要因は、双極性障害になった患者の大半が、気分安定薬を一度も使用することなく抗うつ薬を服用することにあると考えられる」。

これが、一時間に及ぶ懺悔の皮切りとなった。抗うつ薬が双極性障害患者に弊害をもたらしたことに全ての発言者が合意したわけではなかったが、それが全体的な基調であり、過去二〇年間に双極性障害の転帰が顕著に悪化したというグッドウィンの結論に異議を唱えるものはいなかった。タフツ医療センターのナシール・ガエミは、抗うつ薬は躁転[訳注(1)]を引き起こし患者の症状を「急速交代型」に変えるおそれがあり、うつ病エピソードを経験する期間の増大が生じかねないと述べた。急速な躁うつ交代は極めて悪い帰結をもたらす、とポストは言い添えた。

「エピソード数の増加は、さらなる認知障害を伴う——そして「これを証明する」文献がふんだんに存在する」とポストは語る。「われわれはエピソード数のさらなる上昇、治療に対する抵抗性の増大、認知機能不全の増加に直面しており、単極性であれ双極性であれ、うつ病エピソードを四回経験すれば、晩年に認知症を発症するリスクが倍増することがデータで示されている。しかも聞いて驚くなかれ、事態はそれよりはるかに深刻だ。……アメリカではうつ病や双極性障害、統合失調症の患者は、精神科治療を受けていない人と比べ寿命が一二～二〇年も短くなっている」。

この発言は、治療パラダイムが完全に失敗に終わったこと、治療のせいで患者が持続的に症状と認知障害を抱え、早すぎる死に至っていることを伝えるものだった。「さて今皆さんは、われわれが行っている治療の一つが長期的に適切な効果を挙げていないことを知ったわけです」。ポストは大きく声を張り上げた。「では一体われわれはどうすべきなのか？」。

告白が次から次に飛び出した。むろん精神医学界には、双極性障害への抗うつ薬使用を裏付ける「証拠基盤」が存在したが、ポストによると、製薬会社が実施した臨床治験は「われわれ臨床家には実質的に何の役にも立たない。……それは、われわれが本当に必要とする知識、すなわち予想される患者の反応や、初回治療で反応が得られなければ次の反復治療はどうすべきか、どれくらい治療を続けるべきかといったことを教えてくれない」。実際に「抗うつ薬のような低質な治療法に反応を示す」のは、一握りの患者に過ぎない、と彼は付け加えた。抗精神病薬を中止した双極性障害患者の再発率が高いことを示した、製薬企業の助成を受けた近年の臨床治験に関しては、こうした研究は理論的には長期的服用の必要性を示す証拠となるものだが、研究自体が「［プラセボ群の］再発を引き起こすデザインだった」とグッドウィンは語る。「この研究は、薬がやはり必要であることを示す証拠ではない。薬に適応した脳が突然変化に直面すれば、再発するということを示す証拠なのだ」。ポストもこう言い添えた。「抗うつ薬の誕生から五〇年経った今、われわれはいまだに双極性うつ病の治療法をよく分かっていない。新たな治療アルゴリズムが必要なのに、それがまだ考案されていないのだ」。

この状況はさながら、小説『オズの魔法使い』の中で、カーテンを開けてみると強大な魔法使いオズが実は貧相な老人だったと判明した場面を思い起こさせる。その日の午前中、ファイザー社の展示ブースに足を運んで、ジオドンの効果を紹介するビデオゲームに興じた聴衆にとっては、衝撃的な瞬間だったにちがいない。三〇年前にはガイ・シュイナードとバリー・ジョーンズが、薬が誘発する「過敏性精神病」について発表し精神医学界に波紋を広げたが、精神科医らは今回、双極性障害の転帰が三〇年前に比べ悪化しており、その原因がおそらく抗うつ薬にあるという事実と向き合うことを求められている。精神刺激薬も双極性障害を悪化させるように思われ、シンポジウムの最後にガエミは聴衆に対し、精神医学界は精神科治療薬の使用に当たって「ヒポクラテス的な」方針を採用すべきであり、長期的な有用性を示す十分な証拠がない限り、処方を中止すべきだろうと述べた。「薬の処方ではなく、診断だ」と彼が発言すると、こうした議論の展開に次第に興奮を募らせた聴衆のうち何人かが、途中でブーイングを送った。

「五万人の精神科医が間違っていることなどあり得るのか？」と彼は、双極性障害の治療に対する抗うつ薬使用に触れてこう問うた。「この疑問に対する私の答えは、たぶんあり得る、というものだ」。

リチウム登場以前の双極性障害

本書をここまで読みすすめた読者の皆さんなら、薬物療法の登場とともに双極性障害の転帰が大幅に悪化したと聞いても驚くはずがない。唯一驚くべきは、この失敗についてＡＰＡ総会で忌憚なく議論が行われた点である。統合失調症、不安、うつ病への薬物療法の長期的な転帰に関し学術文献が明らかにしている事実を考慮すると、双極性障害の治療に使用される薬剤カクテルが、長期的に良好な結果をもたらすと思えないのも当然である。慢性化の増大、機能低下、認知障害、身体疾患――得てして抗うつ薬や抗精神病薬、気分安定薬、ベンゾジアゼピン、それにおそらく精神刺激薬なども含むカクテル療法を受けた患者には、これら全ての症状が現れると想定できる。これは、前もって予想できたはずの医学界の交通事故であり、この物語の歴史を振り返れば、残念ながら細部に至るまであまりにお馴染の展開が見受けられる。

「双極性」障害は、一九八〇年にAPAの『精神疾患の診断・統計マニュアル』（DSM-Ⅲ）に初めて登場した比較的新しい診断名だが、古くはヒポクラテスの時代の医学書に、躁病とうつ病のエピソードが交互に現れる患者の記述が残っている。一七世紀のドイツの医師クリスチャン・ベイターは、こう書いている。「うつ病はしばしば躁病に移行し、その逆も生じる。うつ病患者は、今笑ったかと思うと次の瞬間には悲嘆にくれ、それ以外に無数の奇妙な身振りや行動様式をとる」。イギリスの精神科医ジョン・ハスラムは、「怒り狂う躁病患者が急に深いうつ状態に陥り、重い抑うつに陥った惨めな患者が暴力的な狂乱状態へと変化する」様子を記録している。フランスの精神科医ジュール・バイラルジェーは、一八五四年にこの病気を *la folie à double forme*（複形精神病）と名付けた。それは珍しいが、識別可能な精神病の一種だった[1]。

エミール・クレペリンは診断学の教科書を刊行した際、この種の患者を躁うつ病群に分類した。この診断分類には、（躁うつ両方でなく）うつ病のみまたは躁病のみの患者も含まれ、クレペリンは、こうした感情状態の変化は全て同じ基礎疾患から生じると推理した。躁うつ病が、単極性と双極性に初めて分かれたのは一九五七年のことで、この年にドイツの精神科医カール・レオンハルトが、躁型はうつ型と比べ家族遺伝性が高いように見えると考えた。彼は躁病患者を「双極性」と呼び、その後、他の研究者らが単極性躁うつ病と双極性躁うつ病のそれ以外の相違点を明らかにした。双極性の方が発症時期が早く（しばしば二〇代に発症）、また双極性患者の方が慢性化リスクがやや高いように見受けられた。

ワシントン大学（セントルイス）のジョージ・ウィノカーは、一九六九年の著書 *Manic Depressive Illness* において単極性うつ病と双極性障害を別のものとして扱い、この区別に基づき躁うつ病に関する文献をレビューして「双極性」患者のデータを分離した。昔の研究では、平均して躁うつ病グループの約四分の一が躁病エピソードを経験しており、つまり「双極性」だった。様々なデータを総合すると、双極性障害は珍しい病気だった。一九五五年の双極性障害による入院患者数はおそらく一万二七五〇人で、一万三〇〇〇人に一人の割合で障害が発生していた(2)。同じ年、アメリカ国内の精神病院への双極性障害による「初回入院」は、約二四〇〇件に過ぎなかった(3)。

ウィノカーが発見したように、薬物療法が始まる以前の躁病患者の長期的な転帰は極めて良好だった。ホレイシオ・ポロックは一九三一年の研究で、躁病の初回発作によりニューヨーク州立精神病院に入院した患者の五〇パーセントには（一一年の追跡調査期間中に）二度目の発作が起こらず、三回以上のエピソードを経験した患者は二〇パーセントにとどまったと報告した(4)。ジョンズ・ホプキンス大学医学部のＦ・Ｉ・リーサムは、一九二九年に躁うつ病患者二〇〇〇人を対象とした調査を行い、躁病集団の八〇パーセントが一年以内に回復し、長期的入院が必要だったのは一パーセント未満であることを確認した(5)。グンナー・ルンドクイストの研究では、躁病患者一〇三人のうち七五パーセントが一〇カ月以内に回復し、その後二〇年間、患者の半数は一度も発作を起こさず慢性的な経過をたどったのは八パーセントにとどまった。この患者集団のうち八五パーセントは「社会的回復」を遂げ、以前の仕事を再開した(6)。最後に、アイオワ大学のミン・ツァンは、一九三五～四四年に精神病院に入院した躁病患者八六人の続く三〇年間の経過を調べ、七〇パーセント近くが良好な転帰を示したこと、すなわち結婚してマイホームを持ち、仕事をしていることを確認した。この長期にわたる追跡調査期間中、半数は無症状だった。総じてツァンの研究では、躁病患者は単極性患者と同じように経過が順調だった(7)。

ウィノカーによると、以上の結果から「躁うつ病が患者に恒久的影響を及ぼすと考える材料は見当たらない。その意味で躁うつ病はむろん、統合失調症と異なるものである」と判明したという。複数回の躁うつエピソードを経験する患者もいるが、個々のエピソードはたいてい「持続期間が数カ月」にとどまり、「多くの患者は、エピソードを一回しか経験しない」。何より重要なこととして、患者はいったん双極性エピソードから回復すると、たいてい「簡単に普段の仕事を再開」していた(8)。

双極性障害への道

ＮＩＭＨによると、現在アメリカでは成人の四〇人に一人が双極性障害を抱えている。そこでこの病気の転帰に関する文献を検討する前に、この驚くべき罹患率上昇の原因を把握する必要がある。[9] 一番手っ取り早い説明は、精神医学の進歩により診断の境界線が大幅に拡大したというものだが、それは原因の一つに過ぎない。向精神薬（合法、非合法を問わず）が、双極性障害の急増に一役買っている。

マクリーン病院、ピッツバーグ大学、シンシナティ大学付属病院の研究者らは、双極性障害初回エピソード患者の調査を行い、少なくとも三分の一が躁病または精神病の初回エピソード発症以前に、マリファナや他の非合法薬物を使用した経験があることを確認した。[10] この物質乱用が「引き金となって次第に激しい感情反応が起こり、ついには躁病・うつ病エピソードとなって際限なく持続している」可能性がある、とシンシナティ大学の研究者らは結論づけた。[11] 三分の一という数字ですら、低すぎるかもしれない。マウント・サイナイ医科大学の研究者らは二〇〇八年に、二〇〇五年および〇六年にコネチカット州のシルバーヒル病院に入院した双極性障害患者の三分の二近くが、非合法薬物の乱用後に「気分変調」の初回発作を経験していると報告した。[12] 広く見られた原因物質は、精神刺激薬、コカイン、マリファナ、幻覚剤だった。二〇〇七年にはオランダの研究者らが、マリファナ使用により「双極性障害の初回診断リスクが五倍高まり」、オランダにおける双極性新規症例の三分の一は、マリファナ使用に端を発するものであると報告した。[13]

抗うつ薬も、多くの人を双極性障害へと追いやった。その理由を理解するには、この薬剤クラスが発見された経緯を振り返ってみればよい。イプロニアジドを投与された結核患者が、病棟で踊り出したという記録が残っている。この雑誌記事にいくぶん誇張が混じっているにしても、無気力な患者が急に興奮した態度を見せたことが記されている。一九五六年にジョージ・クレーンが、抗うつ薬が引き起こす躁病に関して初めて報告し、以来この問題はずっと学術文献に取り上げられ続けている[14]。一九八五年には、スイスの研究者らが、チューリヒのブルクヘルツリ精神病院で様々な種類の患者の変化を追跡し、抗うつ薬の導入後に躁症状を伴う症例の割合が急増したことを報告した。「双極性障害が増加し、これまで以上に多くの患者が頻繁なエピソードのため入院した」と彼らは述べている[15]。ＡＰＡは一九九三年のうつ病治療指針において、「ＥＣＴを含む抗うつ薬治療は全て、躁病エピソードや軽躁エピソードを引き起こす可能性がある」と告白した[16]。数年後、イェール大学医学部の研究者らがこのリスクを定量化した。彼らは、一九九七〜二〇〇一年にうつ病または不安障害と診断された患者八万七二九〇人の記録を検討し、抗うつ薬治療を受けた患者が年七・七パーセントの割合で双極性障害に転換していることを確認した。これは、抗うつ薬への曝露がない患者の三倍にのぼる数値だった[17]。その結果、長期的にみると、最初に単極性うつ病と診断された患者の二〇〜四〇パーセントが今日では、最終的に双極性障害に転換している[18]。それどころか、全米うつ病・躁うつ病協会が実施した近年の調査によると、双極性と診断された患者の六〇パーセントが、最初は大うつ病だったが抗うつ薬の使用後に双極性に変わったと回答した[19]。

これは、双極性患者を恒常的に作り出すプロセスの存在を物語るデータである。フレッド・グッドウィンは、二〇〇五年の *Primary Psychiatry* のインタビューで次のように説明している。「医原的に双極性患者を作り出せば、その患者はたとえ原因となる抗うつ薬を中止しても、双極性障害を再発する可能性が高まる。いったん躁病エピソードを経験した患者は、抗うつ薬による刺激がなくともさらなる発作を起こしやすいことが証拠として示されている」[20]。イタリアのジョバンニ・ファバは、これを次のように評した。「抗うつ薬が引き起こす躁病は、単なる一時的な完全に可逆的な現象ではなく、症状悪化の複雑な生化学的メカニズムの引き金となる可能性がある」[21]。

合法、非合法薬物が双極性障害への道を後押ししているなら、一九五五年に稀だった病気が現在ありふれたものになったのも少しも不思議ではない。SSRIは一九九〇年代にアメリカ全土を席巻し、一九九六〜二〇〇四年までに双極性障害と診断された成人の数が五六パーセント増加した。一方で、過去三五年の間に精神医学界が診断の境界線を着実に拡大したことも、双極性障害の急増を促した。

双極性障害と躁うつ病が初めて区別された当時、双極性障害と診断されるには、躁、うつ各々について入院が必要なほど重篤な発作を繰り返している必要があった。だがその後一九七六年に、NIMHのグッドウィンらが、躁病でなくうつ病が原因で入院したが軽度の躁エピソード（軽躁）もある患者については、同じ双極性障害でも重篤度が低い双極Ⅱ型と診断してはどうかと提案した。やがて双極Ⅱ型の診断基準が拡大し、躁うついずれの症状で入院したこともないが、単に双方のエピソードを経験した患者を含むようになった。ついで一九九〇年代に精神医学界では、軽躁と診断されるには「高揚した、開放的な、または易怒的な気分」が四日間続く必要はなく、単にそうした気分症状が二日続けばよいとの判断が下された。双極性障害は広がりつつあり、診断上の境界線がこのように拡大したのを受け、突如として研究者の間から、人口の最大五パーセントが双極性障害に罹患しているとの発表がなされた。だが、双極性障害の大流行はこれで終わりではなかった。二〇〇三年にはＮＩＭＨ元所長のルイス・ジャッドらが、多くの人に躁病とうつ病の「診断閾値以下」症状が認められるため、この人々は「双極性スペクトラム障害」と診断できると主張した[22]。こうして双極Ⅰ型、双極Ⅱ型に加えていまや「双極性障害と正常の間の中間双極性（bipolarity Intermediate）」が登場したのだ、と双極性障害に詳しいある専門家は説明している[23]。ジャッドの計算では、アメリカの成人の六・四パーセントが双極性症状を持つというが、今では成人の四人に一人が双極性という枠の中にひとくくりにでき、かつては珍しかったこの病気が風邪と変わらぬほどありふれたものになっていると主張する論者もいる[24]。

リチウムの登場

一九六〇年代に薬物療法革命が最盛期を迎えると、主要な精神疾患全てに各々に適した魔法の弾丸があるかの如く思われた。そして双極性障害が躁うつ病と区別されると、この病気の治療に適した候補物質としてリチウムが発見された。アルカリ金属に含まれるリチウム塩は、一五〇年以上前から医学界でその存在を知られていたが、一九七〇年代初めに突如として、新たに特定された双極性障害という病気に対する一種の治療薬としてもてはやされた。コロンビア大学の精神科医ロナルド・フィーブは、一九七五年の著書 *Moodswing* の中で「精神医学において、再発性の躁うつ状態に対しリチウムほど迅速、特異的かつ恒久的に作用する治療法を見たことがない」と述べた[25]。

自然界で最も軽量な金属リチウムは、一八一八年にスウェーデン沖合で採取された鉱石の中から発見された。リチウムは尿酸を溶かすとされたため、腎臓結石や痛風患者の関節に蓄積する尿酸結晶を破砕する治療薬として販売された。一八〇〇年代後半から一九〇〇年代初めにはエリキシル剤や清涼飲料の成分として広く使われ、ビールなどの飲物にも添加されていた。だが最終的に、リチウムには尿酸を溶かす作用がないことが明らかになり、心血管障害を引き起こすと判明したのを受け、一九四九年にFDAはリチウムを禁止した[26]。

精神科治療薬としてのリチウムの復活はオーストラリアで始まり、精神科医のジョン・ケイドが、モルモットにリチウムを与えるとおとなしくなるのを確認した。一九四九年にケイドは、躁病患者一〇人をリチウムで治療したと報告したが、発表した論文の中で彼は、同じ治療法により一人が死亡、二人の症状が重篤化したことに触れなかった。リチウム入り清涼飲料メーカーは昔から知っていたように、リチウムは極めて少量でも有毒となりうる。知能と運動の双方が損なわれるおそれがあり、用量があまりに高いと昏睡から死に至る場合もある。

単極性障害が独自の疾患として登場するまで、アメリカの精神科医は総じてリチウムにほとんど興味を示さなかった。それ以前は、躁病エピソードの緩和にソラジンなどの神経遮断薬が使用されたため、同じように脳機能を低下させると思われる別の薬は必要なかったのだ。だがジョージ・ウィノカーが一九六九年に著書を発表し、躁うつ病を単極性と双極性に分類すると、精神医学界ではこの新たな病気への対抗手段が必要とされた。

どの製薬会社もリチウムの特許を取得できなかったため、ＡＰＡ主導でＦＤＡから承認を得た。リチウムのプラセボ対照研究は、これまでにごくわずかしか実施されていない。一九八五年にイギリスの研究者らが学術文献を探したものの、評価に値する研究は四件しか見つからなかった。だがその四件の研究において、リチウムは患者の七五パーセントに良好な反応をもたらしており、これはプラセボ群の反応率よりはるかに高い数字だった。[27]リチウムの第二の証拠基盤となったのは、ご多分にもれず退薬研究だった。一九九四年に退薬研究一九件を分析した研究者らは、リチウムを中止した患者の五三・五パーセントが再発したのに対し、リチウム継続患者の再発率は三七・五パーセントであることを確認した。これはリチウムが再発を防ぐ証拠とみなされたが、同じ研究者らによると、リチウムを徐々に中止した二、三件の研究では、再発率は二九パーセント（薬剤継続患者より低い数値）にとどまったという。[28]

結局のところ、これはリチウムの患者への恩恵を示す上でとりわけ確実な証拠ではなく、一九八〇年代には何人かの研究者が、リチウムの長期的効果に疑念を提起しはじめた。彼らは、リチウムの導入以降、アメリカとイギリス両国で躁病による再入院率が上昇したと指摘し、最終的には、双極性患者がこれほどの高頻度で病院の緊急治療室に現れる理由が明確になった。

様々な研究の結果、リチウム服用患者の五〇パーセント以上がかなり短期間で薬を止めていることが分かった。中止の理由は得てして、リチウムのせいで思考や身体動作が鈍るのを患者が嫌がったためであり、薬を止めると驚くほど高い割合で再発した。ロス・バルデッサリーニは一九九九年に、リチウムの服用経験がない場合、双極性患者の五〇パーセントが再発するには三年近くを要するのに対し、リチウムを服用した全患者の半数が中止後五カ月以内に再発したことを報告した。リチウム中止後のエピソードの間隔は、自然経過と比べ七倍も短かった[29]。「リチウム療法中止後の再発リスクは……特に躁病に関しては、治療前の患者の経過、または双極性障害の自然経過に関する一般的知識から想定されるリスクをはるかに上回る」とバルデッサリーニは述べた[30]。他の研究者も同じ現象に言及しており、ピッツバーグ大学のジョナサン・ヒンメルホックは、「おそらく感受性が亢進した受容体や膜経路のために、［リチウム中止により］躁病再発が引き起こされやすくなる」と説明する[31]。

つまりリチウム服用後に薬を中止した双極性患者は、結果的に「薬物療法を一度も受けなかった場合以上に症状が悪化する」ことになる、とイギリスの精神科医ジョアンナ・モンクリフは述べる[32]。スコットランドの精神科医ガイ・グッドウィンは一九九三年に、リチウム投与後二年以内に服用を中止した場合、再発リスクが極めて大きいためリチウムは「双極性患者に有害となる」可能性がある、との結論を下した。リチウムの導入以後、双極性患者の再入院率が高まったのは、この薬が誘発する症状悪化によって「完全に説明できるかもしれない」と彼は述べている[33]。

一方でリチウムを続けた患者も、さして経過が順調ではなかった。約四〇パーセントが、初回入院から二年以内に再発し、五年後までに六〇パーセント以上が再び病気になっていた[34]。リチウムに長期的に良好な反応を示したグループも存在した——おそらく最初に薬物療法を実施した患者の二〇パーセント——が、大部分の患者はリチウムによる長期的な症状軽減がほとんど認められなかった。イリノイ大学のマーティン・ハロウとジョゼフ・ゴールドバーグは一九九六年、四・五年後の時点でリチウム服用患者の四一パーセントが「不良な転帰」を示し、ほぼ半数が再入院し、全体としてこれらの患者が「機能」面で非服用患者を上回ることはなかったと報告した[35]。これは惨憺たる結果だったが、続いてＵＣＬＡのマイケル・ギトリンが、リチウム投与双極性患者の五年後について同様の結果を報告した。「積極的な薬物維持療法を行っても、大多数の双極性患者における相対的に不良な転帰を予防できない」と彼は述べている[36]。

リチウムは現在もまだ使用されているが、一九九〇年代後半に「気分安定薬」が市場に導入されて以降、第一選択薬としての地位を失った。モンクリフが一九九七年に述べた表現を借りれば、リチウムの効果をめぐる事実関係は次のようにまとめられる。「双極性障害の長期的見通しにおいては無効であることが示唆され、様々な形の弊害を伴うことが確認されている[37]」。

常態化する双極性障害

精神科治療薬による双極性障害の治療に関して、学術文献から実際には次の二つの筋書きが引き出される。一つ目は、この病気に対する魔法の弾丸としてのリチウムの台頭と失墜の物語。もう一つは、精神医学専門家がいたる所で記述しているように、精神薬理学が登場して以降の双極性障害の転帰の大幅な悪化を示す筋書きである。

リチウムがアメリカの精神医学界に意気揚々と登場する以前にあたる一九六五年の時点で、ドイツの精神科医らは早くも、躁うつ患者に生じつつある変化に頭を悩ませていた。抗うつ薬服用患者は頻繁に再発し、薬のせいで「躁うつ病の経過が、不規則な間隔でのエピソード発生から継続的症状を伴う慢性疾患へと変化した」と彼らは述べている。また彼らは、一部の患者について「抗うつ薬が不安定化を招き、そのせいで最初に軽躁が現れたのち、軽躁と抑うつのサイクルを繰り返すようになった」とも指摘した。(38)

躁うつ病患者の場合、エピソードの間の無症状期間が長くなり、その期間中は十分に機能できることが良好な転帰につながるため、これは明らかに憂慮すべき事態だった。抗うつ薬は、症状がない合間の時期をなくすか、あるいは少なくともその期間を大幅に短くしていた。薬が登場する以前、クレペリンらは生涯に三回以上のエピソードに見舞われる躁病患者は約三分の一に過ぎないと報告していた。だが一九六〇年代と七〇年代の双極性患者に関する複数の研究をみると、三分の二は症状が慢性化している。「三環系抗うつ薬の投与によって、推定再発率が人為的に高められている可能性がある」とフレデリック・グッドウィンは一九七九年に述べた。「三環系抗うつ薬の投与がエピソード回数の増加を促すメカニズムとして、躁病の誘発、薬がなければ長期的であったエピソードが複数回に分断……急速交代型の誘発……といったことが挙げられる」。(39)

またしても、薬物療法が精神疾患の経過を悪化させることが明白になりつつあった。一九八三年には、ローマの気分障害クリニック院長のアタナシウス・コウコポウロスが、イタリアの患者にも同じ現象が認められると述べた。「現在の臨床家の全般的印象として、躁うつ病再発に至る経過が過去二〇年間に大きく変化した」と彼は記している。「多くの患者について、再発頻度が高まった。躁病や軽躁が増え……急速交代型が増えるとともに、慢性的なうつ病が増加した」。薬の登場以前には、急速交代型の患者など知られていなかったが、今ではコウコポウロスが担当する躁うつ病患者の一六パーセントがこの範疇に属し、彼らは抗うつ薬治療前の年一回未満というエピソード数を大きく上回る、年六・五回という驚くべき数のエピソードを経験していた。「うつ病に効果的な治療法によって、同じ病気の将来的な経過が悪化し得るというのは、確かに逆説的に見える」と彼は認めている(40)。

こうした情報にもかかわらず、抗うつ薬は双極性患者に処方され続け、現在でも六〇～八〇パーセントの患者がSSRIや他の抗うつ薬にさらされている。その結果として、研究者の手で薬の悪影響が記述され続けている。二〇〇〇年にはナシール・ガエミが、抗うつ薬を服用した双極性患者三八人を対象とする研究において、五五パーセントが躁病（または軽躁）を発症し二三パーセントが急速交代型になったと報告している。この抗うつ薬投与群は、このクラスの薬剤にさらされなかった第二の双極性患者群と比べて「うつ状態の期間が有意に長かった(41)」。「抗うつ薬は、躁病と長期的悪化という大きなリスクを伴う」と数年後にガエミは述べ、過去に何度も指摘されてきたメッセージを繰り返している(42)。ルイヴィル大学のリフ・エル・マラクも同様に、抗うつ薬は「病気を不安定化させ、躁病・うつ病双方のエピソード回数の増大をもたらす」おそれがあると結論づけた。抗うつ薬により、躁うつの感情が同時に生じる「混合状態になる可能性が高まる」と彼は付け加えている(43)。

二〇〇三年にはコウコポウロスが再び議論に加わり、抗うつ薬が誘発する急速交代型から完全に回復するのは、(原因となる抗うつ薬を中止した後でも)長期的にみて患者の三分の一にとどまり、四〇パーセントは何年もの間「重症度が変化することなく急速な躁うつ交代を」繰り返すと報告した。[44]それから間もない二〇〇五年には、エル・マラクがもう一つの新たな問題を指摘した。抗うつ薬は双極性患者に「慢性的な不快で興奮しやすい状態」を誘発する可能性がある、すなわち双極性患者はほぼ継続的に抑うつした惨めな気分で過ごすというのだ。[45]最後に二〇〇八年、ガエミが「双極性障害の系統的な治療強化プログラム(Systematic Treatment Enhancement Program for Bipolar Disorder; STEP-BD)」と呼ばれるNIMHの大規模研究において、「不良な転帰の最大の予測因子は、患者の約六〇パーセントが服用している抗うつ薬の使用であった」と指摘した。[46]抗うつ薬使用患者は非使用患者と比べ、急速交代型を発症する可能性が四倍近く高く、躁病またはうつ病エピソードを複数回経験する可能性が二倍高かった。[47]「この研究は、双極性障害への抗うつ薬使用を押しとどめるさらなる材料となるだろう」とガエミは、*American Journal of Psychiatry* に掲載された論説に記している。

過去一〇年間に何件かの大規模研究において、今日の双極性患者は常に症状が持続している様子が示された。ルイス・ジャッドは、一九七八〜八一年にNIMHの研究に参加した双極I型患者一四六人の長期追跡調査の中で、患者らが調査期間のうち三二パーセントの期間についてうつ状態にあり、九パーセントの期間躁または軽躁状態にあり、六パーセントの期間は混合症状が認められることを確認した。[48]同じ研究に参加した双極II型患者は、間違いなくそれ以上に経過が悪く、調査期間の五〇パーセントにわたりうつ状態にあった。「一見すると躁うつ病の中でも『より軽度な』病型に思われるこの疾患は極めて慢性的で、生涯にわたり症状が続くように思われる」とジャッドは述べた[49]。ニュージャージー医科大学のラッセル・ジョフは二〇〇四年に、彼が調査した双極I型患者の三三パーセント、双極II型患者の二二パーセントが急速交代型であり、両群とも調査期間のほぼ半分は症状が認められたと報告した[50]。他方でロバート・ポストは、調査した双極性患者二五八人中三分の二近くが、年四回以上のエピソードを経験していたと発表した[51]。以上の研究全てが、同じ結論を指し示していた。すなわちジャッドが言うように「双極性障害が、感情エピソードの度重なる再発を特徴とする経過をたどる慢性的な疾患であることは、今や十分に立証されている」のだ[52]。

生じた被害

Psychiatric Quarterly に発表された二〇〇〇年の論文で、ハーバード大学医学部の精神科医カルロス・ザレートと、イーライリリー社の委託を受けた精神科医マウリシオ・トーヘンは、新たな懸念を明らかにした。現在の双極性患者はかつてと比べはるかに症状が多いだけでなく、機能も低下しているというのだ。「精神薬理学の誕生以前には、躁病の不良な転帰は比較的珍しい事象とみなされていた」と二人は述べている。「だが現代の転帰の研究結果からは、双極性患者の大部分に高い割合で機能障害が認められると判明した」。「この違い」は一体何によって説明できるのだろう、と二人は首をひねった[53]。

双極性患者の機能面での転帰の著しい悪化は、容易に見て取ることができる。リチウム登場以前には、躁病患者の八五パーセントが仕事に戻るか、「罹患前の」社会的役割（たとえば主婦など）に復帰していた。ウィノカーが一九六九年に述べたように、ほとんどの患者は「何の困難もなく普段の職業を再開した」。だがその後、双極性患者はこれまで以上に頻繁に緊急治療室との往復を繰り返すようになり、就業率は低下し始め、まもなく、全双極性患者の中で雇用されているか、その他「機能面での回復」を遂げたのは半数未満であるとの報告がなされた。一九九五年にはUCLAのマイケル・ギトリンが、自分が調査した双極性患者のうち五年後の時点で「良好な職業的な転帰」を示したのは二八パーセントにとどまると報告した[54]。三年後にはシンシナティ大学の精神科医らが、調査した双極性患者のうち、一年後の時点で「機能面の回復」を示したのはわずか二四パーセントであると発表した[55]。ピッツバーグ大学医学部のデビッド・カプファーは、双極性患者二八三九人を対象とした調査において、六〇パーセントが大学に通学し三〇パーセントが卒業したにもかかわらず、三分の二は失業状態にあることを確認した[56]。ロス・バルデッサリーニは二〇〇七年のレビュー論文で、こう述べている。「要約すると、双極I型患者は従来考えられていたより機能障害がはるかに重く、［また］注目すべきこととして、双極II型患者の機能面での転帰は、I型よりはるかに悪い可能性があることを示すいくつかの証拠が存在する[57]」。

抗うつ薬によって双極性患者が経験するエピソードの回数が増えれば、当然ながら患者が仕事に復帰する能力も低下する。だが近年明らかになってきたように、問題の根はそれよりはるかに深い。クレペリンの時代に遡ると、躁うつ病の特徴の一つは、いったん躁うつエピソードから回復すると、患者は病気になる前と同等の知性を示すという点にあった。ザレートとトーヘンが二〇〇〇年の論文で指摘したように、「一九七五年以前に実施された研究では、双極性患者の認知障害に関し一貫性ある知見は認められなかった」。だがリチウムは思考を鈍麻させることで知られるため、突如としてこの信念を再検討する研究が始められた。一九九三年、NIMHの研究者らは双極性患者と統合失調症患者の認知機能を比較し、双極性患者は機能低下の徴候を示した一方、「統合失調症では障害がより重度で広範囲にわたる」との結論を下した[58]。

これはある意味で、見方次第でいかようにもとれる知見だった。双極性患者の認知障害はさほどひどくないと解釈することも可能だが、リチウム以前の状況を踏まえて、なぜ双極性患者が突然に知能低下の徴候を見せるようになったのかと疑問に思うこともできる。だがこれは、悲劇的な物語の序奏に過ぎなかった。リチウム単独療法の人気が衰えると、精神科医らは今度は「薬剤カクテル」を用いた治療に目を向け始めた。するとすぐに次のような報告が上がるようになった。「統合失調症と感情障害に見られる認知障害を……十分な信頼性をもって定性的に区別することはできない[59]」。この二つの疾患に見られる機能低下の程度が突然一致するようになり、二〇〇一年にはボルチモアにあるシェパード・プラット医療システムのフェイス・ディッカーソンが、この一致についてさらに詳細に説明している。彼女は、薬物療法を受けている統合失調症患者七四人と、薬物療法を受けている双極性患者二六人を対象に、認知機能と社会的機能の四一項目を評価する一連の検査を実施し、四一項目中三六項目で双極性患者に統合失調症患者と同等の機能低下が見られることを確認した。「双極性患者と統合失調症患者の間には、似通った認知機能のパターンが」認められた、と彼女は述べている。「社会的機能に関する項目の大半で、双極性障害患者に統合失調症群との有意な差は見られなかった[60]」。

その後、双極性患者の有意な認知機能低下に関する報告が、世界各地の研究者から次々と舞い込むように思われた――イギリス、スウェーデン、ドイツ、オーストラリア、スペインの研究者が皆同じ現象を伝えていた。オーストラリアでは二〇〇七年に、双極性患者はたとえ症状がごく軽度であっても、「神経心理学的な瘢痕《はんこん》」が見られる――意思決定スキルや言語流暢性、記憶力の障害――ことが報告された[61]。他方でスペインの研究者らは、双極性患者と統合失調症患者の認知機能には「いかなる検査でも長期的な相違は認められない」と指摘した後、両群ともに「前頭前野および傍辺縁系構造」の機能不全がみられると結論づけた。また彼らは、「患者がより多くの薬物療法を受けているほど、心理社会的な機能低下も大きくなる」ことに気づいた*1[62]。最後にイギリスの研究者らが、双極性患者の日常生活を調査した結果、三分の一以上が「友人との社会的活動に滅多にまたは全く関わっておらず」、彼らの社会生活は統合失調症患者とほぼ同じくらい乏しいことを確認した[63]。

このように二つの診断グループの長期的な転帰が一致するのは驚くべきことである。このことを記述したアメリカおよび海外の精神科医らは概ね、この現象を議論する中で薬の存在という大

---

*1　この研究において、患者が受けた薬物療法別に見た認知機能低下の程度は、少ない順に以下の通りであった。リチウム単独療法、無治療、神経遮断薬単独療法、併用療法。ただし「無治療」群については、過去に精神病治療薬への曝露があったか否かを含め詳しい情報は示されていない。

きな事実を努めて無視しようとしたが、中には精神科治療薬が原因である可能性があると認めた論者も存在した。ザレートは論文の一つにおいて、定型抗精神病薬は「この病気の全般的経過に悪影響を及ぼしているかもしれない」と述べた(64)。のちに彼とトーヘンは、「薬が誘発する変化は、初期の研究と比較的最近の研究に見られる回復率の相違を説明するもう一つの要因とも考えられる」と述べている。抗精神病薬は「うつ病エピソードの増加」と「機能面での回復率低下」をもたらす可能性がある一方、抗うつ薬は「病気の経過の悪化」を引き起こす可能性がある、と彼らは指摘した。彼らによれば、認知機能の低下は、薬物療法を受けた統合失調症患者の長期的経過を悪化させている最大の理由であり、「薬の副作用が、双極性障害患者の認知障害を説明する一つの要因ではないかと示唆される」(65)。バルデッサリーニも二〇〇七年のレビューで、「神経薬理学的—神経毒性的な要因」が「双極性障害患者の認知障害」を引き起こしている可能性を認めた。最後にカプファーが、さらにもう一つの懸念を加えた。彼は、現在双極性患者が直面している全ての身体疾患——心血管疾患、糖尿病、肥満、甲状腺機能異常など——を詳しく記述し、「薬による毒性などの治療因子が」こうした深刻な病気を引き起こしている、あるいは少なくともこれらの病気に寄与しているのではないかと考えたのだ(66)。

上記の著者は全員、自らの懸念をあくまでも条件付きで提示し、薬が患者の精神面と身体面の悪化を引き起こしているかもしれないと記している。だが、この躊躇に科学的な根拠などないことはすぐ分かる。統合失調症と躁うつ病が診断上別の分類として誕生した理由は他でもなく、統合失調症群は認知機能が次第に低下し認知症に至るのに対し、躁うつ病群はそうならないためだ[*2]。

両群を似通った薬剤カクテル（通常は抗精神病薬を含む）で治療し始めた途端、転帰が一致するようになったのだ。「現場では、統合失調症と双極性障害の治療に対する薬理学的アプローチが一つに収束しつつある」と*Antipsychotics and Mood Stabilizers*の著者スティーブン・シュタールは二〇〇五年に述べた。現場では、「二つの疾病状態に対し同様の多剤併用療法」を採用している[67]。精神科治療薬は、当然ながら脳内の様々な神経伝達経路を阻害するため、統合失調症患者と双極性患者が同じ薬剤カクテルを処方されれば、脳機能に同じような異常が生じる。両群の転帰の一致は、医原的プロセスの存在を反映したものだ。すなわち二つのグループは、「本来の」問題が何であろうとも、最終的にはともに「多剤併用による精神科治療薬の副作用」と呼ぶべき問題に苦しむことになる。

現在の双極性障害は、かつてとかけ離れた姿になっている。精神薬理学が登場する以前、双極性障害はおそらく一万人に一人ほどしか罹患しない珍しい病気だった。それが今では四〇人に一人（統計によっては二〇人に一人）の割合で発生している。現在の患者の大半は、（初回診断時に

＊2 次第に認知症へと悪化する統合失調症患者は、クレペリンの定義でいう早発性痴呆だった。この患者群は、現在の統合失調症と質的に全く異なる症状を示し、マーティン・ハロウの一五年調査で見たように薬物療法を受けなかった統合失調症患者の多くが回復している。コートニー・ハーディングも、長期研究で同一の結果を報告した——薬物療法非実施患者の多くが完全に回復した。従って、今日統合失調症と診断された人の何パーセントが（たとえ継続的な薬物治療を受けずとも）長期的な認知機能低下を経験するかは不明である。

表３　現代の双極性障害の変遷

	リチウム以前の双極性障害	今日の双極性障害（投薬あり）
有病率	5,000 ～ 20,000 人に１人	20 ～ 50 人に１人
長期的な機能面の転帰が良好	75 ～ 90%	33%
症状の経過	躁病・大うつ病の一時的な急性エピソード。エピソードの合間には正常気分への回復、望ましい機能適応を伴う	急性エピソードからの緩慢または不完全な回復、再発リスクの持続、病的状態の長期的継続
認知機能	エピソード合間の機能低下や長期的な機能低下はない	エピソードの合間ですら機能低下が見られる。多くの認知機能の長期的低下。投薬した統合失調症に認められると同様の機能低下

複数の情報源から上記データを得た。特に Huxley, N. "Disability and its treatment in bipolar disorder patients." *Bipolar Disorders* 9 (2007): 183-96 を参照。

は）かつての入院患者ほど症状はひどくないものの、その長期的な転帰は不可解なほどに悪化している。バルデッサリーニは二〇〇七年のレビューで、この転帰の大幅な悪化を段階を追って詳しく説明してさえいる。薬が登場する以前は、「エピソードの合間に正常気分［無症状］への回復と望ましい機能的適応」が見られた。だが現在は、「急性エピソードからの緩慢または不完全な回復、再発リスクの持続、および病的状態の長期的継続」が認められる。かつては双極性患者の八五パーセントが、「罹患前の」機能を完全に回復し仕事に復帰していた。現在、「罹患前のレベルへの社会的・職業的機能の完全な回復」を達成しているのは三分の一に過ぎない。かつては、患者に長期的な認知機能低下は見られなかったが、今では統合失調症患者とほぼ同程度の機能低下に至っている。これらは全て、驚くべき医療災害の存在を語るものであり、バルデッサリーニは、薬物療法革命という現象全体に相応しい評価として次のように書き記している。

双極性障害の転帰は、かつて比較的良好とみなされていたが、現代の知見から、治療法の大幅な進歩にもかかわらず、この障害が蔓延し不良な転帰が広く見られると示唆される。(68)

グラフが全てを物語る

成人の主な精神疾患に関する転帰の文献検討も、そろそろ終わりに近づきつつあり、今ここでマーティン・ハロウの統合失調症の転帰に関する一五年間の調査に戻れば、劇的な結末にたどりつける。ハロウは統合失調症患者の追跡調査に加えて、クレペリンなら躁うつ病集団と定義したであろう「他の精神疾患」患者八一人について調査を行った。この集団には双極性患者三七人、単極性患者二八人が含まれ、残る一六人は様々な比較的軽度の精神病だった。この集団の半数近くが調査期間中に精神科治療薬の服用を中止したため、ハロウは実際には次の四つのグループの追跡調査を行った。すなわち投薬あり／なしの統合失調症患者、および投薬あり／なしの躁うつ病患者である。結果を検討する前に、私たちなりの見解を手早く確認してみよう。これら四グループの長期的な転帰はどうなると想定されるか？

図10　統合失調症患者と躁うつ病患者の15年後の転帰

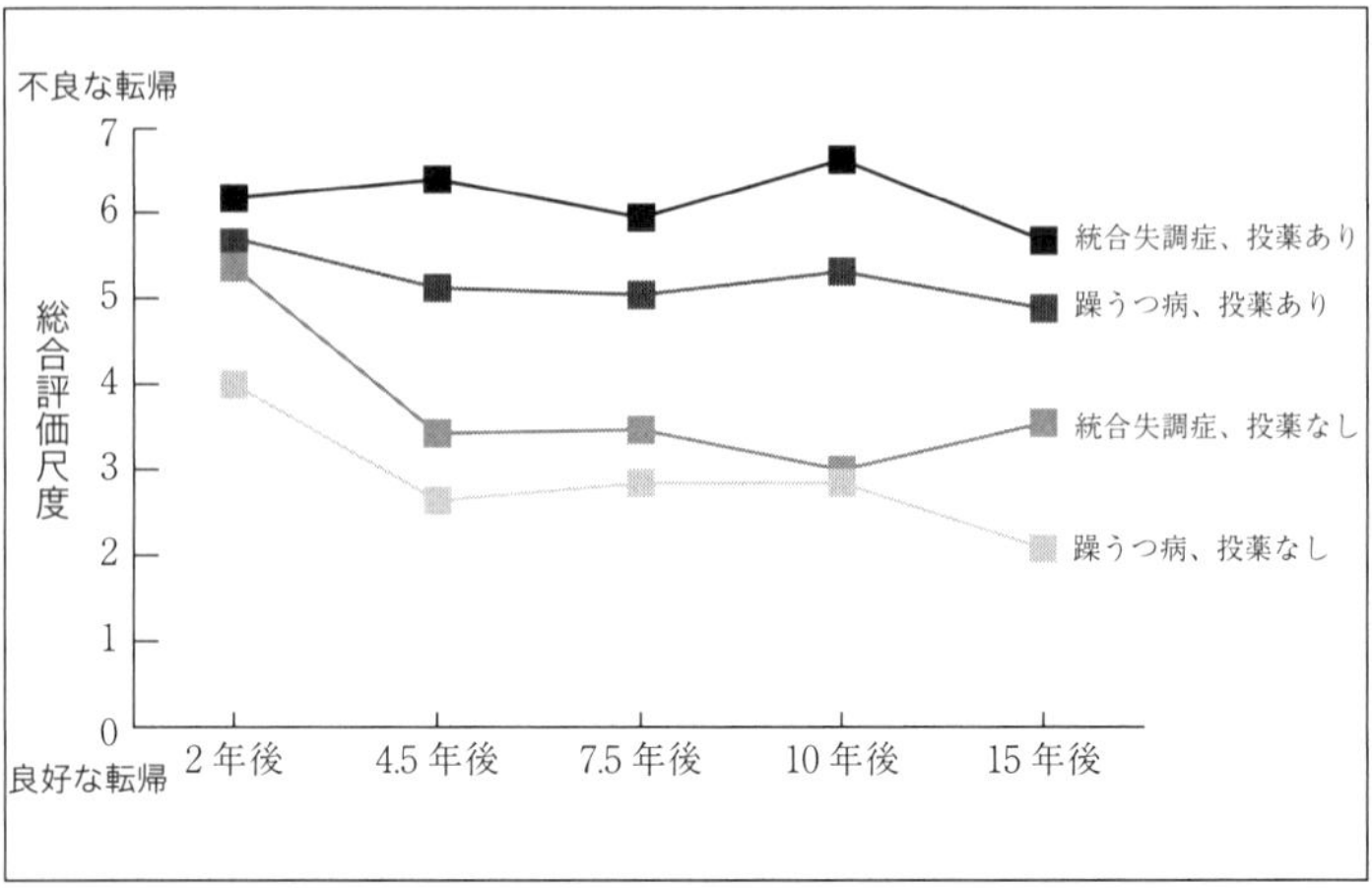

上のグラフの「躁うつ病」群は、双極性障害、単極性うつ病、比較的軽度の精神病性障害の患者から成る。

出典：Harrow, M. "Factors involved in outcome and recovery in schizophrenia patients not on antipsychotic medications." *The Journal of Nervous and Mental Disease*, 195 (2007): 406-14.

さあ、鉛筆を手に取りあなたが考える結果をメモしていただきたい。

この調査の結果は次の通りである。長期的には、精神科治療薬を中止した躁うつ病患者はかなり良好な経過を示した。だが彼らの回復には時間がかかり、二年後の時点でまだ病気と闘っていた。その後は改善に向かい、調査期間終了までに合計スコアは「回復」のカテゴリー（ハロウの全体評価尺度で1または2）に入った。回復した患者は少なくともパートで働き、「容認できる水準」の社会的機能を示し、概ね無症状だった。彼らの転帰は、クレペリンの躁うつ病に対する理解と合致している。

精神科治療薬を続けた躁うつ病の経過は、さほど順調ではなかった。

二年後の時点で依然として病状は思わしくなく、投薬なしの統合失調症患者より多少悪化しているくらいだった。続く二・五年の間に、投薬なしの躁うつ病患者と統合失調症患者は改善したのに対し、服用を続けた躁うつ病患者は改善せず、四・五年目には投薬なしの統合失調症群と比べて大幅に悪い状態にあった。調査期間の終了までこの相違は残ったため、長期的な転帰を良好な順にまとめると、(1)投薬なしの躁うつ病、(2)投薬なしの統合失調症、(3)投薬ありの躁うつ病、(4)投薬ありの統合失調症、となる[69]。

むろん統合失調症は、昔から長期的な転帰が悪い精神疾患として知られ、自然界がもたらした最も重度な精神病である。だがＮＩＭＨの助成を受けたこの調査では、投薬を受けた二群の方が投薬を受けなかった統合失調症患者より経過が悪かった。この結果は、医学的治療の大きな失敗を示唆するものだが、それも驚くに当たらない。精神医学界の転帰に関する文献の歴史、五〇年以上前に繙かれ始めた歴史を知る人なら誰でも、このような転帰にたどり着くことを予測できただろう。

現代における生活に支障をきたす精神病の蔓延に寄与するという意味では、双極性障害の患者数は驚くべき数に達している。一九五五年には双極性障害による入院患者は約一万二七五〇人だったが、ＮＩＭＨによると、現在アメリカでは六〇〇万人近くの成人がこの診断名に該当し、ジョンズ・ホプキンス大学公衆衛生学部の研究者らによると、八三パーセントは生活の何らかの側面で「重度の障害」が認められる[70]。双極性障害は現在、世界における医学的障害の原因として統合失調症に次ぐ第六位に位置すると言われ、双極性障害と診断され薬剤カクテルを処方される人がさらに増加すれば、近い将来に統合失調症を追い抜き、大うつ病に次いでアメリカで二番目に罹患者数の多い精神疾患になると予想される。これが、薬物療法革命から生まれた、ある意味でほろ苦い果実なのだ。

双極性患者の物語

私は本書のため、精神病と診断された六〇人以上の人々にインタビューを行ったが、そのうち約半数がいずれかの時点で、双極性障害と診断されていた。だが、この診断を受けた三〇人あまりのうち、「器質性」の双極性障害と呼べるもの——すなわち躁病エピソードのため入院し、過去に非合法薬物や抗うつ薬への曝露がない——に罹っていたのは四人のみだった。現代における双極性障害の急増について、科学的データが示す内容を把握したところで、第2章で紹介した三人のエピソードを再び振り返ってみよう。そうすれば、彼らの物語が科学的データの示す道筋にどのように合致するか見てとることができる。その後で、もしハロウの一五年調査に参加していれば「投薬なし」群に該当したと思われる、二人の双極性患者の話を紹介することにしたい。

◆ドレア・ビーリング-クラウセン

ドレア・ビーリング-クラウセンのエピソードを今見直すと、彼女はそもそも双極性障害と診断されるべきでなかったと信じるに足る理由があることが分かる。泣いてばかりいるということでデンバーのセラピストを受診したが、彼女に躁病の既往はなかった。だがその後、抗うつ薬の処方を受けると睡眠障害が現れ始め、まもなく双極性障害と診断されて抗精神病薬を含む薬剤カクテルを処方された。聡明なティーンエージャーが精神病患者に姿を変え、もし自ら薬を断っていなければ、残る生涯ずっと精神病患者として過ごしていただろう。私が最後に彼女と話をした二〇〇九年の春、息子ルーベンを出産したばかりのドレアは母親としての喜びに輝いていた。アンジェラとともに子育てにいそしみつつも、ドレアは近いうちにマサチューセッツ総合病院で博士課程修了後の研究を再開する計画を立てていた。「双極性障害」に苦しんだ日々の記憶は、はるか遠い過去へと退いていた。

◆モニカ・ブリッグズ

私が本書を執筆していた期間中に、初回面談後にＳＳＤＩ（またはＳＳＩ）受給者を脱した人はモニカ・ブリッグズだけだった。彼女は、精神病からの「回復」を支援するボストンのピアサポート団体「トランスフォーメーション・センター」でフルタイムの仕事を見つけた。モニカの治療歴を分析すれば、彼女の社会復帰には薬物療法の変更が関係していることがすぐ分かる。

最初に会ったとき、私はモニカに抗うつ薬が誘発する躁病の危険性について話した。するとミドルバリー大学在学中の神経衰弱を思い返した彼女の頭に、ピンと閃くものがあった。「私が躁病になったのは、デシプラミンを飲み始めて六週間ほどの間のことです。きっとそれこそが、私の身に起こったことなんだわ」とモニカは語った。最初の躁病エピソードの後、抗うつ薬を含む薬剤カクテルを処方され、続く二〇年間は入退院を繰り返しながらうつ病や躁病エピソード、自殺衝動と絶えず闘い続けた。八～九種類の抗うつ薬を処方され、一連の電気ショック療法も受けたが何一つ効果はなかった。そして二〇〇六年、モニカは「何気なく」抗うつ薬の服用を止めた。初めて服用薬がリチウムだけになると、これが見事に当たって自殺願望は消え、うつ症状や躁症状もなくなった。症状軽減のおかげでフルタイムで働けるようにもなった。今になっておぞましい二〇年を振り返ると、モニカは愕然とするという。「私は今もまだ、抗うつ薬を使った危険な賭けのせいで、自分の病気が悪化していた可能性があるという事実の重さから立ち直れていません」。

◆スティーブ・ラッペン

ボストンにあるうつ病・双極性患者サポート団体DBSAのリーダー、スティーブ・ラッペンは、一九歳だった一九六九年に躁うつ病と診断された。私がインタビューした人々のうち四人は、ある種の「器質性」躁うつ病だったが、スティーブもその中の一人だった。初めて会った日、彼は興奮状態にあり、あまりに早口でしゃべるので、私はすぐにペンを投げ出し代わりにテープレコーダーに録音することにした。「これでよし、さあ、どんどんしゃべってください」と私は促した。

マサチューセッツ州ニュートンの本人いわく機能不全家族に育ったスティーブは、小さな頃に学校の教師からも両親からも「駄目な子」の烙印を押された。「教室では問題児でした」と彼は言う。「毎朝アメリカ国旗に忠誠を誓う時も、私は鉛筆を削りに行っていました。誰に指図されたわけでもなく勝手に席を立ち、目が回るまでグルグル回り続けたこともありました。僕は竜巻なんだ、と宣言して」。子どもの頃から既に気分の変動が激しく、失神発作のため一六歳で入院していた頃は、ある夜に勝手にベッドを抜け出し白衣を着こんだ。「病棟を回ってまるで医者みたいに患者と会話しました。躁状態になっていたのです」。

ボストン大学に入った最初の年、スティーブはうつ病の重い発作に見舞われた。躁うつ病の古典的な症例であり、続く五年間の彼の経過は、クレペリンなら見慣れたものだったろう。「薬は飲みませんでした」とスティーブは言う。何度かうつ病の発作を起こしたものの、エピソードの合間（とくにやや軽躁状態にある時）は調子が良かった。「気分がいい時は普段よりたくさん本を読み、締切がまだ二、三カ月も先のレポートを書きました。軽躁状態の時は、すごく勉強がはかどるんです」。彼は哲学と英語の二科目を専攻し、平均してほぼオールAの成績で大学を卒業した。

だがニューヨーク州立大学大学院（ロングアイランド）に進んで一年目、本格的な躁病エピソードに次いでうつ状態に陥り、自殺願望を抱くようになった。この時初めて、リチウムと三環系抗うつ薬を処方された。「それ以降は気分の変動は起こりませんでした。けれど基本的な生活機能を失い抑うつ状態になったのです。薬を飲んでいた間ずっと、うつ状態でした。一年間薬を続けた末に、『もうたくさんだ』と思ったんです」。

その後二〇年間、スティーブは基本的には精神科治療薬を使わずに過ごしてきた。結婚して二人の息子をもうけたのち、離婚。働いてはいたが、次々と職を変え続けた。彼の人生は混乱（明らかに躁うつ病にまつわる混乱）への道をたどっていたものの、就労不能に至ることはなかった——常に仕事を見つけていたのだ。一九九四年、自分を悩ませる気分変調を和らげようと、彼は精神科治療薬を定期的に服用し始めた。数えきれないほどの抗うつ薬や気分安定薬を繰り返し服用したが、どれも長期的な効果は得られなかった。薬物療法の失敗を受け、電気ショック療法を一四回にわたり受けたが、結果的に、この治療による記憶障害のせいでファイナンシャル・プランナーの仕事に復帰したとき、「優良顧客の名前をもう思い出せなくなっていました」。一九九八年には、三環系抗うつ薬デシプラミンの使用を開始し、そのせいでまもなく急速交代型に病型が変化した。「目が覚めると素晴らしい気分で、うつ病など完全に姿を消していました。それがわずか二日後には、またうつ状態に戻っていたんです」と彼は説明する。「その二日後、また調子がよくなりました。そして周囲の環境には、こうした気分の変化の原因になるものは何一つ見当たらないのです」。

以来ずっと、彼はSSDIを受給している。幸い二〇〇〇年以降は入院しておらず、本人が的確に指摘するように、双極性障害の症状と常に闘ってはいるものの、スティーブは生産的な人生を歩んでいる。今では再婚し、身体障害者のための「朗読」ボランティアを務めると共に、DBSAボストン支部のリーダーの一人として、双極性障害について地域の人々を対象とした講演を行っている。また様々な小さな出版社から、エッセイや詩集を刊行している。だが私が最後に話をした二〇〇九年の春には、毎日何度も気分変調を繰り返し、症状は悪化し続けているようだった。

「全体的には、薬を飲んでいた頃の方が症状は悪かったと思います。今飲んでいる薬は、効き目もないが弊害もないといった程度のものです。自分と全く同じ人間がもう一人いれば、自分自身を対照群にした臨床治験ができるのに。もし薬をのまなければ、症状が改善するのか悪化するのか、それとも変わらないのか知りたいものです」

◆ブランドン・バンクス

ブランドン・バンクスは、自分が「双極性障害」になった正確な瞬間を特定できる。抗うつ薬が原因だったが、そこにたどりつくまでに様々な出来事があった。ケンタッキー州エリザベスタウンの貧しい母子家庭に育ったブランドンは、性的虐待と身体的虐待、それに叔父叔母や親戚の命を奪った悲惨な交通事故といった痛ましい記憶を抱えている。学校では、いつも顔のあざのことを友達にからかわれるのを気にするあまり、帽子を深くかぶってあざを隠すようになった。二〇〇〇年に高校を卒業するとルイヴィルに引っ越し、定時制大学に通いながら夜は宅配会社で働いた。まもなく「具合がよくない」ことに気づき実家に戻ると、かかりつけ医に「中等度のうつ病」と診断され抗うつ薬を処方された。「三日で躁病になりました。早かったですよ」と彼は語る。

医師は、薬に対し躁反応が出たことから、ブランドンは単なるうつ病ではなく双極性障害に違いないと説明した。薬のおかげで病気が「露呈」したことを、ブランドンは前向きにとらえた。

「こう考えました。自分が双極性障害だとすぐに気づかず、長い間治療を受け続けることになったかもしれない。それを思えば悪くないじゃないかって」。気分安定剤、抗うつ薬、抗精神病薬から成る薬剤カクテルを処方されてから、彼はようやく気づいた。「それが重症化への大きな一歩だったのです」。

続く四年の間に、医師は処方する薬を何度も変えた。「色々な薬の組み合わせを使って、椅子取りゲームをやっているようでした」と彼は語る。「医者は言うんです『今度はこの薬をやめて、こっちを使ってみようか』と」。ブランドンは、デパコート、ニューロンチン、リスパダール、ジプレキサ、セロクエル、ハルドール、ソラジン、リチウムなど数えきれないほどの種類の抗うつ薬を服用し、次第に急速交代型へと病型が変化して混合状態に悩まされるようになった。彼の治療記録を見ると、不安の悪化、パニック発作、強迫行動、幻聴、幻覚といった新たな精神症状の発生も認められる。何度か入院し、駐車場ビルの屋上にのぼって飛び降りると騒いだこともあった。集中力が著しく低下したため、州当局から運転免許を没収された。「一日中家にいるだけの生活になりました。朝起きて、カウンターの上に薬を並べて飲み、また眠る。起きていようとしても無理でした。目覚めたらテレビゲームをやって、家族と一緒にブラブラしました」。

二四歳にして自分がダメ人間に思え、ある日、母親と喧嘩した後で家を飛び出し薬を飲むのを止めた。「症状はひどく悪化しました。風呂にも入らず食事もとらず」と彼は振り返る。だが数週間が経ち数カ月が経つうち、双極性障害が改善し「自分はただ混乱していただけなんだと考え始めたんです」。そう考えることで希望がわいた。変化する可能性が生まれたからだ。ブランドンは、南部をめぐる旅に出かけた。「これではホームレスも同然だ」と彼は自分に呟いたが、結果的にはこの旅が変容をもたらす体験となった。家に帰るまでに、彼は肉を食べず禁酒することを心に誓い、ヨガを実践する「健康オタク」への道を歩み出していた。「旅から戻ってみると、驚いたことに病気を克服していました。億万長者になったような気分で、いとこや叔父叔母など親戚や家族全員が、こんなに生き生きした私の姿を見るのは子どもの頃以来だと言ってくれました」。

以来、ブランドンは精神科治療薬を口にしていない。だが薬を止めるのは容易ではなく、エリザベスタウン・コミュニティ・アンド・テクニカルカレッジで学んだ二〇〇八〜〇九年には、浮き沈みの激しい彼の人生の特徴が浮き彫りになった。彼はジャーナリスト兼作家になるという夢を抱いて二〇〇八年一月に入学し、秋には大学新聞の編集長になった。彼が率いる大学新聞は、二〇〇八〜〇九年にケンタッキー州大学新聞協会から二四の賞を受賞し、ブランドン個人も、作文コンテストでの最優秀賞を含め執筆した記事で一〇の賞を手にした。信じられないことに、九カ月の間にブランドンは別の分野でも成功を収めた。彼が書いた短編小説の一つがコンテストで佳作に選ばれ、『ルイヴィル・ウィークリー』に掲載されると共に、撮影した写真が文芸誌の表紙に採用され、さらには彼が製作した短編映画が地元の映画祭で最優秀ドキュメンタリー賞にノミネートされた。二〇〇九年五月、彼は大学から「最も活躍した二年生」として表彰された。だが素晴らしい成果を挙げたこの時期でさえ、軽躁エピソードやうつ病エピソードに何度か襲われ、強い自殺衝動を感じた。「週末に、片手に拳銃を持ってうつ病の作家が書いた作品を読みふけったこともありました」と彼は語る。「そんな時には、様々な成果を挙げたせいで、かえって万事が悪化するようでした。これで十分だとは決して思えませんでした」。

二〇〇九年夏の時点でも、その状態は変わらなかった。彼は成功を収める一方で病気に苦しんでいた。その苦悩はあまりに深かったため、もし精神科治療薬で今回は効果が得られるというなら、彼自身も喜んで薬に助けを求めていただろう。「今も周りからかなり孤立していますと」とブランドンは説明する。「あざのせいで目立つんです。私は人と違うし、みんなに溶け込むことができない。それが対人面での問題になっています。でも、もっと周囲になじもうと努力していま す。今は、これまでにないほど多くの人が私の身の回りにいます。最近は、もっと人脈を広げようとしているところで、先日も友達と一緒にランチをとりました。一緒に昼食をとるのも私には一苦労です。人と関わり自分の感情と向き合うのが、私には容易でないからです。でも上手くなれるよう頑張っています」。

◆グレッグ

数学と理科が得意なグレッグ――本人から名字は伏せるよう頼まれた――は中学生時代、かき集めたガラクタ（正確には掃除機とサラダボウル）を使ってヴァンデグラフ発電機を作るような子どもだった。だが両親との関係に問題があり、高校に入ると（非合法薬物を使うことなく）錯乱状態に陥るようになった。「妄想や強い偏執があり、不安で一杯でした。両親が私を殺そうとしていると信じ込んでいました」と彼は語る。

六週間入院し、双極性の傾向を伴う統合失調性感情障害（「躁うつ」型の診断の一つ）だと言われて、抗精神病薬二種類と抗うつ薬一種類の薬剤カクテルを処方されて退院した。だが薬を飲んでも偏執的思考は消えず、二度目の入院後、追加で気分安定薬とベンゾジアゼピンを処方され、学業を続ける夢をあきらめねばならないと医師に告げられた。「死ぬまで薬を飲むことになると言われました。私はおそらく州当局の保護下に置かれ、二五歳か三〇歳くらいになればパートタイムで働けるかもしれないと。私はその言葉を信じ、医者に言われたような人生をどう過ごそうかと、絶望に打ちひしがれた気持ちで考え始めました」。

その後五年間は、ほぼ医師が予言した通りの展開をたどった。マチューセッツ州のウースター工科大学（Worcester Polytechnic Institute: WPI）に入学したものの、薬を大量に服用していたため「いつも頭がぼうっとしていました。脳みそは砂袋も同然といった状態で、当然ながら成績はひどいものでした。自分の部屋からほとんど外へ出ず、ある意味で現実との接点がなくなっていました」。それから何年か、さしたる進歩もなく大学で無為に過ごし、二〇〇四〜〇六年に中退してからはもっぱらアパートに引きこもって絶えずマリファナを吸っていた。それが「自分が置かれた状況を受け入れるのに役立った」からだ。身長二メートル近いグレッグの体重は、一一五キロから二三〇キロ近くまで増えた。「最後にはこう独り言をもらしましたよ、こんなのどうかしてるって。頭が正常でも自分の人生を生きられないなら、むしろ狂った状態でちゃんと生きた方がましだ」。

薬を減らす第一歩として、彼は健康診断を受けにいったが、その結果、肝臓機能が低下しているため今すぐデパコートとジオドンを止めねばならないと言われた。唐突な服用中止は大きな苦痛をもたらした――本人いわく「発汗、関節痛に筋肉痛、吐気、めまい」――ため、自分の妄想症が再発したかどうかにさえ気が回らなかった。だが極めて短期間のうちに彼は、たまに精神刺激薬を使うのを除けば全ての薬の服用を中止し、マリファナも止めた。「正直な話、その五年間で初めて本当に目が覚めたような気分でした」と彼はいう。「これまでずっと自分のスイッチが切れていて、ただ毎日をやり過ごし車椅子を誰かに押してもらっていたのに、ついに目が覚めて自分に戻れたように感じました。薬が私らしさを全て奪っていたけれど、薬を止めた途端に脳が覚醒し再び活動を始めました」。

グレッグは二〇〇七年末に大学に戻った。私は二〇〇九年春に彼と会ったが、グレッグは病気との闘いの一部始終を聞かせてくれた後、ＷＰＩの研究室を案内してくれた。今では彼は毎週八〇時間をその研究室で過ごし、ＭＲＩ下で脳外科手術を行うロボットの設計と開発に携わっていた。数週間後には機械工学の学士号を取得予定で、学部生として研究に励むかたわら修士課程の講座にも参加していたため、その夏の終わりには機械工学と電子工学を融合させた学問分野、電子機械工学の修士号を手にするはずだという。私に会う前日、グレッグのロボット研究はＷＰＩの大学院生一八七人が参加したコンテストで第二位を獲得した。彼は自分のプロジェクトについて、既に学術誌に三本の論文を発表し、二週間後には日本に飛んで研究内容に関し講演を行うことになっていた。グレッグはプロジェクトを指導してくれている教授とともに、二〇〇九年秋にはこのロボットを使った動物と死体での実験の実施を計画していた。万事順調に進めば、二年後にはヒトを対象とした臨床実験が開始されるだろう。

グレッグは研究室で私に、ロボット本体と、あり得ないほど複雑に見える回路基板の設計図を見せてくれた。私は思わず、小説『ビューティフル・マインド』のモデルとなった、薬に頼らず統合失調症から感動的な回復を遂げたプリンストン大学の天才数学者ジョン・ナッシュを連想した。「研究者として身を立てるには、まだ断ちきれていない悪習がいくつかある一方、取り入れるべき習慣も多々あると感じています。けれど人生の中で、［精神病という］段階は通り過ぎたと実感しています」と五〇キロ近く減量したグレッグは語る。「実はもう病気のことはほとんど考えません。今は自分のことを、不安をためこみやすい人間なんだと思っています。でも不安を感じ出したり、物事をマイナスにとらえ出した自分に気づいたら、一度立ち止まってこう語りかけるんです、『それは本当に正当な感情なのか、それとも単なる不安なのか』って。あとは時間を使って自分で見極めればいいのです」。グレッグは最後に、「今は自分の将来にとても楽観的」だとしめくくった。

【訳注】

（1）うつ病エピソードから躁病エピソードに転ずること。

【注】

（1）D. Healy, *Mania* (Baltimore: Johns Hopkins University Press, 2008), 16, 41,43.

（2）　一九五五年に躁うつ病と診断され、州・郡精神病院に入院していた患者数に四分の一をかけて、この推定値を算出。
（3）　C. Silverman, *The Epidemiology of Depression* (Baltimore: Johns Hopkins University Press, 1968), 139.
（4）　G. Winokur, *Manic Depressive Illness* (St. Louis: The C.V. Mosby Company, 1969), 19.
（5）　F. Wertham, “A group of benign chronic psychoses,” *American Journal of Psychiatry* 9 (1929): 17–78.
（6）　G. Lundquist, “Prognosis and course in manic-depressive psychoses,” *Acta Psychiatrica Scandinavica*, suppl. 35 (1945): 7–93.
（7）　M. Tsuang, “Long-term outcome of major psychoses,” *Archives of General Psychiatry* 36 (1979): 1295–1301.
（8）　Winokur, *Manic Depressive Illness*, 21.
（9）　NIMH, *The Numbers Count: Mental Disorders in America*, www.nimh.nih.gov.（二〇〇八年三月七日アクセス）。
（10）　C. Baethge, “Substance abuse in first-episode bipolar I disorder,” *American Journal of Psychiatry* 162 (2005): 1008–10; E. Frank, “Association between illicit drug and alcohol use and first manic episode,” *Pharmacology Biochemistry and Behavior* 86 (2007): 395–400.
（11）　S. Strakowski, “The effects of antecedent substance abuse on the development of first-episode psychotic mania,” *Journal of Psychiatric Research* 30 (1996): 59–68.
（12）　J. Goldberg, “Overdiagnosis of bipolar disorder among substance use disorder inpatients with mood instability,” *Journal of Clinical Psychiatry* 69 (2008): 1751–57.
（13）　M. Van Laar, “Does cannabis use predict the first incidence of mood and anxiety disorders in the adult population?” *Addiction* 102 (2007): 1251–60.

（14） G. Crane, "The psychiatric side effects of iproniazid," *American Journal of Psychiatry* 112 (1956) : 494-501.

（15） J. Angst, "Switch from depression to mania," *Psychopathology* 18 (1985) : 140-54.

（16） American Psychiatric Association, *Practice Guidelines for Major Depressive Disorder in Adults* (Washington, DC: APA, 1993), 22.

（17） A. Martin, "Age effects on antidepressant-induced manic conversion," *Archives of Pediatrics & Adolescent Medicine* 158 (2004) : 773-80.

（18） J. Goldberg, "Risk for bipolar illness in patients initially hospitalized for unipolar depression," *American Journal of Psychiatry* 158 (2001) : 1265-70.

（19） R. El-Mallakh, "Use of antidepressants to treat depression in bipolar disorder" *Psychiatric Services* 53 (2002) : 58-84.

（20） Fred Goodwin へのインタビュー。"Advances in the diagnosis and treatment for bipolar disorder," *Primary Psychiatry*（二〇〇九年三月六日、primarypsychiatry.com にアクセス）。

（21） G. Fava, "Can long-term treatment with antidepressant drugs worsen the course of depression?" *Journal of Clinical Psychiatry* 64 (2003) : 123-33.

（22） L. Judd, "The prevalence and disability of bipolar spectrum disorders in the US population," *Journal of Affective Disorders* 73 (2003) : 123-31.

（23） J. Angst, "Toward a re-definition of subthreshold bipolarity," *Journal of Affective Disorders* 73 (2003) : 133-46.

（24） Ibid. ; Judd, "The prevalence and disability."

（25） R. Fieve, *Moodswing* (New York: William Morrow and Company, 1975), 13.

（26） リチウムの歴史については、Healy, *Mania* および J. Moncrieff, *The Myth of the Chemical Cure* (New York:

Palgrave MacMillan, 2008）を参照。

(27) S. Tyrer, “Lithium in the treatment of mania,” *Journal of Affective Disorders* 8 (1985) : 251–57.

(28) J. Baker, “Outcomes of lithium discontinuation,” *Lithium* 5 (1994) : 187–92.

(29) R. Baldessarini, “Discontinuing lithium maintenance treatment in bipolar disorders,” *Bipolar Disorders* 1 (1999) : 17–24.

(30) G. Faedda, “Outcome after rapid v. gradual discontinuation of lithium treatment in bipolar disorders,” *Archives of General Psychiatry* 50 (1993) : 448–55.

(31) J. Himmelhoch, “On the failure to recognize lithium failure,” *Psychiatric Annuals* 24 (1994) : 241–50.

(32) J. Moncrieff, *The Myth of the Chemical Cure* (London: Palgrave Macmillan, 2008), 199.

(33) G. Goodwin, “Recurrence of mania after lithium withdrawal,” *British Journal of Psychiatry* 164 (1994) : 149–52.

(34) H. Markar, “Efficacy of lithium prophylaxis in clinical practice,” *British Journal of Psychiatry* 155 (1989) : 496–500; J. Moncrieff, “Lithium revisited,” *British Journal of Psychiatry* 167 (1995): 569–74.

(35) J. Goldberg, “Lithium treatment of bipolar affective disorders under naturalistic followup conditions,” *Psychopharmacology Bulletin* 32 (1996) : 47–54.

(36) M. Gitlin, “Relapse and impairment in bipolar disorder,” *American Journal of Psychiatry* 152 (1995) : 1635–40.

(37) J. Moncrieff, “Lithium: evidence reconsidered,” *British Journal of Psychiatry* 171 (1997) : 113–19.

(38) F. Goodwin, *Manic-Depressive Illness* (New York: Oxford University Press, 1990), 647.

(39) A. Zis, “Major affective disorder as a recurrent illness,” *Archives of General Psychiatry* 36 (1979) : 835–39.

(40) A. Koukopoulos, “Rapid cyclers, temperament, and antidepressants,” *Comprehensive Psychiatry* 24 (1983):

249-58.

(41) N. Ghaemi, "Diagnosing bipolar disorder and the effect of antidepressants," *Journal of Clinical Psychiatry* 61 (2000): 804-809.

(42) N. Ghaemi, "Antidepressants in bipolar disorder," *Bipolar Disorders* 5 (2003): 421-33.

(43) R. El-Mallakh, "Use of antidepressants to treat depression in bipolar disorder," *Psychiatric Services* 53 (2002): 580-84.

(44) A. Koukopoulos, "Duration and stability of the rapid-cycling course," *Journal of Affective Disorders* 72 (2003): 75-85.

(45) R. El-Mallakh, "Antidepressant-associated chronic irritable dysphoria in bipolar disorder," *Journal of Affective Disorders* 84 (2005): 267-72.

(46) N. Ghaemi, "Treatment of rapid-cycling bipolar disorder," *American Journal of Psychiatry* 165 (2008): 300-301.

(47) C. Schneck, "The prospective course of rapid-cycling bipolar disorder," *American Journal of Psychiatry* 165 (2008): 370-77.

(48) L. Judd, "The long-term natural history of the weekly symptomatic status of bipolar I disorder," *Archives of General Psychiatry* 59 (2002): 530-37.

(49) L. Judd, "A prospective investigation of the natural history of the long-term weekly symptomatic status of bipolar II disorder," *Archives of General Psychiatry* 60 (2003): 261-69.

(50) R. Joffe, "A prospective, longitudinal study of percentage of time spent ill in patients with bipolar I or bipolar II disorders," *Bipolar Disorders* 6 (2004): 62-66.

(51) R. Post, "Morbidity in 258 bipolar outpatients followed for 1 year with daily prospective ratings on the

NIMH life chart method," *Journal of Clinical Psychiatry* 64 (2003): 680–90.
(52) L. Judd, "Residual symptom recovery from major affective episodes in bipolar disorders and rapid episode relapse/recurrence," *Archives of General Psychiatry* 65 (2008): 386–94.
(53) C. Zarate, "Functional impairment and cognition in bipolar disorder," *Psychiatric Quarterly* 71 (2000): 309–29.
(54) Gitlin, "Relapse and impairment,.
(55) P. Keck, "12-month outcome of patients with bipolar disorder following hospitalization for a manic or a mixed episode," *American Journal of Psychiatry* 155 (1998): 646–52.
(56) D. Kupfer, "Demographic and clinical characteristics of individuals in a bipolar disorder care registry," *Journal of Clinical Psychiatry* 63 (2002): 120–25.
(57) N. Huxley, "Disability and its treatment in bipolar disorder patients," *Bipolar Disorders* 9 (2007): 183–96.
(58) T. Goldberg, "Contrasts between patients with affective disorders and patients with schizophrenia on a neuropsychological test battery," *American Journal of Psychiatry* 150 (1993): 1355–62.
(59) J. Zihl, "Cognitive deficits in schizophrenia and affective disorders," *Act Psychiatrica Scandinavica* 97 (1998): 351–57.
(60) F. Dickerson, "Outpatients with schizophrenia and bipolar I disorder," *Psychiatry Research* 102 (2001): 21–27.
(61) G. Malhi, "Neuropsychological deficits and functional impairment in bipolar depression, hypomania and euthymia," *Bipolar Disorder* 9 (2007): 114–25.
(62) V. Balanza-Martinez, "Persistent cognitive dysfunctions in bipolar I disorder and schizophrenic patients,"

Psychotherapy and Psychosomatics 74 (2005): 113–19; A Martinez-Aran, "Functional outcome in bipolar disorder," *Bipolar Disorders* 9 (2007): 103–13.
(63) M. Pope, "Determinants of social functioning in bipolar disorder," *Bipolar Disorders* 9 (2007): 38–44.
(64) C. Zarate, "Antipsychotic drug side effect issues in bipolar manic patients," *Journal of Clinical Psychiatry* 61, suppl. 8 (2000): 52–61.
(65) C. Zarate, "Functional impairment and cognition in bipolar disorder," *Psychiatric Quarterly* 71 (2000): 309–29.
(66) D. Kupfer, "The increasing medical burden in bipolar disorder," *Journal of the American Medical Association* 293 (2005): 2528–30.
(67) L. Citrome, "Toward convergence in the medication treatment of bipolar disorder and schizophrenia," *Harvard Review of Psychiatry* 13 (2005): 28–42.
(68) Huxley, "Disability and its treatment."
(69) M. Harrow, "Factors involved in outcome and recovery in schizophrenia patients not on antipsychotic medications," *Journal of Nervous and Mentcl Disorders* 195 (2007): 406–14.
(70) W. Eaton, "The burden of mental disorders," *Epidemiology Review* 30 (2008): 1-14.

第10章

解き明かされた流行病の謎

An Epidemic Explained

「精神科の薬を使えば一つの問題を一時的に解決できるが、その次に気づくのは、結果的に二つの問題が生じるということだ。治療によって、一定期間の危機が慢性的な疾患に姿を変える」

――エイミー・アップハム（二〇〇九年）[1]

婦人と老婆という有名なだまし絵がある。見方によって一枚の絵が美しい若い女性にも、年老いた魔女にも見えるというものだ。この絵は、対象に対する人間の認識が一瞬にして変化しうることを示すもので、私たちが本書で明らかにしてきた相反する二つの歴史は、ある意味でこのだまし絵に似た興味深い特徴を備えている。アメリカ社会の大半が信じている、精神疾患治療に革命的な進歩をもたらした薬物療法の登場というイメージは、だまし絵でいう「若い女性」であり、他方で本書で描き出したのは、機能低下を招く精神疾患蔓延をもたらした治療法という「老婆」のイメージである。

図11

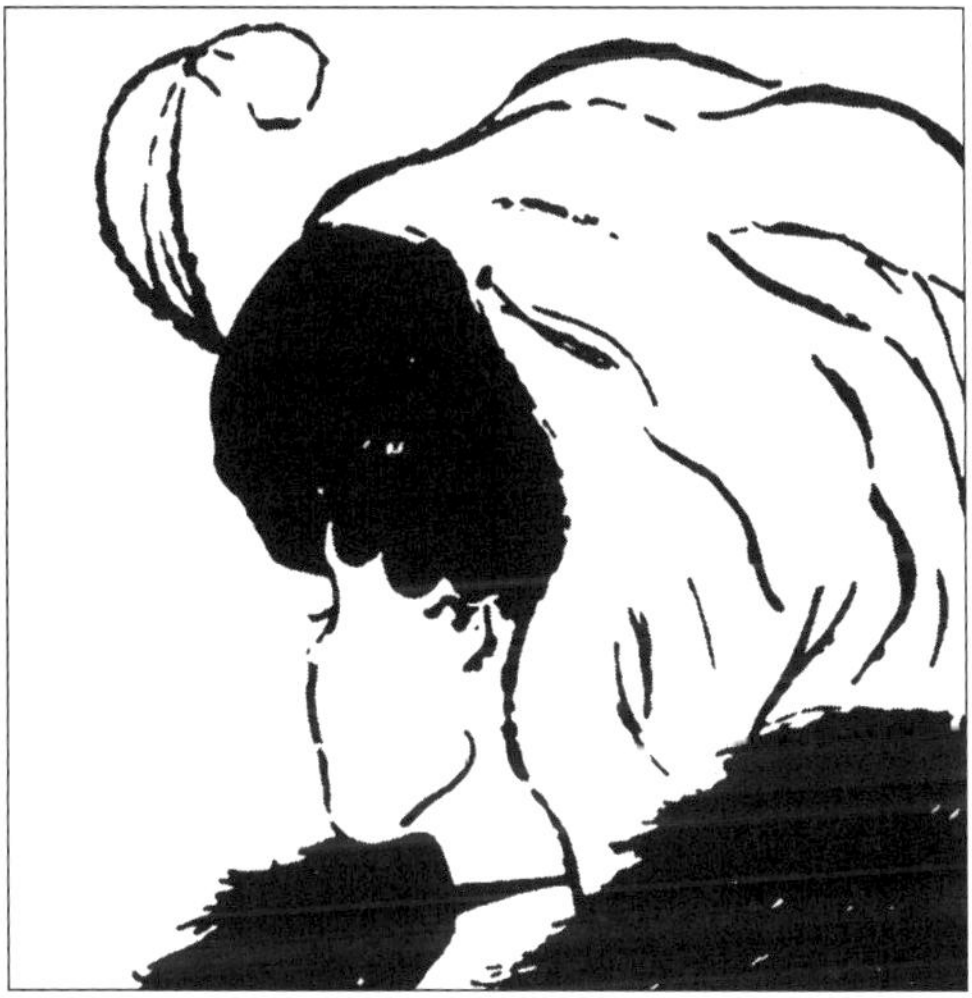

婦人か老婆か？　見方を少し変えるだけで、同じ絵が婦人に見えたり老婆に見えたりする。
資料提供：エクスプロラトリアム

　精神薬理学の時代に対する若い女性のイメージは、歴史、言語、科学、臨床経験が強く結びつくことで生まれた。歴史を振り返れば、一九五五年以前の州立精神病院は、わけの分からないことを叫ぶ狂人で溢れかえっていたことが分かる。だがその後、抗精神病薬ソラジンが発見されたおかげで、州は老朽化した病院を閉鎖し統合失調症患者を地域社会で治療できるようになった。ついで抗不安薬、抗うつ薬、それに双極性障害の魔法の弾丸であるリチウムが発見された。これらの薬の効果は科学的に証明された。臨床治験で、薬によってプラセボ以上に標的症状が短期的に軽減することが確認されたのだ。最終的に医師らは、薬の有効性を日常的に目の当たりにするようになった。

精神を病む患者に薬を処方すると、しばしば症状が緩和した。だが薬の服用を中止すると、患者の症状は元に戻ることが多かった。こうした臨床的経過――初期の症状軽減と退薬時の再発――を理由として、患者は「薬が必要だ、薬がなければよくならない」というようになった。

だが歴史をもっと慎重に繙き、科学的データを徹底的に検討すれば、薬物療法の時代に対する老婆のイメージが立ち現れてくる。私たちは脱施設化の歴史を振り返って、慢性統合失調症患者の退院を促したのは、精神医学界へのソラジン登場ではなく、一九六〇年代半ばのメディケア・メディケイド法制定であることを発見した。他方で薬に関しては、ソラジンや他の第一世代の精神科治療薬の導入をもたらす科学的な大発見などどこにも存在しないことを確認した。そうではなく、麻酔薬や感染症にとって魔法の弾丸となる化学物質を調査していた研究者らが、新たな副作用をもたらすいくつかの物質に偶然出くわしたのだ。その後三〇年の間に研究者らは、脳内神経経路の正常な機能を阻害することによって薬が作用することを突き止めた。これに対し脳の側は、「代償的適応」を遂げて薬が引き起こした伝達系の混乱に対処するため、脳機能に「異常」が生じる。薬は脳内化学物質のアンバランスを治すのではなく、むしろアンバランスを作り出すのだ。ついで私たちは転帰に関する文献を徹底的に調べ、それらの薬は少なくとも全体として、長期的な転帰を悪化させることを確認した。さらには、薬がこうした逆説的な長期的作用をもたらす理由を生物学的に説明する理論さえ現れた。

以上が、薬物療法の時代に関する相反する二つのビジョンである。薬を「抗病性」の物質とみなし短期的な転帰に着目すれば、若い女性のイメージが浮かび上がってくるが、「化学物質のアンバランスをもたらす物質」ととらえて長期的な転帰に目を向ければ、老婆の姿が立ち現れる。視線の向け方次第で、いずれかのイメージが見えてくるのだ。

簡単な思考実験

本書の冒頭で提示した謎を解けたかどうか確かめる前に、ここでちょっと老婆のイメージをもう少し鮮明に描き出してみよう。アメリカ社会に突然、人間を毎日一二〜一四時間眠らせるウイルスが出現したとする。このウイルスに感染した人は、動作が緩慢になり感情がなくなったように見える。彼らの多くは体重が大幅に――一〇キロ、一五キロ、二〇キロ、時には五〇キロ近くも――増加し、往々にして血糖値とコレステロール値が急上昇する。この不思議な病気に冒された人の多くが、(小児や一〇代の青少年を含め)かなり短期間のうちに糖尿病を発症する。医学文献をあたると、膵炎で死亡する例も時に見受けられる。新聞や雑誌は、代謝機能不全疾患と名付けられたこの新たな惨禍をめぐる話題で持ちきりで、世の親は、我が子がこの恐ろしい病に罹るのではないかとパニック状態だ。連邦政府が、このウイルスの細胞内での作用を解明するため一流大学の研究者に多額の資金を提供したところ、ウイルスがこうした広範囲の機能不全を引き起こす原因は、脳内の様々な神経伝達物質受容体――ドーパミン作動性、セロトニン作動性、ムスカリン性、アドレナリン作動性、ヒスタミン作動性――を阻害するためであると報告された。脳内のこうした神経経路全ての機能が低下していた。他方でMRI検査により、このウイルスは数年の歳月をかけて大脳皮質を縮小させ、この収縮が認知機能低下をもたらすことが確認された。恐れおののいた市民は、治療法を求めて大騒ぎを起こしている。

現在、まさしくこれと同じ病気がアメリカの何百万人もの成人、小児を襲っている。今ここに描写したのはほかでもない、イーライリリー社で売上ナンバーワンを誇る抗精神病薬ジプレキサが引き起こす作用なのだ。

解決された謎

本書の冒頭でこんな質問を提起した。向精神薬が「発見」されて以降、アメリカではなぜ精神障害者の数がこれほど急増したのだろう？　私たちは少なくとも、一つの大きな原因を突き止めたのではないかと思う。この精神病の蔓延は概ね、ある意味で医原的なものなのだ。

精神病の蔓延を促している数多くの社会的要因がある可能性もある。現在の社会構造は、強いストレスや情緒不安をもたらしやすいのかもしれない。例えば、心の健康に役立つ近所同士の緊密な結びつきが不足している。人間関係は幸せの基盤である（と思われる）にもかかわらず、政治学者ロバート・パットナムが二〇〇〇年に著書で論じたように、現代人は「一人でボーリング」する時間があまりに多い。テレビの見過ぎと運動不足という組み合わせも、抑うつ状態を生みやすいことが知られている。私たちが口にする食品――加工食品の増加など――も一定の役割を果たしているかもしれない。さらに非合法薬物（マリファナ、コカイン、幻覚剤）の使用の広がりは、明らかに精神病の蔓延を促すものだった。最後に、患者がいったんSSIやSSDIの受給資格を手に入れると、仕事への復帰意欲が大きくそがれてしまう。障害者認定を受けている人々は、これを「受給資格の罠」と呼んでいる。健康保険に加入できる仕事につけなければ、仕事に復帰したところで障害者給付というセーフティネットを失ってしまう。働き始めれば住宅補助も打ち切られるおそれがある。

だが本書では、精神医学とその薬物療法が病気の蔓延に果たしたと思われる役割に焦点を当てており、証拠は極めて明白である。第一に、精神医学界が診断の境界線を大幅に拡大したせいで、かつてない数の小児や成人が精神疾患集団の仲間入りを果たしている。第二に、精神病と診断された人は、症状が慢性化する可能性の高い精神科薬物療法を受けている。向精神薬を処方された多くの人が、結果的にさらに深刻な新たな精神症状の発症や、体調悪化、認知機能の低下を経験している。以上が、過去五〇年間の学術文献にはっきり明示された悲劇的な物語である。

精神科治療薬がもたらした障害の記録を、簡単にまとめることができる。統合失調症の場合、ソラジンが登場する一〇年前は、精神病初回エピソードを示した患者の約七〇パーセントが一八カ月以内に退院し、かなり長期にわたる追跡調査期間中、彼らの大部分は病院に戻らずにすんだ。ラソラジン登場以後の時代でも、薬を服用しなかった患者については同様の結果が報告された。ラパポート、カーペンター、モッシャーの三人全員が、おそらく統合失調症と診断された患者の約半数は、服薬を続けなければ順調な経過をたどるだろうと考えた。だが薬物療法が現在の標準的治療であり、ハロウの調査で示されたように、服薬患者のうち長期的な回復を遂げた者は五パーセントに過ぎない。現在、アメリカには統合失調症のため障害者と認定されている成人が推定二万人いるが、抗精神病薬療法を慎重かつ選択的に使用する治療パラダイムを採用すれば、この障害者数はおそらく半減するだろう。

感情障害の場合、薬を基本とする治療パラダイムの医原的な影響が一層明白である。不安障害はかつて、ほとんど入院の必要がない軽度障害と見なされていた。今では、精神障害のためSSIやSSDIの給付を受けている青年の八パーセントは、主診断名が不安障害となっている。同じく大うつ病も、昔は転帰が良好な病気だった。一九五五年にはうつ病による入院患者は三万八〇〇〇人しかおらず、寛解を期待することができた。それが今では、大うつ病はアメリカにおいて、一五～四四歳人口の障害者の原因の第一位となっている。成人一五〇〇万人が罹患していると言われ、ジョンズ・ホプキンス大学公衆衛生学部の研究によると、六〇パーセントに「重度の障害」が認められる。双極性障害については、極めて稀な病気だったのに今では広く見受けられるようになった。NIMHによると、現在六〇〇万人近くの成人が双極性障害に苦しんでいるという。かつては患者の八五パーセントが回復し仕事に復帰していたが、今では復職にまで至るのは約三分の一にとどまり、きちんと薬を服用した双極性患者は長期的には、神経遮断薬を続けた統合失調症患者とほぼ同等の重症度に達する。ジョンズ・ホプキンス大学の研究者らは、八三パーセントが「重度の障害」を示すとの結論を下した。

一九五五年の時点では、不安障害と躁うつ病合わせて五万六〇〇〇人が入院していた。現在、NIMHによると少なくとも四〇〇〇万人の成人がいずれかの情動障害を抱えている。一五〇万人以上が、不安障害、うつ病、双極性障害による障害のためSSIまたはSSDIを受給しており、ジョンズ・ホプキンス大学のデータに基づくと、これらの障害と診断された一四〇〇万人以上の人々に社会的機能の「重度の障害」が認められる。これが、過去五〇年の間に診断上の境界線を大幅に広げ、正常な脳機能を妨げる薬を患者に処方してきた精神医学という医学分野が生み出した、驚くべき結末である。

その上、精神病の蔓延は今もその歩みを止めていない。本書の調査と執筆にあたった一八カ月の間に、社会保障庁はSSI、SSDIプログラムに関する報告書（二〇〇七年版）を発表したが、そこに示された数字は予想通りのものだった。二〇〇七年に、六五歳未満の成人・小児四〇万一二五五人が精神障害を理由として、SSI、SSDI受給者名簿に新たに加わっていた。新たに精神障害と認定された成人八五〇人、小児二五〇人で大きなホールが毎日埋め尽くされていく様子を想像してもらえれば、この病気の蔓延が生み出した犠牲者数のすさまじさを実感できるだろう。

身体疾患、認知機能低下、早期死亡

通常、ある病気の性質を具体的に説明するには、生じ得る全ての症状を示してから長期的な経過を追う。これまでの章では主として、精神科治療薬が長期的に標的症状を悪化させることを証明する研究に焦点を絞り、薬が引き起こす身体的問題、感情鈍麻、認知機能低下については簡単に触れるにとどめた。薬物療法は、早期死亡を招く治療法でもある。重度の精神病患者は現在、正常集団と比べて寿命が一五～二五年短く、過去一五年間にこの早期死亡という問題が一層顕著に認められるようになった[2]。精神病患者の死因は、心血管疾患、呼吸器疾患、代謝性疾患、糖尿病、腎不全などであり、抗精神病薬（または薬剤カクテル）の服用を何年も続けるほど、身体疾患が増えていく傾向がある[3]。

こうした様々な長期的リスクを証明する三つのエピソードを、次に紹介する。

◆エイミー・アップハム

エイミー・アップハム（三〇歳）は、バッファローの小さなワンルームマンションに住んでいる。私がリビングに入ると、彼女は紙が散らかったテーブルを指差した。「これが薬漬けの私の姿よ」そういって、診療記録の束を手渡す。そこには、薬が誘発した脳腫張、腎不全、肝臓腫大、胆嚢腫大、甲状腺疾患、胃炎、認知異常などが記録されていた。赤茶色の縮れ毛のエイミーは、身長一五〇センチそこそこ、体重は四〇キロしかない。エイミーは、ひじのあたりのたるんだ皮膚をギュッとつまむ。その下の筋肉はすっかり衰えてしまっている。「まるでヘロイン中毒みたいな有様でしょ」。

エイミーが初めて精神科の薬を服用したのは一六歳、ライム病に罹りうつ病発作を起こした時のことだった。一二年後の今もまだ抗うつ薬を飲み続けており、自分の服用歴を振り返ると、薬のせいで軽躁エピソードが生じ強迫行動が悪化したと思われる場面を何度か特定できる。二〇〇七年にはついに、服用していた二種類の薬を少しずつ減量して止めることを決意し、最初は上手くいった。だが当時彼女は、郡の精神保健課で精神病患者を支援する仕事に就いており、そのうち彼女の上司に対し、エイミーが薬を止めようとしているという匿名の通報がなされた。服薬中止は精神保健課の方針に反したため、最終的にエイミーは職を失い、誰かに後をつけられているという妄想に囚われることになった。「神経が参ってしまったので、病院に姿を隠しました」と彼女は語る。

入院したのはそれが初めてで、すぐにリチウムを含む薬剤カクテルを処方された。数カ月のうちに、内分泌系に異常が現れ始めた。生理がとまり甲状腺が異常をきたし、脳波検査（ＥＥＧ）によって脳の腫張が判明した。ついで腎機能が低下し出した。エイミーはリチウム服用を急遽中止せざるを得なくなり、そのことが躁病エピソードの引き金となった。医師は躁病を抑えるためアチバンを処方したが、この薬のせいで激しい怒りの感情が生じ自殺願望を抱くようになった。何カ月か経った二〇〇八年一二月、精神病院を受診したエイミーは、アチバン中毒と診断された。「アチバンほど人を滅茶苦茶にする薬は見たことないわよ」とある看護師は彼女に語った。病院は薬をアチバンからクロノピンに変更し、さらにエビリファイを処方したところ、これがけいれんを誘発した。さらには心臓に、クロノピンに関係すると思われる異常が見つかったため、やはりアチバンに戻すことになった。「生まれて初めて幻覚を見るようになったんです」と彼女は言う。「我慢しきれずウロウロと歩き回り、自分の体の外へ這い出ようとしました」。それ以外にも薬に関連する合併症が続いたため、二〇〇九年二月二四日にエイミーは病院の敷地内にあるシェルターに入居した。その頃には思考がかなり支離滅裂になっていたため、ある看護師は「早期アルツハイマーの家系なのかしら?」と首をひねった。

驚いたことに、彼女に手渡された書類の束にはこうした経緯のほぼ全てが記述されていた。この四カ月間、エイミーはアチバンを止めようと努力しているが、用量を減らすたびに怒りの発作やせん妄に似た症状に襲われるという。「怖いんです」。私が書類を彼女に返すと、エイミーはそう打ち明けた。「禁断症状がとてもひどい上に、私は一人暮らしです。絶えずパニックと不安に襲われ、広場恐怖症の症状もあります。安心できません」。

◆レイチェル・クライン

二〇〇八年の春に初めてレイチェル・クラインに会ったとき、彼女は介助犬を従え杖を片手に私のオフィスによろよろと入って来た。私たちが話している間、犬は彼女の足もとに身を横たえていた。彼女はまだ四〇歳前だったが、私のために自分のこれまでの人生をざっと振り返ってくれ、すぐに一九八四年のよく晴れた秋の日の話になった。わずか一六歳でマサチューセッツ工科大学(Massachusetts Institute of Technology; MIT)に入学した彼女はIQ一七三の天才児で、周囲の誰もがこの子はやがてノーベル賞を受賞するだろうと口にしていた。「キャンパスに足を踏み入れた私のバックパックからは、くまのぬいぐるみが顔をのぞかせていました」。当時を思い返して少し微笑みながら、彼女は語った。「大学生になる心の準備が全くできていなかったんです」。

MITで彼女の精神が破綻し始めたのは二年生の終わり、「完全な精神病」の先輩と仲良くなり非合法薬物（エクスタシー、LSD、マジックマッシュルーム、亜酸化窒素）を使うようになってからだった。自我の崩壊が始まり、夏休み中にトークセラピーを受けたせいで一層混乱が深まった彼女は、精神病性うつ病で入院した。退院時に抗精神病薬、抗うつ薬、ベンゾジアゼピン（ザナックス）を処方された。「どの薬も役に立ちませんでした。薬のせいで頭がぼうっとしました。ザナックスを止めるのは、一苦労でした。あれほどたちの悪い薬はありません。中毒性が強く、薬を止めようとすると、入院するそもそもの原因となった症状の全てが一〇〇〇倍も悪化するのです」と彼女は語る。

やがてレイチェルはMITを卒業し、コロラド大学の修士、博士課程講座の履修を許されたものの、入退院を繰り返すようになった。MITでの発作は、今や慢性精神病に姿を変えていた。「医師には絶望的で回復の見込みはないと言われました」、そう彼女は振り返る。一九九五〜二〇〇一年までは安定期を過ごし、ボストンにあるグループホームのアシスタントマネジャーとして働いたが、その後、兄が急死すると精神症状が再燃した。医師はリスパダールを止めて、高用量のジオドンとイフェクサーに切り替え、別の抗精神病薬の静脈注射も行った。

「中毒反応として、強いセロトニン作動性反応が現れました」。レイチェルは、思い出して頭を左右に振りながら言う。「脳血管が収縮し、脳損傷が生じたのです。結局私は車椅子で生活することになり、考えることもしゃべることも歩くこともできませんでした。脳の中枢にはたくさんの血液が必要なんです」。

以来、彼女の人生は浮き沈みを続けてきた。最近ではボストンにあるピアサポート団体、Mパワーでのボランティア活動に慰めを見出しており、二〇〇八年春には、聴覚障害者を支援するアドボケーツ社で週一六時間勤務していた。他方で卵巣がんとも闘っており、がんの発症は精神科薬物療法と関係性がある可能性もあった。現在の彼女は、薬物療法を有用だと感じているが、これまでの人生を振り返ると治療パラダイムは自分を完全に失望させるものだったという。「全くの茶番劇です」というのが彼女の感想である。

◆スコット・セックストン

二〇〇五年の春、スコット・セックストンはライス大学でMBAを取得した。その時点では輝かしい未来が彼を待ち受けていたが、やがて彼は結婚するつもりだった女性との別れを経験し、うつ病で入院した。彼にとっては二度目のうつ病発作（五年前、両親が離婚した時に初回エピソードを経験していた）で、父が双極性障害を患っていたことから彼自身も双極性と診断された。そして、ジプレキサを含む薬剤カクテルを処方されたのだ。

その年の秋、彼は大手会計事務所デロイトでコンサルタントとして働き始めた。就職して最初の数カ月は順調だったが、二〇〇六年初めには、ジプレキサのせいで意識がもうろうとし一日一二〜一六時間も眠るようになった。すぐに朝起きるため別の薬が必要になり、母親ケイの記憶によれば「ものすごい勢いで太り」始めた。「身長一七五センチなのに、体重は八〇キロから多い時は一一五キロ近くになりました。ビール腹で頬はシマリスのようにパンパン。体重が増えたのはジプレキサのせいだと分かっていたので、息子は不安がり私も心配になりました」。

二〇〇六年秋には、週末の睡眠時間がさらに増え午後まで起きて来なくなった。スコットは会社に行くのを止め、在宅勤務への変更を申請した。感謝祭の日、母親のところにスコットが激しい腹痛に襲われたという電話が入り、翌日にはヒューストンのセントルーク・エピスコパル病院に入院した。母親は、テキサス州ミッドランドから飛行機で駆けつけた。「全身真っ赤でだらだらと汗をかき、両手が腫れて指輪が抜けないほどでした。熱が高く、検査するととんでもない数値が出ました。コレステロール値が異常に高く、トリグリセリド値も常軌を逸していました」。

スコットの膵臓は機能不全に陥っていた。ジプレキサは膵炎を引き起こすことが知られていたが、セントルーク病院の医師は両者の関連性を見抜くことができなかった。スコットが一二月七日に息を引き取るまで、医師らはジプレキサを飲ませ続けた。「私はずっと、薬をきちんと飲むよう言ってきました」と母親は打ち明ける。「『もし薬を飲んでいないと分かったら、ヒューストンに駆けつけてあんたを撃ち殺すからね』。私はそう言ったんです。それで息子も、社会に適応し生産的な市民になるために必要と思われることを全部やっていました。その結果、死んでしまったんです」。

【注】

（1） Amy Upham へのインタビュー（二〇〇九年六月一四日）。

（2） M. Morgan, "Prospective analysis of premature mortality in schizophrenia in relation to health service engagement," *Psychiatry Research* 117 (2003): 127-35; C. Colton, "Congruencies in increased mortality rates, years of potential life lost, and causes of death among public mental health clients in eight states," *Preventing Chronic Disease* 3 (April, 2006).

(3) S. Saha, "A systematic review of mortality in schizophrenia," *Archives of General Psychiatry* 64 (2007): 1123-31; L. Appleby, "Sudden unexplained death in psychiatric in-patients," *British Journal of Psychiatry* 176 (2000): 405-406; M. Joukamaa, "Schizophrenia, neuroleptic medication, and mortality," *British Journal of Psychiatry* 188 (2006): 122-27.

第11章

子どもにも広がる流行病

The Epidemic Spreads to Children

「多くの親や家族にとって、［精神病と診断された子どもを持つという］経験は時に悲惨なものとなる。我々は、そう認めざるを得ない」

——デューク大学精神医学教授E・ジェーン・コステロ（二〇〇六年）(1)

一九八〇年以前には子どもへの薬物療法は比較的少なかったため、若年者への精神科治療薬の処方は新しい現象である。従ってこの筋書きについて調べることで、本書の命題を再検証する機会が得られる。学術文献や社会的データを検討すれば、子どもへの薬物療法は効果より弊害の方が大きいと分かるのだろうか？　薬のせいで、最初は比較的些細な問題（学校への無関心、悲嘆の発作など）で苦しんでいた多くの子どもが、一生続く障害に至る道に追いやられているのか？　子どもの大原則の一つに、実験結果は再現可能なものでなければならないという原則がある。子どもへの薬物療法は、要するに二度目の実験といえる。まず精神病と診断された成人に薬物療法を実施したが、これまでの章でみたように、良好な長期的な転帰は得られなかった。次に過去三〇年の間に、私たちは様々な障害を持つ子どもたちに診断を付け精神科治療薬を処方した。今ここで、このいわば二度目の実験結果が最初と同じかどうか確かめることができる。

こうした視点に基づく小児の薬物療法に関する私たちの調査は、結果として恐るべき可能性が懸念されることを踏まえると、確かに極めて冷淡で分析的なものに見える。子どもと青年の転帰が成人と同じであれば、アメリカの何百万人という若者への精神科治療薬の処方を通じて、ほぼ計り知れない規模の被害を生み出していることになる。だがこうした可能性は、医学文献の検討に感情的要素を持ち込むものであり、まさにそれ故に私たちはできる限り客観的な方法で探究を進めようとしている。事実それ自体に語らせる必要があるのだ。

小児への薬物処方をめぐる精神医学界の進歩の経緯は、成人に対する治療の進展といささか趣を異にしている。一九五五年にソラジンが登場したとき、精神病院は何十万人もの成人患者を抱え、彼らは来歴が明確な病気であると診断されていた。だが薬物療法の時代が幕を開けた時点で、「精神病」と診断された子どもはほとんどいなかった。小学校にいじめやサボりはあったが、そうした子どもが注意欠如・多動性障害（attention deficit/hyperactivity disorder: ADHD）と診断されることはなかった。ＡＤＨＤという診断名は、まだ生まれていなかったからだ。気難しく情緒不安定なティーンエージャーもいたが、時が経てば多かれ少なかれ普通の大人に成長するだろうと誰もが予想していた。けれど子どもに対し向精神薬を使った治療が行われだすと、精神医学界の小児期に対する考え方が変わった。精神医学の専門家たちは現在、子どももしばしば精神病

（ある種生物学的な疾患とされた）に罹ることが過去五〇年の間に発見されたのだと主張している。まず最初にＡＤＨＤが、特定可能な疾患として具体的に描写され、ついで大うつ病と双極性障害も、子どもたちに普通に見られる疾患であるとされた。ハーバード大学医学部の精神科医ロナルド・ケスラーは、二〇〇一年にこの「歴史」を次のようにまとめている。

子どもの気分障害に関する疫学的研究は長年行われてきたが、次の二つの誤解によりその進展が長らく妨げられてきた。すなわち、気分障害は成人期以前には稀であるという認識、および気分障害は子どもの発達において正常で自然に治る性質のものだという認識である。現在は研究により、どちらの認識も正しくないことが明らかになっている。うつ病、躁病、躁様症状は全て、普通の子どもたちに比較的広く見受けられる。(2)

これまで気づかれなかった病気が、今発見されたように見える。科学の進歩を伝えるこの筋書きの後段では、精神科治療薬の有用性と必要性が力説される。かつては黙って病気に耐えていた無数の子どもたちが、現在は健康な成長に役立つ治療を受けている。それどころか、児童精神医学界では現在、向精神薬は健全な脳を作り出すという説が登場しつつある。精神科医のジョン・オニールは、二〇〇六年の著書 *Child and Adolescent Psychopharmacology Made Simple* で、精神疾患の子どもたちへの薬物療法がなぜ非常に重要なのかを読者にこう説明している。

一部の精神疾患は、治療しなければ進行性の神経生物学的機能障害に進展することを示す証拠が、増加しつつある。……グルタミン酸や、コルチゾルなどのストレスホルモンといった神経伝達物質が毒性を発揮するレベルに達すると、神経組織が損傷され、正常な神経系の成熟経路を阻害するおそれがある。こうした障害の薬物治療は、症状改善のみならず、神経保護（すなわち、医学的治療によって脳損傷を防ぐ、あるいは正常な神経成熟を促すことができる）の面でも有用かもしれない[3]。

もしこれが本当なら、精神医学は過去三〇年間に飛躍的な発展を遂げたことになる。精神医学界は、かつて気づかれずにいた子どもの脳疾患を診断できるようになり、今では「神経保護作用」を持つ薬を使って、こうした子どもを正常な大人に変えているのだ。

ＡＤＨＤの登場

注意欠陥障害が『精神疾患の診断・統計マニュアル』に掲載されたのは一九八〇年のことだが、ＡＤＨＤは別にどこからともなく現れた病名ではないということが、学界ではしばしば指摘される。ＡＤＨＤの医学的な起源をたどると、一九〇二年まで遡ることができる。この年、イギリスの小児科医サー・ジョージ・フレデリック・スティルが、知能は正常だが「暴力的な爆発や、目にあまる悪ふざけ、破壊性、罰を与えても改善しないなどの態度を示す」子ども二〇人に関する一連の講演を行った。[4] 加えて彼は、こうした子どもの態度の悪さは（育て方の問題でなく）生物学的問題に起因すると論じた。てんかん、脳腫瘍、髄膜炎などの既知の疾患に罹った子どもが、極端に反抗的になる例がしばしば見られたため、スティルは二〇人の子どもについても、原因となる明白な疾患や外傷はないものの、「微細脳機能不全」ではないかと考えた。

その後五〇年間に、何人かの他の研究者が、多動は脳損傷を示すマーカーであるというこの説を押し進めた。一九一七～二八年に世界を席巻したウイルス性の伝染病、嗜眠性脳炎から回復した子どもには、反社会的行動や深刻な気分変動が多々見られたため、小児科医はこの病気は、損傷の性格は特定できないものの軽度の脳損傷を引き起こすと結論づけた。一九四七年には、ウィスコンシン州ラシーンの情緒障害児施設の所長アルフレド・ストラウスが、異常に活動が活発な生徒を「正常な脳損傷児」と呼んだ。[5] 一九五二年に発行された精神医学界初の『精神疾患の診断・統計マニュアル』では、こうした子どもは「器質性脳症候群」に罹患しているとされた。

これらの子どもに精神刺激薬が効果的ではないかという考え方が生まれたのは、一九三七年、チャールズ・ブラッドレーが、頭痛を訴えた多動児に新たに合成されたアンフェタミンであるベンゼドリンを投与した時のことだ。薬で頭痛は治らなかったが、ブラッドレーによると子どもを「落ち着かせ」学業への集中力向上に役立ったという。子どもたちは、ベンゼドリンを「算数の薬」と呼んだ。[6] それから二〇年の間、ブラッドレーの報告はほぼ忘れられていたが、一九五六年にチバガイギー社が、アンフェタミンより「安全な」ナルコレプシー治療薬としてリタリン（一般名メチルフェニデート）を発売し、ブラッドレーの知見に気づいたジョンズ・ホプキンス大学医学部の医師らがすぐに、この新薬は「脳損傷症候群」を抱えていると思われる「不安定な」子どもをおとなしくさせるのに有用だと考えた(7)。

一九六〇年代には医師らも、通常学級に通う落ち着きのない子どもに対し、性急にリタリンを処方することはなかった。当時は、向精神薬の多くのリスクを考えると、入院中の子どもや入所施設に暮らす子どもに限って投与すべきとの意識があったのだ。多動のため「器質性脳機能不全」と診断できる子どもの総数自体が、少なかった。だが一九七〇年代には、精神科医のリタリン処方が徐々に増え始め、七〇年代末にはアメリカで一五万人の子どもがおそらくこの薬を服用していたと思われる。その後、一九八〇年に発行された『精神疾患の診断・統計マニュアル第三版』（DSM-Ⅲ）で、「注意欠陥障害（attention-deficit disorder; ADD）」が初めて病気として特定された。主症状は「多動」「不注意」「衝動性」であり、多くの子どもが自分の席にじっとしていられず学校で授業に集中できなかったため、ADDの診断数が増え始めた。一九八七年には診断基準がさらに緩やかになり、DSM-Ⅲ-Rで「注意欠如・多動性障害（ADHD）」と名称が改められた。ついでチバガイギー社の出資を受けて、注意欠如・多動性障害を持つ子どもと成人の会（Children and Adults with Attention Deficit Hyperactivity Disorder; CHADD）が「患者支援団体」として設立され、この団体はすぐさまADHDという「病気」に対する市民の意識啓発に乗り出した。やがてCHADDは一九九一年、議会でのロビー活動を通じADHDを個別障害者教育法の適用対象に含めることに成功した。これによりADHDと診断された子どもは、政府資金で賄われる特殊サービスの受給資格を満たすことになり、学校もこの症状を持つと思われる子どもを振るい分け始めた。二〇〇九年に*Harvard Review of Psychiatry* で指摘されたように、今日でも基本的には教師の訴えが契機となってＡＤＨＤとの診断が下される。なぜなら「この障害を持つ子どものうち、専門医を受診中に症状を示す者はごくわずか」だからだ[8]。

突如として、どこの教室にもＡＤＨＤの子どもが現れた。ＡＤＨＤと診断された子どもの数は一九九〇年に一〇〇万人近くにのぼり、その後五年間に倍以上に増大した。現在、アメリカの子どものうち三五〇万人ほどがＡＤＨＤのため精神刺激薬を服用しており、疾病予防管理センターの二〇〇七年の報告によると、四～一七歳のアメリカの子ども二三人に一人が同じ薬による薬物療法を受けているという。この処方慣行はもっぱらアメリカ特有の現象で、アメリカにおける子どもの精神刺激薬の消費量は、世界の他の地域の三倍に達する。

研究によってＡＤＨＤが「脳疾患」と証明されたという話をしばしば耳にするが、実際にはＡＤＨＤの病因はいまだ不明のままである。「ＡＤＨＤの生物学的基盤を明らかにしようとする試みは、これまで一貫して失敗に終わってきた」と小児神経学者のジェラルド・ゴールデンは一九九一年に述べている。「画像研究で示されたように、脳の神経構造は正常である。神経病理的な基質は全く認められない[9]」。七年後には、国立衛生研究所が主催した専門家委員会がこれと同じ見解をとり、「ＡＤＨＤに関する長年の臨床研究および臨床経験を経た今も、ＡＤＨＤの原因についての我々の知識は、おおむね推測にとどまっている」と改めて表明した[10]。一九九〇年代にはＣＨＡＤＤが一般市民に対し、ＡＤＨＤの子どもにはドーパミン系の活動低下を特徴とする脳内化学物質のアンバランスが生じているとの見解を示したが、それは単に薬の売上を伸ばすための方便だった。リタリンなどの精神刺激薬はシナプス間隙のドーパミン値を上昇させるため、CHADDは薬が脳内の化学的バランスを「正常化」させると思わせたがったが、アメリカ精神医学会出版が一九九七年の *Textbook of Neuropsychiatry* で明らかにしたように、「［ADHDの子どもに］選択的な神経化学的アンバランスを特定しようとする取り組みは、期待はずれに終わっている」(11)。

こうして歴史を振り返ると、ADHDという「精神病」について何ら新しい事実は発見されていなかったことが分かる。医学界には、極端に活動が活発な子どもには何らかの脳の機能障害があるとの憶測が昔から存在した。確かにこれは妥当な考え方だが、機能障害の性格が明らかにされたことは一度もなかった。ところが一九八〇年になって精神医学界は、単純にDSM-Ⅲに加筆することにより、「多動」の定義を大幅に拡大したのだ。一九七〇年には「サボり癖がある」で片付けられていたであろう落ち着きのない七歳の男児が、精神病患者として扱われるようになった。

ADHDの生物学的原因がいまだ不明であることを考えると、リタリンなどのADHD治療薬は神経伝達系の阻害を通じて「作用する」といって差し支えないだろう。リタリンは、ドーパミン再取り込み阻害薬と表現するのが最も妥当である。治療用量のリタリンは、シナプス間隙からドーパミンを除外しシナプス前ニューロンに再取り込みさせる「トランスポーター」を七〇パーセント阻害する。コカインも脳内で同じように作用するが、メチルフェニデートはコカインと比べ脳内からの排出速度がはるかに遅いため、コカインの阻害効果が比較的短期間であるのに対し、何時間にもわたりドーパミン再取り込みを阻害する。*1

メチルフェニデートに反応して、子どもの脳は一連の代償的適応を遂げる。ドーパミンが長期間シナプス間隙にとどまるため、脳はドーパミン経路を抑制するよう調節する。シナプス後ニューロンにおけるドーパミン受容体の密度が減ると同時に、シナプス前ニューロンからのドーパミン代謝物の放出低下を示す証拠として、脳脊髄液中のドーパミン代謝物の量が減少する。リタリンは、セロトニンニューロンとノルエピネフリンニューロンにも同じように作用するため、この二経路にも同様の代償性変化が生じる。セロトニンとノルエピネフリンの受容体密度が減少し、シナプス後ニューロンからのこれら二つの化学物質の放出量も変化する。スティーブン・ハイマンが述べたように、こうなると子どもの脳は「正常な状態とは質的にも量的にも異なる」形で機能するのだ[12]。

ここで転帰データに注意を向けてみよう。この治療法は、ADHDと診断された子どもたちに長期的に有用なのか？　学術文献は何を示しているのだろうか？

*1　コカインは作用期間が短いためメチルフェニデートより中毒性が高い。薬物が脳内から排出された途端、薬物中毒者は、ドーパミン作動性経路が最初に過活動状態に陥った時の「恍惚感」を再び体験したいと考えるのかもしれない。

受動的で、じっと座り、一人でいる

リタリンなどのＡＤＨＤ治療薬は、子どもの行動を確実に変化させている。チャールズ・ブラッドレーは一九三七年の報告書で次のように述べ、ついに登場した有効説の土台を作った。「三〇人の子どものうち一五人が、ベンゼドリンに反応し、感情反応が著しく抑制された。全症例において、これは社会的見地から見て臨床的改善であった」[13]。ＦＤＡが一九六一年に小児への使用を承認したリタリンも、同様の抑制作用を持つことが判明した。オハイオ州立大学の心理学者ハーバート・リーは、一九七八年の二重盲検試験において、「多動」な子ども二八人（うち半数にメチルフェニデートを処方）を三カ月間調査した。彼は次のように述べている。

実薬治療を受けていたことが後方視的に確認された子どもは、評価時点で明らかに感情の起伏がないか、あるいは感情が「平板」で、年齢相応の感情表現が種類と頻度どちらの面でも不足しているように見えた。彼らは反応が少なく、主体性や自発性をほとんど見せず、関心・嫌悪のいずれの徴候も示さなかった。好奇心や驚き、喜びをほぼ全くあらわにせず、ユーモアに欠けているようだった。ふざけた発言や滑稽な状況に気づかなかった。一言でいうと、薬物療法を実施中の子どもたちは、相対的に（だが間違いなく）感情がなくユーモアを解さず、無関心だった[14]。

多数の研究者が同じような観察結果を報告した。ウィスコンシン医科大学の心理学者ラッセル・バークレーは一九七八年、リタリンを服用した子どもは「薬に関連して一人遊びが大幅に増え、これに対応して主体的な社会的関わりが減少する」と発表した。[15] ボーリング・グリーン州立大学の心理学者ナンシー・フィードラーは、この薬は子どもの「周囲への好奇心」を低下させると述べた。[16] カナダの小児科医ティル・デイヴィーは一九八九年に、薬物治療を受けた子どもは「活気を失う」ことがある、と記している。[17] UCLAの心理学者チームは一九九三年、精神刺激薬を処方された子どもはしばしば「受動的で従順」で「社会的に引っ込み思案」になると結論づけた。[18] カリフォルニア大学アーヴァイン校ADHD研究センター所長を務める著名な心理学者ジェームズ・スワンソンは、服薬している子どもの一部は「まるでゾンビのようだ」と評した。[19] *Oxford Textbook of Clinical Psychopharmacology and Drug Therapy* の編者らによると、精神刺激薬は「数々の行動反応の低下」を通じて多動を抑制するという。[20]

これらの報告は、いずれも同じ事実を物語っている。リタリンを飲むと、これまで教室の厄介者で、先生が黒板に板書している間に椅子の上でもぞもぞしたり、周りの友達に話しかけたりしていた生徒がおとなしくなるのだ。あまり立ち歩かなくなり、友達にちょっかいを出すことも少なくなる。算数の問題などの課題を与えると、熱心に取り組むこともある。チャールズ・ブラッドレーはこうした態度の変化を「社会的見地から見て改善」と捉えており、リタリンや他のADHD治療薬の有効性試験にもこの観点が表れている。教師や他の観察者は、子どもの動きや他者との関わりの減少をプラスと捉える評価尺度にスコアを記入し、その結果を集計した数値に基づき、七〇～九〇パーセントの子どもがＡＤＨＤ治療薬に「良好な反応を示す」と報告されている。ＮＩＭＨの研究者らは一九九五年、こうした薬は「課題に無関係な活動（指をトントン叩く、落ち着きがない、細かな動き、直接監視しても課題から外れた行動をとるなど）、授業妨害といった、ＡＤＨＤの様々な中核症状の大幅な軽減」に極めて効果的であると述べた(21)。マサチューセッツ総合病院のＡＤＨＤ専門家らも、学術文献を同じようにこう要約している。「現存する文献には、精神刺激薬が多動、衝動性、不注意などのＡＤＨＤに典型的な行動を軽減することが、明確に記録されている(22)」。

だが、これらはいずれも、薬物治療が子どもに有益であることを示すものではない。精神刺激薬は教師には有用だが、子どものためになっているのか？　ここで研究者らは、最初から壁に突き当たる。イリノイ大学の医師エスター・スリーターは、五二人の子どもにリタリンに対する感想をたずねた結果、こう記している。「何よりも重要なことに、多動の子どもたちは一様に刺激薬の服用を嫌がっていることが判明した(23)」。テキサス大学の心理学者デボラ・ジャコビッツが一九九〇年に行った報告によると、リタリンを服用中の子どもは「自己満足感が低く精神的により不安定である」との自己評価を下した。友だちづくりや友人関係の維持に関しては、刺激薬に「有意な効果はほとんどなく、悪影響が高い割合で見られた」とジャコビッツは述べる(24)。他の研究者らも、薬を止めれば自分はきっと「悪くなる」「馬鹿になる」と感じるなど、リタリンによる子どもの自尊心低下を詳細に記述している。「子どもは、自分の心身の健康や、学習と行動抑制における自分の成長力を信じるのではなく、『僕をいい子にしてくれる魔法の薬』を信じるようになる」とミネソタ大学の心理学者アラン・スルーフは述べている。[25]

以上全てが、薬のせいで子どもが抑うつや孤独、不全感に陥ったという弊害を伝えるものだ。さらに、リタリンは少なくとも、多動の子どもの学業成績向上（良い点数をとり優秀な生徒になる）に役立つのではないかという視点で研究が行われたが、そうではないことが判明した。算数のテストに熱心に取り組めても、長期的な成績向上にはつながらないことが分かったのだ。この薬によって「注意持続が求められる反復的、定型的な課題」の成績は向上するが、「論理思考、問題解決、学習に［望ましい］影響は現れないようだ」とスルーフは一九七二年に説明した。[26] その五年後、ハーバート・リーははるかに否定的な見解を示した。彼は、リタリンは生徒の「語彙、読解、スペリング、算数」に何の効果ももたらさず、問題解決能力を損なうと報告した。「子どもの反応から、学習に必要不可欠と思われる一種のコミットメントの低下が強く示唆される」。[27] 同じ年、ウィスコンシン医科大学のラッセル・バークレーが関連する学術文献のレビューを行い、「刺激薬の主な作用は、学業成績向上ではなく教室での扱いやすさの改善にあるようだ」との結論を出した。[28] ついで、ジェームズ・スワンソンが議論に加わった。薬のため子どもがしばしば「孤立し、引きこもり、過剰集中する」という事実によって、「学習が改善するのでなく、むしろ損なわれる」おそれがある、と彼は述べた。[29] カリフォルニア大学アーヴァイン校の心理学者キャロル・ウェーレンは、一九九七年に「特に心配なのは、［リタリンの］悪影響が、柔軟な問題解決や発散的思考といった複雑な高次認知機能の分野で生じていると示唆されることだ」と指摘した。[30] 最後に二〇〇二年になって、カナダの研究者らが文献のメタ分析を実施し、一三七九人の子どもたちを対象とする実施期間三カ月以上の研究一四件の評価を行い、「学業成績向上を示す証拠はほとんどない」と判断した[31]。

リタリンには、もう一つ残念な点があった。刺激薬により子どもの行動が長期的に改善するかが研究されたものの、効果は全く発見されなかったのだ。リタリン服用を中止すると、たいていADHD特有の行動が再燃し、「興奮性、衝動性、多弁」が従来以上に悪化した。「服用中断時の急激な行動悪化を目にするのは、多くの場合残念なことである」とウェールンは打ち明けた[32]。薬を続ければ行動が持続的に改善するという証拠も、認められなかった。「教師や親は、学業成績の長期的改善や反社会的行動の減少を期待すべきでない」とスワンソンは一九九三年に述べた[33]。APAの *Textbook of Psychiatry* 一九九四年版でも、同じ結論を認め「刺激薬は、攻撃性、素行障害、犯罪行為、学業成績、職業機能、夫婦関係、または長期的適応に持続的な改善をもたらさない」と述べている[34]。三〇年間研究を重ねても、刺激薬が「過活動な」子どもの健やかな成長を促すという質の高い証拠は得られず、一九九〇年代初めには、NIMHの長期研究「ADHDの子どもの多施設多様式治療試験（Multisite Multimodal Treatment Study of Children with ADHD: MTA）」を率いるため結成された著名なADHD専門家のチームも、同じ結論を認めた。「子どものいかなる機能領域においても、刺激薬治療の長期的有効性は証明されなかった」と同チームは述べている[35]。

落第した精神刺激薬

ＮＩＭＨは、同研究所が「小児期精神障害」について実施した「初の大規模臨床治験」としてＡＤＨＤ研究を大いに喧伝した。だが実際には、当初からかなりの欠点を抱えた知的取り組みだった。ＮＩＭＨ児童青年研究副部長のピーター・ジェンセンが率いる研究チームは計画段階で、刺激薬は長期的な転帰を改善するという証拠が学術文献に見当たらないことを知っていたにもかかわらず、「有効性が確認されている治療」を長期にわたって見合わせるのは「非倫理的」だという理由で、研究にプラセボ対照群を含めなかった。この研究は基本的に、薬物療法と行動療法を比較するものだったが、行動療法群の二〇パーセントは研究開始時に刺激薬を服用しており、一四カ月の研究期間中、後者のグループの子ども全員が薬を中断していた時期はなかった[36]。

この明らかなデザイン上の欠陥にもかかわらず、ＮＩＭＨの出資を得た研究者らは、一四カ月目の時点で刺激薬の勝利を宣言した。「慎重な服薬管理」は、ＡＤＨＤの中核症状を軽減する上で行動療法より「優位」であると証明された。薬を服用した子どもの方が、読解力検査の成績が良い（ただし、それ以外の科目で違いは認められなかった）ことも示唆された。そのためここに至って精神医学界に、刺激薬の持続的効果を証明する長期的研究が現れたのだ。「ほとんどの専門家は現在、ＡＤＨＤを慢性障害とみなしているため、多くの場合、継続的治療が欠かせないように思われる」と研究者らは結論づけている[37]。

一四カ月の治療期間が終了した後、この研究では定期的に被験者のフォローアップを実施し、子どもの経過とＡＤＨＤ治療薬服用の有無を調査した。これでこの研究は、マーティン・ハロウが統合失調症の転帰について実施したものと同じような自然主義的研究となった。これまで学術文献を見てきた本書の読者の皆さんなら、次に何が起こったか簡単に推測できるはずだ。三年後にジェンセンらは、「薬の服用は良好な転帰ではなく、悪化を示す有意なマーカーだった。すなわち二四～三六カ月目の期間に服薬した被験者は、服薬しなかった集団と比べて対象期間中に症状が増大していた」ことを認めた[38]。

言い換えると、服薬した被験者は、少なくとも服薬しなかった集団と比べてＡＤＨＤの中核症状――衝動性、不注意、多動――が悪化した。加えて、服薬した被験者は三年後の時点で「非行スコア」が高く、学校で問題を起こしたり警察沙汰を起こしやすい傾向が見られた[39]。また非服薬群と比べ、身長が低く体重も少なく、これは薬が成長を抑制している証拠とされた。以上の結果は、薬物療法が長期的に悪影響を及ぼすことを示すもので、ＮＩＭＨの助成を受けて六年後の転帰を評価した際にも、同じ知見が認められた。薬の使用は「多動－衝動性および反抗挑戦性障害の症状の悪化を伴い」、「全般的機能障害」の一層の悪化をもたらした[40]。

ＡＤＨＤが「実在する」病気なのかどうかをめぐって、長らく議論が紛糾してきたが、今回の研究を見る限り、刺激薬を用いて治療するとなると、やはりＡＤＨＤの実在性に疑問が残る。たとえＡＤＨＤが実在するとしても、刺激薬は長期的効果をもたらすものではない。「われわれは、服用期間が長い子どもの方が良好な転帰が得られるだろうと予想していた。だが、そうではないことが判明した」と研究責任者の一人、ニューヨーク州立大学（バッファロー）のウィリアム・ペルハムは述べている。「有益な作用は一切見られなかった。［薬物療法は］短期的には子どもの行動改善に役立つが、長期的にそうした効果はない。この事実を、患者の親にはっきり伝える必要がある」[41]。

悪影響の総括

どんな薬でも効果とリスクを分析すべきだが、通常は、効果がリスクを上回るよう期待される。だが今回の場合、NIMHは長期的にみて効果に算入できるものが何一つないことを確認した。そうなると、残るのはリスクのみである。そこで今度は、刺激薬が子どもにどのような悪影響を与えるのかを見ていきたい。

リタリンなどのADHD治療薬は、数多くの身体的、情緒的、精神的な副作用を引き起こす。身体的問題として、眠気、食欲減退、倦怠感、不眠、頭痛、腹痛、運動異常、顔面・音声チック、歯ぎしり、皮膚炎、肝臓障害、体重減少、成長抑制、高血圧、心臓突然死などが挙げられる。情緒面の問題には、抑うつ、無気力、全身倦怠感、気分変動、泣き続ける、苛立ち、不安、世界への敵対感などがある。精神的問題には、強迫症状、躁病、妄想症、精神病エピソード、幻覚などがある。メチルフェニデートは、脳内の血流やブドウ糖代謝も低下させ、一般に「神経病理学的状態」に伴う変化を引き起こす[42]。

刺激薬に関する動物実験も、警告を発するものだ。イェール大学医学部の研究者らは一九九九年に、アンフェタミンに何度も曝露されるとサルは「異常行動」を示し、その行動は薬の使用を中止後も長期的に続くことを報告した[43]。ラットを用いた様々な研究でも、メチルフェニデートへの長期的曝露により、ドーパミン作動性経路の感受性が恒久的に鈍ること、またドーパミンは脳内の「報酬系」であるため、仔ラットに薬物を与えると「快楽を感じる能力が低い」成ラットに育つ可能性があることが示唆された[44]。ダラス市にあるテキサス大学サウスウェスタン医療センターの研究者らは、「思春期前の」ラットを一五日間メチルフェニデートに曝露すると、不安と抑うつを示す「成」ラットになることを明らかにした。この成ラットは、運動量が少なく新しい環境への反応行動が稀薄で、「性行動異常」が見られた。同センターの研究者らは、脳の発達途上で「メチルフェニデートを投与」すると、「成長後の行動適応に異常が生じる」との結論を下した[45]。

以上が、リタリンをはじめとするＡＤＨＤ治療薬の転帰に関する文献である。こうした薬は、多動な子どもの行動を、短期的には教師や一部の親に望ましい方向へと変えるが、それを除けば薬によって多くの面で子どもの生活が損なわれ、喜びを体験する生理学的な能力が低い大人になってしまうおそれがある。また本章の後半で述べるように、刺激薬にはそれ以外にもう一つ、探求すべき衝撃的なリスクが存在する。

憂うつな結果

一九八八年――プロザックが発売された年――という比較的新しい時期でも、アメリカで抗うつ薬を服用している一九歳未満の子どもは、二五〇人に一人に過ぎなかった[46]。その理由は一つには、若い頃は本来気分の浮き沈みが激しく、うつ病エピソードからすぐに立ち直れるという文化的信念にあり、また一つには相次ぐ研究結果から、この年齢層に対し三環系抗うつ薬はプラセボ以上の効果を示さないことが証明されたからだ。「どう見ても研究結果は、青年期のうつ病に対する三環系抗うつ薬の有効性を裏付けるものではないという事実に、逆らうことはできない」と、*Journal of Child and Adolescent Psychopharmacology* の一九九二年の論説も認めている[47]。

だがプロザックや他のSSRIが発売され、魔法の薬ともてはやされると、抗うつ薬の子どもへの処方が増加した。抗うつ薬を服用する子どもの割合は、一九八八〜九四年の間に三倍に増え、二〇〇二年にはアメリカの一九歳未満の子どもの四人に一人が、抗うつ薬を服用していた[48]。おそらくこうした薬は、子どもや思春期の青少年に対し、三環系抗うつ薬にはない短期的効果をもたらすと思われるが、残念ながら、学術文献を評価してその真偽を確かめることはできない。今では広く知られているように、この手の文献はどうしようもなく偏ったものだからだ。治験デザインに偏りがある、学術誌に発表された結果が実際のデータを公正に扱っていない、副作用が過小評価または除外されている、否定的な結果が出た研究は発表されない、あるいは肯定的な研究に作りかえられているなど。「小児期うつ病に対する選択的セロトニン再取り込み阻害薬の研究の歴史は、混乱と操作、制度的な欠陥に満ちたものである」と*Lancet*は二〇〇四年の論説で述べている。一流医科大学の精神科医が、こうした科学的な詐欺に手を染めたという事実は、「患者の医師に対する信頼を裏切る」ものだ(49)。

けれど紆余曲折を経て、子どもへのこの薬の有効性について、いくらか正確な説明がなされるようになった。SSRI関連の訴訟が進められる中で、原告側の専門家証人——最も著名なのはイギリスのデビッド・ヒーリーとアメリカのピーター・ブレッギン——が治験データの一部を改めて検討し、薬のせいで自殺リスクが高まることに気づいた。彼らは発見した内容を公にし、SSRI服用後に我が子が自殺した経緯を悲嘆に暮れながら訴える親の数が増えたのを受け、FDAは二〇〇四年、このリスクに関し公聴会を開かざるを得なくなった。その結果、FDAのトーマス・ローレンはこの薬の子どもに対する有効性について、驚くべき事実を認めた。それまでに実施された子どもを対象とする抗うつ薬研究一五件のうち、一二件が失敗していたのだ。実際にFDAは、抗うつ薬の子どもへの販売承認を求める製薬会社六社からの申請を却下した。「こうした治験結果は、厳しい現実を突きつけるものだ」とローレンは告白した(50)。

ローレンが調査した肯定的な研究三件のうち、二件がプロザックの治験であったため、FDAはプロザックの子どもへの使用を承認した。だが多くの批判論者が指摘するように、科学的な観点からすると、プロザックが他のSSRIより優れていると考えるべき理由はない。肯定的な結果が出た二件の治験において、プロザックに反応を示した子どもの割合は、失敗に終わった一二件での薬剤反応率とほぼ同じだった。つまりイーライリリー社は単に、偏りがある治験デザインを巧みに利用して、あたかも薬に効果があるように見せたのだ。例えば二件のうち一方の治験では、最初は全員に一週間プラセボを投与し、その間に改善した子どもは治験から除外していた。これにより、プラセボ反応率を下げることができた。次に、プロザックに無作為化された子どもを一週間にわたって評価し、薬に「ー分適応した」子どもだけを治験に参加させた。これにより、薬剤反応率を高められる。「治験が始まる以前から、実薬群とプラセボ群の差を最大化する仕組みが作られていた――プラセボ群はあらかじめ反応を示さないよう選定された一方、実薬群は反応を示すよう選定されていたのだ」と*Ethical Human Psychology and Psychiatry*の主幹編集者ジョナサン・レオは説明する。[51] だが、この極端に偏りがある治験デザインを用いてさえ、プロザックを服用した子どもの自己評価尺度または親の評価に基づく経過は、やはりプラセボ群と大差なかった。加えて、この知見では「一次エンドポイント」におけるフルオキセチンの有効性を証明できず、従って有効性の根拠は、イーライリリー社の資金援助を受けた精神科医らが記入する二次的な「改善」尺度からしか得られなかった。

以上が、小児のうつ病を対象とする治験でＳＳＲＩが示した有効性に関するデータである。ほとんどの治験で何の効果も証明されず、イーライリリー社はプロザックを有効に見せるため、甚だしく偏った治験デザインを使わねばならなかった。二〇〇三年、イギリスの医薬品医療製品規制庁（Medicines and Health Care Regulatory Agency; MHRA）は、フルオキセチンを除き、一八歳未満の患者へのＳＳＲＩ使用を基本的に禁止した。その後、イギリスの研究者らが関連する全てのデータを検討し、*Lancet* に「ＭＨＲＡが出した結論」を支持すると報告した。[52] これらの薬は「子どもに効果がなく、有害でもある」というのが真実だ、と同誌の編集者らは併載された論説で述べている。[53] オーストラリアの研究者らも、これに同調して *British Medical Journal* に同様のレビューを発表した。彼らの論文は、そもそもＳＳＲＩを効果的に見せるためアメリカの研究者が用いたペテンを暴いたことで、一層の説得力を伴った。この論文によると、肯定的な研究を実施した研究者らは「効果の誇張、弊害の過小評価、またはその両方」を行っているという。彼らは、イーライリリー社が行った小児へのフルオキセチン治験も改めて検討し、「有効性を示す証拠に説得力がない」と判断した。そのため結論として、「治療の選択肢として［抗うつ薬を］勧めるのは、ましてや第一選択薬として推奨するのは不適切だろう」と述べられている。[54]

効果が全くない中、私たちの前には今、子どもとティーンエージャーへの抗うつ薬処方の弊害を総括するという、憂鬱な仕事が残されている。まず身体的問題から始めると、ＳＳＲＩは、不眠、性的機能不全、頭痛、めまい、振戦、神経過敏、筋けいれん、筋力低下、てんかん、暴力や自殺リスクの増大に関連するアカシジアといわれる激しい内面的な焦燥感を引き起こすおそれがある。精神的には、さらに深刻な問題を誘発することがある。マサチューセッツ総合病院のティモシー・ウィレンズとジョゼフ・ビーダーマンは、ＳＳＲＩを服用した子ども八二人のカルテを調査し、二二パーセントに有害な精神医学的事象が認められることを確認した。一〇パーセントが精神病を発症し、六パーセントに躁病が見られた。「最も気がかりな有害転帰の一つは、情緒・認知・行動面の症状悪化である」と二人は記している。「服薬によるこうした精神面の有害事象が、大きな損害をもたらす可能性がある」[55]。ノースカロライナ州の精神科医トーマス・グアルティエリは、SSRI治療を行った一二八人の子どもと青年のうち二八パーセントに、何らかの「行動毒性」が生じたことを確認した[56]。他の医師からも、SSRIを服用した若年患者にパニック発作や不安、神経過敏、幻覚が現れたという報告が寄せられている。

こうした治験は、SSRIのせいで短期間のうちに具合が悪くなった子どもと青年の存在を伝えるものだ。長期的リスクを評価するには、成人と動物を対象とした研究で明らかになった問題に目を向ければよい。薬の服用を中止すれば、子どもたちは心身の離脱症状に悩まされると想定される。薬を何年も続ければ、慢性的なうつ病になる危険が高い。アメリカ精神医学会があるテキストの中で警告しているように、「意欲喪失、受動性の増大、それに往々にして倦怠感や『感情の平板化』を特徴とする、無気力症候群」を発症することもある[57]。記憶喪失や認知能力低下も懸念され、第8章で触れたように、動物実験から、SSRIによってセロトニン作動性ニューロンの肥大と変形が引き起こされる可能性が指摘されている。

さらに新たな病気の登場

まずADHDが爆発的に増大し、ついで小児期うつ病が広がっているというニュースが舞い込んだ。それからまもない一九九〇年代後半には、子どもの双極性障害が広く知られるようになった。新聞や雑誌がこの現象をこぞって取り上げ、またしても精神医学界は、この病気の登場を科学的発見というシナリオに沿って説明した。「精神医学界では長らく、一〇代半ば以降になるまで子どもが双極性障害と診断されることはなく、子どもの躁病は極めて稀だと考えられてきた」。精神科医のデミトリ・パポロスは、ベストセラーとなった著書 *The Bipolar Child* でこう論じている。「だが最先端の研究により、双極性障害は極めて早期に発生する可能性があり、従来考えられていたよりはるかに広く見られる障害であることが、証明されつつある」[58]。だが双極性障害と診断された子どもの数が驚くべき勢いで増加した――一九九五〜二〇〇三年までに四〇倍――ため、『タイム』は「若者と双極性」と題した記事を掲載し、何か他の要因が関与しているのではないかと疑問を投げかけた[59]。「双極性障害の存在が新たに認識されたというだけでは、子どもの双極性障害の爆発的増加を十分に説明できない」と同誌は論じている。「一部の研究者は、周囲の環境や現代のライフスタイルの中に、通常なら発症しない子どもに双極性症状の発現を促す要因があるのではないかと懸念している」[60]。

この推測は、全く理にかなったものだった。重度の精神疾患がこれほど長い間発見されず、今になって初めて数千人の子どもが深刻な躁病だと判明することなど、あり得るのだろうか？ だがもし、環境の中にこうした行動を促す新たな誘因があるなら、この病気が蔓延した理由を論理的に説明できるのではないか、と『タイム』は読者に問いかけた。感染因子が病気の流行を引き起こすのだから、子どもの双極性障害が発生した原因をたどれば、その感染因子を発見できるはずだ。果たして私たちは、この現代の疫病を引き起こしている「外的因子」を特定できるのか？

前に述べたように、精神科薬物療法が登場する以前は躁うつ病は、おそらく一万人に一人という割合で発症する珍しい病気だった。一五〜一九歳で発症する場合もあるものの、通常は二〇代まで症状は現れなかった。さらに重要なことだが、躁うつ病が一三歳未満の子どもに現れることはほぼ皆無であり、小児科医も医学研究者も必ずこの点を強調した。

一九四五年にはチャールズ・ブラッドレーが、小児躁病は非常に稀なため「子どもに対しては、躁うつ病という診断を避けるべきである」と述べた[61]。オハイオ州の医師ルイス・ルリーは、一九五〇年の文献を改めて検討し、「観察者たちは、子どもに躁病は発生しないと結論している」ことを確認した[62]。その二年後、バートン・ホールが五〜一六歳の精神病患者二二〇〇人の症例記録を調べ、躁うつ病の症例が二件しかないことを発見した。いずれの症例でも、患者は一三歳以上だった。「これらの事実は、躁うつ状態は成熟した人格に見られる疾患であるという一般的信念を、裏付けるものだ」とホールは述べている[63]。一九六〇年には、ワシントン大学の精神科医ジェームズ・アンソニーが、子どもの躁うつ病の症例報告を探して医学文献を細かく調査したが、三件しか見つけられなかった。「早期小児期における躁うつ病の発生は、臨床的現象としてまだ証明されていない」と彼は記している[64]。

だがその後、ゆっくりとだが確実に、そうした症例報告が現れ始めた。一九六〇年代後半から一九七〇年代初めにかけて、多動の子どもにリタリンが処方され始めると、ワシントン大学の小児神経学者ウォーレン・ウェインバーグが一九七六年に *American Journal of Diseases of Childhood* に発表したように、突如として学界は、子どもも躁病になり得ると認めるようになった。「罹患した子どもを特定し、自然経過を明らかにし、適切な治療法を確立し提供するためには、子どもも躁病になるという考え方を受け入れることが重要である」と彼は述べた[65]。

これこそが、医学文献において小児の双極性障害が（実質的に）「発見」された瞬間だった。この論文の中で、ウェインバーグは従来知られていなかったこの病気に罹った五人の子どもの症例記録を検討したが、五人中少なくとも三人が、躁病になる以前に三環系抗うつ薬またはリタリンを服用していたという事実を、見落としていた。二年後にはマサチューセッツ総合病院の医師らが、躁うつ病の子どもを九人発見したと発表したが、彼らもやはり、そのうち七人が過去にアンフェタミン、メチルフェニデート、または「行動に影響を及ぼす他の薬」を服用していた事実を見逃した[66]。ついで一九八二年には、UCLA神経精神医学研究所のマイケル・ストローバーとガブリエル・カールソンが、子どもの双極性障害をめぐるシナリオに新たな視点をもたらした。二人が抗うつ薬治療を行った六〇人の青年うち一二人が、三年の間に「双極性」に変化したのだ。このことから、人によっては抗うつ薬が躁病を引き起こしたと考えるかもしれない。だがストローバーとカールソンは、この事実は、抗うつ薬を診断ツールとして活用できる可能性を示すものだと考えた。抗うつ薬が一部の子どもに躁病を引き起こしているのではない。双極性障害の子どもだけが抗うつ薬に反応を示すのだから、むしろ抗うつ薬によって双極性障害が表面化したのだ。「われわれのデータは、異なるタイプのうつ病の間の生物学的相違は、思春期早期から既に存在しかつ発見可能であり、薬物負荷は若年層に特異的な感情障害を区別する上で、ひとつの信頼できる手段となり得ることを示すものだ」と彼らは述べている[67]。

子どもの双極性障害の「表面化」は、すぐに加速した。一九八〇年代後半から九〇年代初めにかけて、リタリンと抗うつ薬の処方件数が飛躍的に増加すると、それに伴って双極性障害が蔓延した。精神科病棟に入院する反抗的、攻撃的で手がつけられない子どもの数が急激に増加し、一九九五年にはオレゴン研究所のピーター・レウィンソンが、今やアメリカの思春期人口の一パーセントが双極性障害であると結論づけた(68)。その三年後にはカールソンが、自分が勤める大学病院の小児患者のうち六三パーセントが躁病（他でもなく、薬物療法登場以前は子どもにはほぼ皆無であったその症状）であると報告した。「躁症状は例外ではなくてむしろ通例である」と彼女は述べた(69)。それどころか、レウィンソンの疫学的データはもはや時代遅れとなっている。双極性と診断されて退院した子どもの数は、一九九六年から二〇〇四年の間に五倍に増加し、今やアメリカの思春期前の子どもの五〇人に一人がこの「恐るべき精神疾患」に罹っているとされる。「双極性障害という病気が実際にあり、過小診断されているのは確かだ。だがそれを除けば、正確な罹患数はまだ分かっていない」とテキサス大学の精神科医ロバート・ヒルシュフェルトは、二〇〇二年の『タイム』で語っている(70)。

双極性障害の流行は最盛期を迎えた。そして歴史を振り返ると、この流行は子どもへの刺激薬や抗うつ薬の処方に呼応して広がりを見せたことが、明らかになる。

作られた「双極性の子ども」

こうした経緯を踏まえると、刺激薬と抗うつ薬が前述のような医原的な作用を引き起こす理由を説明するデータを見つけられるはずだ。五〇〇〇万人の子どもたちにこれらの薬を服用させれば、二〇パーセントあまりは症状が悪化し双極性障害と診断されるに至ることを示すデータがあるに違いない。数値的に蔓延と呼べる規模に達した医原的な弊害の証拠が、きっと存在する。

まずはリタリンから見ていこう。

リタリン処方が定着する以前から、アンフェタミンが精神病エピソードや躁病エピソードを引き起こす可能性があることはよく知られていた。それどころか、アンフェタミンによるこの種のエピソード誘発が極めて高い頻度で起こるため、研究者らはこの作用を、統合失調症のドーパミン仮説を裏付ける証拠だと指摘した。アンフェタミンは脳内のドーパミン濃度を高めるため、ドーパミンの過剰分泌によって統合失調症が生じると示唆された。一九七四年、カリフォルニア大学サンディエゴ校医学部の医師デビッド・ジャノスキーは、この仮説を検証するため、ドーパミン濃度を上昇させる三種類の物質（*d*-アンフェタミン、*l*-アンフェタミン、メチルフェニデート）を統合失調症患者に投与した。いずれの物質でも精神病症状が悪化したが、中でも一番作用が強かったのはメチルフェニデートで、症状の重症度が倍増した[71]。

メチルフェニデートに関するこうした知識を踏まえると、精神医学的には、幼い子どもへのリタリン処方により、多くに躁病または精神病エピソードが生じると想定される。このリスクは十分に数値化されていないが、カナダの精神科医らは一九九九年に、平均二一カ月間刺激薬による治療を受けたＡＤＨＤ児九六人のうち、九人に「精神病症状」が現れたと報告した[72]。二〇〇六年にはＦＤＡが、このリスクに関する報告書を発表した。ＦＤＡの元には、二〇〇〇〜〇五年の間に、子どもの刺激薬に起因する精神病・躁病の報告が一〇〇〇件近く寄せられた。メドウォッチ（MedWatch）訳注(1)への報告件数は実際の有害事象件数の一パーセントにとどまることを考えると、ADHDと診断された子ども一〇万人が、この五年間に精神病または躁病エピソードを経験したと示唆される。FDAは、このエピソードは一般に精神病の「明確なリスク因子がない患者」に生じ（つまり明らかに薬が誘発したものであり）、報告症例の「かなりの割合」が一〇歳以下の子どもに見受けられることを明らかにした。「昆虫や蛇、芋虫などの視覚性幻覚や触角性幻覚が、幼い子どもの驚くほど多くに見られる」とFDAは述べている(73)。

薬のせいで精神病を発症した子どもは、たいてい双極性障害と診断される。加えて、ADHDの薬物療法を経て双極性障害へと進むこうした診断名の変化は、精神医学界の専門家の間ではよく知られた現象である。デミトリ・パポロスは、双極性障害の子どもと青年一九五人を調べた研究で、六五パーセントが「刺激薬療法に軽躁、躁、攻撃的な反応を示す」ことを確認した(74)。シンシナティ大学附属病院のメリッサ・デルベロは二〇〇一年、躁病で入院した思春期患者三四人のうち二一人が、「感情エピソード発現前に」刺激薬を服用していたと報告した。この薬が、「通常は双極性障害を発症しなかっただろう子どもたちに、うつや躁を引き起こしている」可能性がある、とデルベロは認める(75)。

だが刺激薬には、さらに大きな問題がある。刺激薬のせいで子どもたちは、日常的に興奮状態と不安状態を行き来するようになる。子どもが薬を飲むと、シナプス内のドーパミン濃度が上昇し興奮状態が生じる。すると活発になり、集中力が高まり強い興奮状態を示すこともあれば、不

表4　ADHDから双極性障害への経路

刺激薬が引き起こす症状		双極性障害の症状	
覚醒	気分変調	覚醒	気分変調
活力増大 集中力向上 過覚醒 多幸感 興奮、不安 不眠 焦燥感 敵意 軽躁 躁 精神病	傾眠 倦怠感、嗜眠 社会的ひきこもり、孤立 自発性低下 好奇心低下 感情の抑圧 抑うつ 情動不安定	活力増大 目標志向性の活動増大 睡眠欲求の低下 激しい気分変動 焦燥感 興奮 破壊的な感情爆発 多弁 注意散漫 軽躁 躁	悲哀感 活力低下 活動意欲の低下 社会的孤立 コミュニケーション減少 無価値観 理由もなく泣く

ADHD治療に使用される刺激薬は、覚醒症状と気分変調症状の両方を引き起こす。薬に起因するこれらの症状は、若年双極性障害の特徴とされる症状と驚くほど重複する。

安で落ち着きがなくなり、攻撃性や反抗性を示す、眠れないといった状態になることもある。さらに激しい興奮症状として、強迫行動や軽躁行動なども生じる。だが薬が脳内から排出されると、シナプス内のドーパミン濃度が急激に低下するため、疲労、嗜眠、無気力、社会的引きこもり、抑うつなどの不安症状が現れる。患者はたいてい、毎日のように経験する「精神崩壊」を訴える。けれど――この点が重要なのだが――こうした興奮症状と不安症状こそが、NIMHが双極性障害の子どもの特徴とする症状なのだ。NIMHによると、子どもの躁症状は活力増大、目標志向性の活動増加、不眠、イライラ、興奮、破壊的な感情爆発などである。また子どものうつ症状として、活力低下、社会的孤立、活動意欲の減退（無気力）、悲嘆などが挙げられる。

つまり、刺激薬を服用するとどんな子どももいくらか双極的になるのだ。ＡＤＨＤと診断された子どもが、刺激薬服用後に双極性障害と診断されるリスクは、過去にも数値化されている。マサチューセッツ総合病院のジョゼフ・ビーダーマンらは一九九六年に、ＡＤＨＤと診断された子ども一四〇人のうち一五人（一一パーセント）が、四年以内に（初回診断時に認められなかった）双極性症状を発症すると報告した。[76] ここから、子どもの双極性障害の大流行を解き明かす上で、最初の方程式を導き出せる。今日のアメリカのように、三五〇万人の子どもたちに刺激薬が処方されている社会では、この処方慣行によって四〇万人の双極性患者が生み出されると想定される。『タイム』が指摘したように、双極性障害の子どもの大部分は、最初は別の精神障害──「最もありがちな初回診断はＡＤＨＤ」──だと診断されているのだ。

では次にＳＳＲＩを見てみよう。

抗うつ薬が成人に躁病エピソードを引き起こす可能性は十分に立証されているが、当然ながら子どもにも同じ作用を及ぼす。ＳＳＲＩの子どもへの処方が始まったばかりの一九九二年に、ピッツバーグ大学の研究者らは早くも、プロザックを服用した八〜一九歳の男子の二三パーセントに躁症状または躁様症状が、一九パーセントに「薬に起因する」敵意が現れたことを報告した。[77] イーライリリー社が実施した小児うつ病に対しプロザックを投与した最初の研究では、薬を服用した子どもの六パーセントが躁病エピソードを経験したのに対し、プラセボ群では皆無だった。[78] 他方、ルボックスは一八歳未満の子どもの四パーセントに躁病を引き起こすことが報告された。[79] 二〇〇四年にイェール大学の研究者らが、この抗うつ薬によるうつ病誘発リスクを年齢別に評価したところ、一三歳未満が最も高リスクであると判明した[80]。

ここで示した発生率は、短期臨床治験から得られた数値であり、子どもと青年が長期的に抗うつ薬を続ければそのリスクはさらに上昇する。一九九五年、ハーバード大学の精神科医らは、うつ病と診断された子どもと青年の二五パーセントが、二〜四年以内に双極性障害に変化することを確認した。「若年層への抗うつ薬治療は、成人の場合ほぼ確実に見受けられるのと同様、躁病や急速交代型、情動不安定への転換を促す可能性がある」と彼らは説明している[81]。ワシントン大学のバーバラ・ゲラーは追跡調査期間を一〇年に伸ばしたが、彼女の研究ではうつ病治療を受けていた思春期前の子どもの半数近くが、双極性障害を発症していた[82]。これらの知見から、双極性障害の流行を解き明かす第二の方程式が明らかになる。つまり、二〇〇万人の子どもと青年がうつ病治療のためSSRIを服用すれば、双極性障害の若者が五〇〜一〇〇万人も誕生することになる。

これで私たちは今、薬に起因する精神病の蔓延を告げる数字を手にしたことになる。ADHDをきっかけに四〇万人の子どもが、また抗うつ薬治療がきっかけで、さらに五〇万人以上の子どもが双極性障害になっているのだ。この結論を再確認できる方法もある。子どもの双極性患者を調査した研究者らは、その大部分がこの二つの経路のいずれかを経て発症したことに気づいているのだろうか？

ここにその結果を示す。ルイヴィル大学の精神科医リフ・エルマラクは、七九人の双極性障害若年患者を対象とした二〇〇三年の研究で、四九人（六二パーセント）が躁病を発症する前に刺激薬または抗うつ薬を服用していたことを確認した[83]。同じ年にパポロスは、調査を実施した双極性障害の子ども一九五人のうち八三パーセントが、最初に別の精神疾患と診断され、三分の二は抗うつ薬に曝されていたと報告した[84]。最後にジャンニ・フェッダが、一九九八〜二〇〇〇年にニューヨークのルシ・ビニ気分障害クリニックで双極性障害のため治療を受けた子どもの八四パーセントが、過去に精神科治療薬を服用していたことを明らかにした。「驚いたことに、初回診断で双極性障害とみなされた患者は、［全症例中］一〇パーセント未満だった」とフェッダは述べている[85]。

当然ながら、患者の親たちは薬が引き起こしたこうした経過を目の当たりにしている。一九九九年五月、児童青年双極性障害財団の理事マーサ・ヘランダーと、「双極性障害児の親の会」創設者のトミー・バークは、共同で *Journal of the Academy of Child and Adolescent Psychiatry* に次のような投稿を行った。

大半の子どもは、最初にＡＤＨＤと診断を受け刺激薬や抗うつ薬を処方され、治療効果が現れないか、または激昂、不眠、興奮、言語促迫などの症状を経験していた。親たちはこれを俗に「跳ね返り／揺れ戻し」と呼んでいる。刺激薬、三環系抗うつ薬、セロトニン再取り込み阻害薬などの服用により躁状態や混合状態（自殺のそぶり、自殺企図を含む）が誘発または悪化した際に、初めて入院を経験するケースが多かった[86]。

多数のティーンエージャーがSSRIの処方を受けると、大学キャンパスでも躁病の大流行が勃発した。*Psychology Today*は二〇〇二年に「キャンパスの危機」と題した記事を掲載し、抗うつ薬の処方箋を携えて入学し、新学期中に精神に破綻をきたす学生の数が増大していると報じた。「年々、躁病初回エピソードの件数が増えている」とシカゴ大学カウンセリングセンター長のモートン・シルバーマンは語る。「非常に状態は深刻で、学生はたいてい入院することになる」という。同誌はさらに、この躁病の大流行が始まった年を正確に名指ししている。それはずばり、一九八八年のことだ。(87) プロザックが発売された年がいつか、思い出してもらえれば、読者の皆さんも容易に結論を引き出せるだろう。

最後の証拠は、オランダから得られた。オランダの精神科医らは二〇〇一年、同国には子どもの双極性障害が三九件しかないと報告した。その後、オランダの研究者カトリーン・レイチャートは、アメリカとオランダ双方で双極性障害の成人患者の子孫を調査し、アメリカ人はオランダ人と比べ、二〇歳以前に双極性症状が現れる可能性が一〇倍も高いことを確認した。こうした差が生じた理由はおそらく、「アメリカでは子どもへの抗うつ薬と刺激薬の処方件数がはるかに多い」からではないか、とレイチャートは結論づけた。(88)

これらは全て、精神病の蔓延が主として医原的な性格のものであることを物語っている。五〇年前には一三歳未満の躁うつ病などほぼ皆無であり、思春期の診断例も稀だった。その後、小児科医や精神科医が多動の子どもにリタリンを処方し始めると、突然医学誌に躁病の子どもの症例報告が掲載されるようになった。リタリンの処方件数が増えるにつれてこの問題は大きくなり、

図12　明らかにされた流行

医療用薬物の普及
20歳未満の刺激薬/抗うつ薬服用率

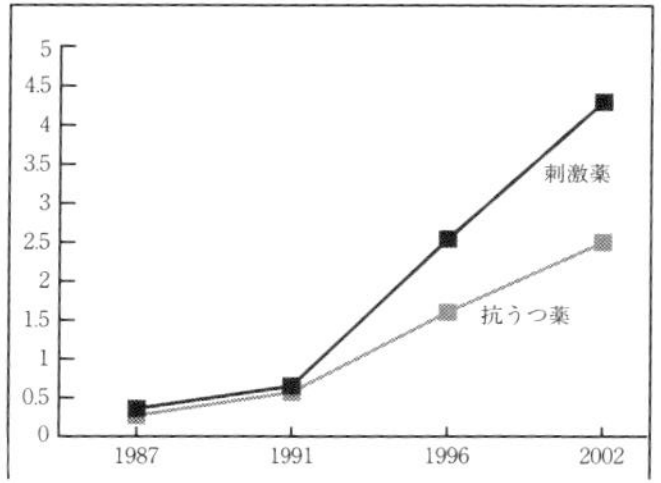

処方率は3本の報告書を基に算定。特にZito, J. "Psychotropic practice patterns for youth."*Archives of Pediatric Adolescent Medicine* 157 (2003) :17-25. を参照。

子どもの双極性障害の診断件数の急増
双極性障害と診断された20歳未満の外来受診件数

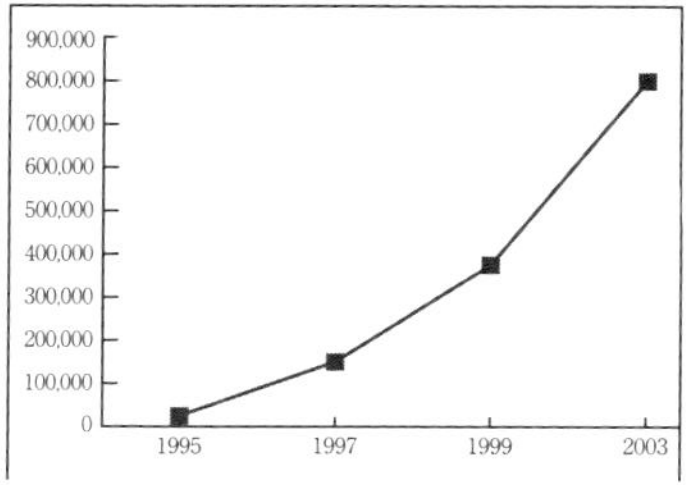

出典：Moreno, C. "National trends in the outpatient diagnosis and treatment of bipolar disorder in youth." *Archives of General Psychiatry* 64 (2007) : 1032-39.

障害者数も増加
精神疾患による18歳未満のSSI受給者（1987～2007年）

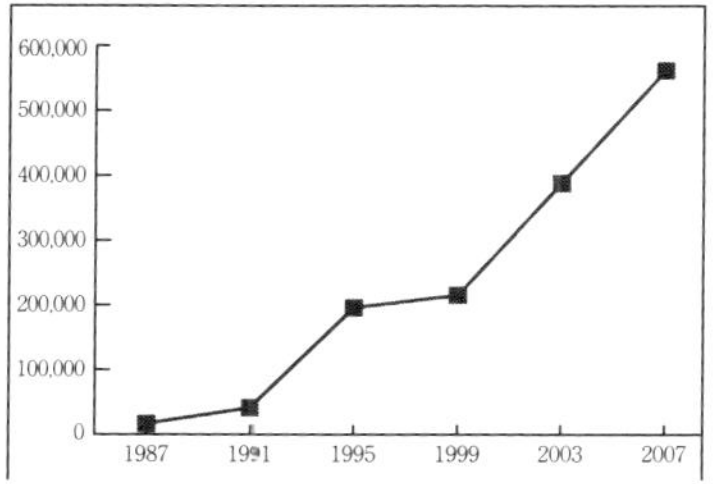

出典：社会保障局報告書（1987～2007年）

SSRIの導入と共に爆発的に増加した。やがて研究により、これらの薬はいずれも、子どもと青年に高い頻度で双極性症状を引き起こすことが証明された。リタリンとSSRIは、精神病の流行を促す二つの「外的物質」であり、これらは正常な脳機能を妨げる点に注意する必要がある。病院の緊急治療室に現れる躁病の子どもは、薬のせいで脳内のドーパミン作動性経路とセロトニン作動性経路が変化し、機能「異常」に陥っている。この精神病の蔓延を順を追って説明する論理が、存在するのだ。

加えてそれ以外に、若年層が双極性障害という診断に至る経路が少なくとも三つある。エルマラク、パポロス、フェッダの三人全員が気づいたように、中には抗うつ薬や刺激薬の使用歴がなくても双極性障害と診断される子どもたちもいる。こうした患者の多くがどこから発生したか、極めて容易に見てとることができる。第一に、ハーバード大学のジョゼフ・ビーダーマンが、激しい「苛立ち」を双極性障害の証拠と見なせると主張し、一九九〇年代に診断基準の拡大に向けた先鞭をつけた。これにより子どもは、躁症状が現れずとも双極性障害と診断されるようになった。第二に、昨今では多くの州で里子が双極性障害と診断されがちであり、里子が怒りを示すのは機能不全家族に生まれたからではなく、おそらく双極性障害のせいだと考えられている。最後に今は、法を犯したティーンエージャーが精神科に送り込まれることが多々ある。多くの州に「精神保健裁判所」が設置され、こうした若者は更生施設ではなく、病院や精神障害者保護施設に入れられる。彼らもまた、双極性障害の患者にカウントされるのだ。

待ちうける運命

本書で先に見たように、成人の双極性患者の転帰は過去四〇年間に大幅に悪化しており、中でも最も転帰が悪いのは「混合状態」「急速交代型」の症状が見られる患者である。薬物療法が登場する以前には、成人のこうした臨床経過はほぼ全く見られず、むしろ抗うつ薬の使用に伴って生じた現象だった。だが不幸なことに、これこそが若年双極性患者の圧倒的大多数を苦しめている症状なのだ。子どもたちは「治療に抵抗性を示す重度の成人患者に報告された臨床像と似通った」症状を呈している、とバーバラ・ゲラーは一九九七年に説明している。[89]

従ってこれは、単に双極性障害を発症した子どもたちの話ではなく、極めて重度な双極性障害に侵された子どもたちの物語なのだ。パポロスは、若年双極性患者一九五人のうち八七パーセントが、「極めて極端な急速交代型」である――すなわち、絶えず躁状態とうつ状態を行き来している――ことを確認した。[90] 同じようにフェッダも、ルチ・ビニ気分障害クリニックで治療した若年双極性患者の六六パーセントが「極めて極端な急速交代型」であり、一九パーセントが多少程度は劣るものの、やはり激しい急速交代型であることを明らかにした。「一部の成人双極性患者に見られる二相性、エピソード性で交代が比較的緩慢な臨床経過と異なり、小児の病型は一般に混合状態を伴い、亜慢性的で不安定かつ非寛解性の経過をたどる」とフェッダは述べる。[91]

転帰研究によると、こうした子どもたちの長期的な転帰は厳しい。NIMHはSTEP-BD

試験の一貫として、双極性障害の子どもと青年五四二人の転帰を詳しく調べているが、成人前に発症すると「不安障害の併発や物質乱用の発生率が高まり、再発率上昇、気分正常期の短期化、自殺企図ならびに暴力の可能性増大などを伴う」と報告している。[92]ピッツバーグ大学のボリス・バーマーによれば、「早期発症」した双極性患者は有症状期が約六〇パーセントを占め、平均して一年間に一六回という驚くべき頻度で——うつから躁へ、躁からうつへと——「極性」が変化するという。思春期前の患者は「思春期後に発症した双極性患者と比べ、二倍も回復しにくく、成人後も治療に対し反応を示さないと想定される」とバーマーは述べる。[93]デルベロは、双極性初回エピソードのため入院した思春期集団の追跡調査を行い、一年以内に機能が回復した患者は四一パーセントに過ぎないと結論づけた。[94]バーマーは、一年目以降はこうした機能障害が悪化することを明らかにした。「発症年齢にかかわらず、双極性患者の機能障害は思春期の間に悪化するように見える」[95]。

双極性と診断された子どもは一般に、非定型抗精神病薬や気分安定薬などの薬剤カクテルを処方される。これにより、脳内の複数の神経伝達経路に混乱が生じるため、当然ながらこうした治療法で心身の健康を取り戻すことはできない。デルベロは二〇〇二年、リチウム、抗うつ薬、気分安定薬のいずれでも、二年後の時点で双極性障害の子どもの経過を改善できないと報告した。さらに彼女は、神経遮断薬を服用した子どもは「服用しなかった子どもと比べ、回復する可能性が有意に低かった」と付け加えている。[96]六年後、ペンシルバニア州のコンサルティング企業ハイエス社が、医療機関のため「偏向のない」薬剤評価を実施し、小児双極性患者に処方される気分

図13　アメリカの子どもを襲う流行

精神疾患による18歳未満のSSI受給者（1987～2007年）

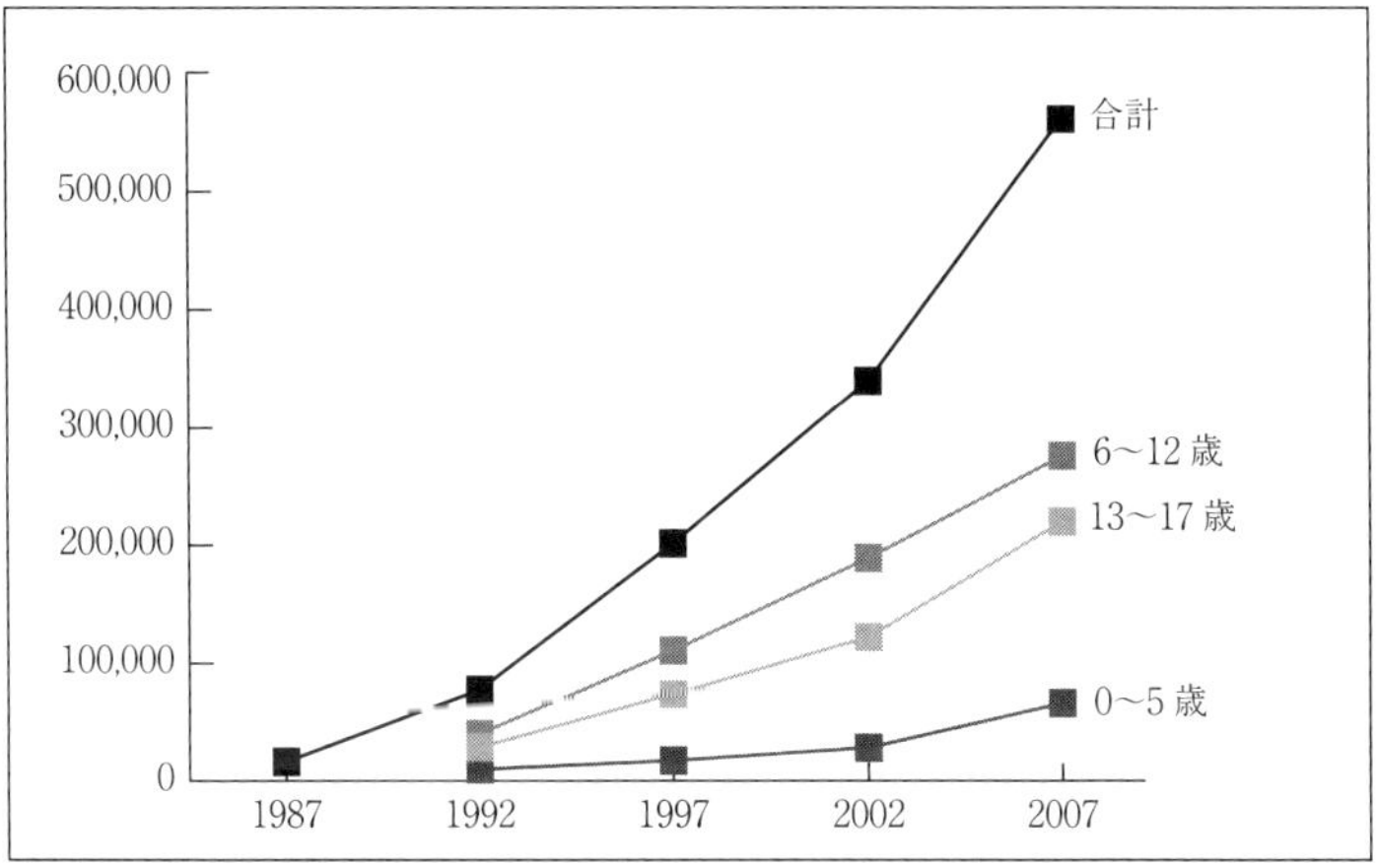

1992年より前の政府報告書に、年齢層別の統計値はなかった。

出典：社会保障局報告書（1987～2007年）

安定薬と非定型抗精神病薬の安全性と効果を示す十分な科学的証拠はない、との結論に達した。「われわれの知見から、現時点では、抗けいれん薬と非定型抗精神病薬は、双極性障害と診断された子どもに推奨できないことが示唆される」とハイエス社の上級アナリスト、エリザベス・ハウツミュラーは述べる。[97] これらの報告から、薬の有効性のなさが証明されるが、ハウツミュラーが指摘するように、このような「薬物療法」による副作用は「憂慮すべき」ものだ。特に非定型抗精神病薬は、代謝機能不全、ホルモン異常、糖尿病、肥満、感情鈍麻、遅発性ジスキネジアを引き起こすおそれがある。[*2] 最終的に、こうした薬は認知機能の低下を引き起こし、成人するまで薬剤カクテルを続けた子どもは早期死亡も想定されうる。

これが、薬を原因とするこの病気の長期的経過である。すなわち、多動や抑うつを示す子どもを、躁病エピソードや何らかの情緒不安定を引き起こす薬で治療し、薬剤カクテルを処方した結果として、その子は一生続く障害を抱えることになるのだ。

障害者の数

成人後に、障害者としてSSIやSSDIを受給するようになった「早期発症」双極性患者の割合に関しては、まだ十分に研究が行われていない。だが、SSIを受給する「重度精神病」小児患者数の驚くべき増加から、生じた損害の大きさを窺い知ることができる。一九八七年には、SSIの障害保険給付名簿に掲載された一八歳未満の精神病患者は一万六二〇〇人であり、これは障害児総数の六パーセント未満だった。二〇年後、SSIの名簿上に載った精神病の子どもの数は五六万一五六九人と、障害児総数の五〇パーセントに達した。この精神病の蔓延は、就学前の子どもにさえ認められる。一〇年ほど前から、二、三歳児への向精神薬処方が一般的になり始め、すると当然のことながら、以後はSSIを受給する六歳未満の精神病患者数が増加し、二〇〇〇年の二万二四五三人から〇七年の六万五九二八人へと三倍にまで達した[98]。

その上、SSIの受給者数は、実際に生じた被害規模の一端をわずかに示唆するに過ぎない。どこを見ても、子どもとティーンエージャーの精神保健が悪化している証拠を目にすることができる。一九九五〜九九年の間に、精神病関連での子どもの緊急治療室への受診件数が五九パーセント増大した[99]。アメリカ公衆衛生局長官のデビッド・サッチャーは二〇〇一年、わが国の子どもの精神保健の悪化は「健康上の危機」であると宣言した[100]。まもなく全米の大学が突如として、なぜこれほど多くの学生が躁病エピソードを経験したり、情緒不安定な行動をとったりするのかと首をかしげるようになった。二〇〇七年の調査により、大学生六人に一人が前年中に故意に「自傷行為」を行ったことが明らかになった[101]。こうした事態を受け、アメリカ政府監査機関（U.S. Government Accountability Office: GAO）が調査に乗り出し、一八～二六歳の青少年のうち一五人に一人が現在「重度の精神疾患」に罹っていることが二〇〇八年に報告された。この年齢層には双極性障害が六八万人、大うつ病が八〇万人いるとされたが、GAOの指摘によると、この数値にはホームレスや囚人、施設入所者が含まれないため、実際にはもっと増えるはずだという。こうした若者には全員、一定程度の「機能障害」が認められる、とGAOは述べている[102]。

これが今日のアメリカの姿なのだ。二〇年前、アメリカ社会では子どもと青年への精神科治療薬の処方が一般的になり、今や彼らの一五人に一人が「重度の精神疾患」を抱えた大人になっている。これは、薬を基盤とするわが国の治療パラダイムが、益をなす以上に大きな害を与えていることを示す、極めて痛ましい証拠である。子どもと青年への薬物療法が広がり始めたのはつい

＊2　欧州神経薬理学会が発行した二〇〇八年の報告書で、スペインの研究者らは「子どもと青年は成人と比べ、抗精神病薬の服用時に錐体外路症状（運動障害）、プロラクチン上昇（ホルモン濃度上昇）、鎮静、体重増加、代謝作用などの有害事象を経験するリスクが高いようだ」と述べた。このリスクは、男児より女児に高いことも報告されている。

最近のことなのに、既に数百万人が生涯続く精神病への道を歩んでいる。

【訳注】

（1）ＦＤＡの安全情報・有害事象報告プログラム。医療関係者と消費者から重大な副作用および医療用製品に関する問題報告を受け、それをフィードバックするシステム。

【注】

（1） B. Carey, "What's wrong with a child? Psychiatrists often disagree," *New York Times*, November 11, 2006.
（2） R. Kessler, "Mood disorders in children and adolescents," *Biological Psychiatry* 49 (2001) : 1002-14.
（3） J. O'Neal, *Child and Adolescent Psychopharmacology Made Simple* (Oakland, CA: New Harbinger Publications, 2006), 6.
（4） R. Mayers, *Medicating Children* (Cambridge, MA: Harvard University Press, 2009), 46.
（5） G. Jackson, "Postmodern psychiatry." 未発表論文（二〇〇二年九月二日）。
（6） Mayers, *Medicating Children*, 54.
（7） Ibid, 61.
（8） R. Mayers, "ADHD and the rise in stimulant use among children," *Harvard Review of Psychiatry* 16 (2008) : 151-66.
（9） G. Golden, "Role of attention deficit hyperactivity disorder in learning disabilities," *Seminars in Neurology* 11 (1991) : 35-41.
（10） NIH Consensus development Conference statement, "Diagnosis and treatment of attention deficit hyper-

activity disorder."（一九九八年一一月一六〜一八日）。

（11） P. Breggin, *Talking Back to Ritalin* (Cambridge, MA: Perseus Publishing, 2001), 180.
（12） S. Hyman, "Initiation and adaptation: a paradigm for understanding psychotropic drug action," *American Journal of Psychiatry* 153 (1996) : 151–61.
（13） Breggin, *Talking Back to Ritalin*, 83.
（14） H. Rie, "Effect of methylphenidate on underachieving children," *Journal of Consulting and Clinical Psychology* 44 (1976) : 250–60.
（15） C. Cunningham, "The effects of methylphenidate on the mother-child interactions of hyperactive identical twins," *Developmental Medicine & Child Neurology* 20 (1978) : 634–42.
（16） N. Fiedler, "The effects of stimulant drugs on curiosity behaviors of hyperactive boys," *Journal of Abnormal Child Psychology* 11 (1983) : 193-206.
（17） T. Davy, "Stimulant medication and short attention span," *Journal of Developmental & Behavioral Pediatrics* 10 (1989) : 313–18.
（18） D. Granger, "Perception of methylphenidate effects on hyperactive children's peer interactions," *Journal of Abnormal Child Psychology* 21 (1993) : 535–49.
（19） J. Swanson, "Effects of stimulant medication on learning in children with ADHD," *Journal of Learning Disabilities* 24 (1991) : 219–30.
（20） Breggin, *Talking Back to Ritalin*, 92.
（21） J. Richters, "NIMH Collaborative Multisite Multimodal Treatment Study of Children with ADHD," *Journal of the American Academy of Child & Adolescent Psychiatry* 34 (1995) : 987–1000.
（22） T. Spencer, "Pharmacotherapy of attention-deficit hyperactivity disorder across the life cycle," *Journal of*

the American Academy of Child & Adolescent Psychiatry 35 (1996) : 987–1000.
(23) E. Sleator, "How do hyperactive children feel about taking stimulants and will they tell the doctor?" *Clinical Pediatrics* 21 (1982) : 474–79.
(24) D. Jacobvitz, "Treatment of attentional and hyperactivity problems in children with sympathomimetic drugs," *Journal of the American Academy of Child & Adolescent Psychiatry* 29 (1990) : 677–88.
(25) A. Sroufe, Treating problem children with stimulant drugs," *New England Journal of Medicine* 289 (1973) : 407–13.
(26) Ibid.
(27) Rie, "Effects of methylphenidate."
(28) R. Barkley, "Do stimulant drugs improve the academic performance of hyperkinetic children?" *Clinical Pediatrics* 8 (1978) : 137–46.
(29) Swanson, "Effects of stimulant medication."
(30) C. Whalen, "Stimulant pharmacotherapy for attention-deficit hyperactivity disorders." S. Fishberg, R. Greenberg, eds., *From Placebo to Panacea* (New York: John Wiley & Sons, 1997), 329. に収録。
(31) R. Schachar, "Attention-deficit hyperactivity disorder," *Canadian Journal of Psychiatry* 47 (2002) : 337–48.
(32) Whalen, "Stimulant pharmacotherapy," 327.
(33) P. Breggin, "Psychostimulants in the treatment of children diagnosed with ADHD," *International Journal of Risk & Safety in Medicine* 12 (1993) : 3–35.
(34) Ibid.
(35) Richters, "NIMH Collaborative Multisite."

(36) P. Jensen, "3-year follow-up of the NIMH MTA study," *Journal of the American Academy of Child & Adolescent Psychiatry* 46 (2007) 989-1002. 薬物使用に関しては九九七頁の図を参照。
(37) The MTA Cooperative Group, "A 14-month randomized clinical trial of treatment strategies for attention-deficit/hyperactivity disorder," *Archives of General Psychiatry* 56 (1999) : 1073-86.
(38) Jensen, "3-year follow-up,"
(39) B. Molina, "Delinquent behavior and emerging substance use in the MTA at 36 months," *Journal of the American Academy of Child & Adolescent Psychiatry* 46 (2007) : 1028-39.
(40) B. Molina, "MTA at 8 years," *Journal of the American Academy of Child & Adolescent Psychiatry* 48 (2009) : 484-500.
(41) C. Miranda, "ADHD drugs could stunt growth," *Daily Telegraph* (UK), November 12, 2007.
(42) Breggin, *Talking Back to Ritalin*; K. Bolla, "The neuropyschiatry of chronic cocaine abuse," *Journal of Neuropsychiatry and Clinical Neurosciences* 10 (1998) : 280-89.
(43) S. Castner, "Long-lasting psychotomimetic consequences of repeated low-dose amphetamine exposure in rhesus monkeys," *Neuropsychopharmacology* 20 (1999); 10-28.
(44) W. Carlezon, "Enduring behavioral effects of early exposure to methylphenidate in rats," *Biological Psychiatry* 54 (2003) ; 1330-37.
(45) C. Bolanos, "Methylphenidate treatment during pre-and periadolescence alters behavioral responses to emotional stimuli at adulthood," *Biological Psychiatry* 54 (2003) : 1317-29.
(46) J. Zito, "Rising prevalence of antidepressants among US youths," *Pediatrics* 109 (2002) : 721-27.
(47) R. Fisher, *From Placebo to Pancrea* (New York: John Wiley & Sons, 1997), 309.
(48) T. Delate, "Trends in the use of antidepressants in a national sample of commercially insured pediatric

patients, 1998 to 2002," *Psychiatric Services* 55 (2004) : 387–91.

(49) 論説 "Depressing research," *Lancet* 363 (2004) : 1335.

(50) T. Laughren, memorandum, "Background comments for Feb. 2, 2004 meeting of psychopharmacological drugs advisory committee," January 5, 2004. (fda.gov〈アクセス〉)。

(51) J. Leo, "The SSRI trials in children," *Ethical Human Psychology and Psychiatry* 8 (2006) : 29–41.

(52) C. Whittington, "Selective serotonin reuptake inhibitors in childhood depression," *Lancet* 363 (2004) : 1341–45.

(53) 論説 "Depressing research," *Lancet* 363 (2004) : 1335.

(54) J. Jureidini, "Efficacy and safety of antidepressants for children and adolescents," *British Medical Journal* (2004) : 879–83.

(55) T. Wilens, "A systematic chart review of the nature of psychiatric adverse events in children and adolescents treated with selective serotonin reuptake inhibitors," *Journal of Child and Adolescent Psychopharmacology* 13 (2003) : 143–52.

(56) T. Gualtieri, "Antidepressants side effects in children and adolescents," *Journal of Child and Adolescent Psychopharmacology* 16 (2006) : 147–57.

(57) P. Breggin, *Brain-Disabling Treatments in Psychiatry* (New York: Springer Publishing Company, 2008), 153.

(58) D. Papolos, *The Bipolar Child* (New York: Broadway Books, 2000), xiv.（邦訳：十一元三・岡田俊監訳／紅葉誠一訳『子どもの双極性障害——親と専門家のためのガイド』東京書籍、二〇〇八年）。

(59) C. Moreno, "National trends in the outpatient diagnosis and treatment of bipolar disorder in youth," *Archives of General Psychiatry* 64 (2007) : 1032–39.

(60) J. Kluger, "Young and Bipolar," *Time*, August 19, 2002.
(61) L. Lurie, "Psychoses in children," *Journal of Pediatrics* 36 (1950); 801-9.
(62) Ibid.
(63) B. Hall, "Our present knowledge about manic-depressive states in childhood," *Nervous Child* 9 (1952) : 319-25.
(64) J. Anthony, "Manic-depressive psychosis in childhood," *Journal of Child Psychology and Psychiatry* 1 (1960) : 53-72.
(65) W. Weinberg, "Mania in childhood," *American Journal of Diseases of Childhood* 130 (1976) : 380-85.
(66) R. DeLong, "Lithium carbonate treatment of select behavior disorders in children suggesting manic-depressive illness," *Journal of Pediatrics* 93 (1978) : 689-94.
(67) M. Strober, "Bipolar illness in adolescents with major depression," *Archives of General Psychiatry* 39 (1982) : 549-55.
(68) P. Lewinsohn, "Bipolar disorders in a community sample of older adolescents," *Journal of the American Academy of Child & Adolescent Psychiatry* 34 (1995) : 454-63.
(69) G. Carlson, "Manic symptoms in psychiatrically hospitalized children-what do they mean?" *Journal of Affective Disorders* 51 (1998) : 123-35.
(70) J. Kluger, "Young and Bipolar."
(71) D. Janowsky, "Proceedings: effect of intravenous d-amphetamine, l-amphetamine and methylphenidate in schizophrenics," *Psychopharmacology Bulletin* 19 (1974) : 15-24.
(72) E. Cherland, "Psychotic side effects of psychostimulants," *Canadian Journal of Psychiatry* 44 (1999) : 811-13.
(73) K. Gelperin, "Psychiatric adverse events associated with drug treatment of ADHD," FDA, Center for Drug

Evaluation and Research（二〇〇六年三月三日）。
（74） D. Papolos, "Bipolar disorder, co-occuring conditions, and the need for extreme caution before initiating drug treatment," *Bipolar Child Newsletter* 1.（一九九九年一一月）。
（75） M. DelBello, "Prior stimulant treatment in adolescents with bipolar disorder," *Bipolar Disorders* 3（2001）: 53-57.
（76） J. Biederman, "Attention-deficit hyperactivity disorder and juvenile mania," *Journal of the American Academy of Child & Adolescent Psychiatry* 35（1996）: 997-1008.
（77） J. Jain, "Fluoxetine in children and adolescents with mood disorders," *Journal of Child & Adolescent Psychopharmacology* 2（1992）: 259-65.
（78） G. Emslie, "A double-blind, randomized, placebo-controlled trial of fluoxetine in children and adolescents with depression," *Archives of General Psychiatry* 54（1997）: 1031-37.
（79） P. Breggin, *The Anti-Depressant Fact Book*（Cambridge, MA: Perseus Publishing, 2001）, 116.
（80） A. Martin, "Age effects on antidepressant-induced manic conversion," *Archives of Pediatrics & Adolescent Medicine* 158（2004）: 773-80.
（81） G. Faedda, "Pediatric onset bipolar disorder," *Harvard Review of Psychiatry* 3（1995）: 171-95.
（82） B. Geller, "Bipolar disorder at prospective follow-up of adults who had prepubertal major depressive disorder," *American Journal of Psychiatry* 158（2001）: 125-27.
（83） D. Cicero, "Antidepressant exposure in bipolar children," *Psychiatry* 66（2003）: 317-22.
（84） D. Papolos, "Antidepressant-induced adverse effects in juvenile-onset bipolar disorder." 第5回国際双極性障害会議での発表論文（二〇〇三年六月一二～一四日、フィラデルフィア州ピッツバーグ）。
（85） G. Faedda, "Pediatric bipolar disorder," *Bipolar Disorders* 6（2004）; 305-13.

(86) M. Hellander, "Children with bipolar disorder," *Journal of the American Academy of Child & Adolescent Psychiatry* 38 (1999) : 495.
(87) H. Marano, "Crisis on the campus," *Psychology Today*, May 2, 2002.
(88) C. Reichart, "Earlier onset of bipolar disorder in children by antidepressants or stimulants," *Journal of Affective Disorders* 78 (2004) : 81-84. 第4回国際双極性障害会議（二〇〇一年六月、ピッツバーグ）で発表された抄録も参照。
(89) B. Geller, "Child and adolescent bipolar disorder," *Journal of the American Academy of Child & Adolescent Psychiatry* 36 (1997) : 1168-76.
(90) Papolos, "Antidepressant-induced adverse effects."
(91) G. Faedda, "Treatment-emergent mania in pediatric bipolar disorders," *Journal of Affective Disorders* (82) : 149-58.
(92) R. Perlis, "Long-term implications of early onset in bipolar disorder," *Biological Psychiatry* 55 (2004) : 857-81.
(93) B. Birmaher, "Course and outcome of bipolar spectrum disorder in children and adolescents," *Development and Psychopathology* 18 (2006) : 1023-35.
(94) M. DelBello, "Twelve-month outcome of adolescents with bipolar disorder following first hospitalization for a manic or mixed epidode," *American Journal of Psychiatry* 164 (2007) : 582-90.
(95) T. Goldstein, "Psychosocial functioning among bipolar youth," *Journal of Affective Disorders* 114 (2009) : 174-83.
(96) B. Geller, "Two-year prospective follow-up of children with a prepubertal and early adolescent bipolar disorder phenotype," *American Journal of Psychiatry* 159 (2002) : 927-33.

（97） "Hayes says new treatments for pediatric bipolar disorder not ready for prime time."（二〇〇八年一一月三日記者発表）、二〇〇九年八月二日 hayesinc.com へアクセス。

（98） Social Security Administration, annual statistical reports on the SSI program, 1996-2008; *Social Security Bulletin, Annual Statistical Supplement*, 1988-1992.

（99） Pediatric Academic Societies, "Pediatric psychiatry admissions on the rise." 二〇〇〇年五月一六日記者発表。

（100） D. Satcher, *Report of Surgeon General's Conference on Children's Mental Health*（U.S. Dept. of Health and Human Services, 2001）.

（101） B. Whitford, "Depression, eating disorders and other mental illnesses are on the rise," *Newsweek*, August 27, 2008.

（102） U.S. Government Accountability Office "Young adults with serious mental illness"（June, 2008）.

第12章

苦しむ子どもたち

Suffer the Children

「いつも悩んでいます。私は果たしてこの子を救っているのか、それとも駄目にしているのかと」

――ジャスミンの母（二〇〇九年）

薬物療法を受けた子どもたちのエピソードは、数限りなく紹介できる。私は本書を書き進める過程で、そうした子どもたちに会える場所（自宅、里親の家、精神病院など）を訪れるたびに、過去三〇年間に私たちが作り出したこの新たな社会の一端を少なくとも垣間見ることができた。むろん、精神科治療薬がわが子を救ってくれたと語る親も大勢いたし、この治療パラダイムがもたらす転帰の幅広さを考えると、それも確かに（少なくとも短期的には）真実なのだ。だが本書は、アメリカ社会に勃発した精神疾患の流行をテーマとしているため、これから紹介するエピソードはどれも――どれほど贔屓目に見ても――長期的な転帰の不確かさや、小児期の診断・治療が結果的に一生続く障害を生み出す可能性を伝えるものとなっている。

途方に暮れるシアトルの母娘

私がジャスミン（仮名）という若い女性と会ったのはごく短時間だったが、彼女はその短い面会時間中でさえ見るからに興奮していた。[*1] 一九八八年生まれのジャスミンは現在、シアトル郊外のやや古ぼけた精神病患者向けグループホームで暮らしている。彼女の母親と一緒に施設に近づくと、窓越しに落ち着きなくウロウロ歩き回っているジャスミンの姿が見えた。室内に足を踏み入れると、ジャスミンは私をひと目見た途端に素早く後ずさり、怯えた野生動物のように壁際に身を寄せた。ジーンズに水色のジャケット姿の彼女は、母親からも一定の距離を置いていた。彼女はもはや、誰からのハグも受け入れようとしない。ジャスミンが私と同じ車で外出するのを嫌がったので、私たちは二台に分かれて近くのファストフード店へ向かった。店に着いた後も彼女は車の後部座席にとどまり、真っすぐ前を見つめて体を前後に揺すっていた。「もしまた口が利けるようになれば、しゃべりたいことが山ほどあるでしょうけど」と母親がそっと呟いた。

幼い頃のジャスミンの写真から、話を始めよう。私は前もって母親から子どもの頃のジャスミンの写真を見せてもらったが、どれも幸せな子ども時代を伝えるものばかりだった。ある写真では、ディズニーランドの乗り物の前で二人の姉妹と楽しげに並んで立っている。別の写真では、歯の抜けた口を大きく開けて笑っている。茶目っ気たっぷりに舌を突き出している写真もある。「とても頭がよくて明るくて、私たちの生きがいでした」と母親は昔を振り返る。「外遊びが好きで、子どもらしく自転車で通りを行ったり来たりしていました。五〇セント払ってくれたら歌を披露すると言って、近所の家を一軒ずつ回ったこともありました。やんちゃな女の子でした――写真を見ればお転婆ぶりが分かるでしょう」。

小五の夏休みまで、ジャスミンの人生は順調だった。時折おねしょすることがあったジャスミンがキャンプに行くのを尻込みしたため、医師が「夜尿症」の薬を処方したのだが、その薬がたまたま三環系抗うつ薬だったのだ。すぐに彼女は興奮し敵対的になり、ある日の午後母親にこう言った。「すごく恐ろしいことばかり考えてしまうの。自分が人を殺しそうな気がする」。

今振り返ると、ジャスミンに何が起きたか容易に理解できる。彼女の激しい苛立ちは、自殺や暴力と関連性の強い抗うつ薬の副作用、アカシジアの徴候だった。「けれど、薬が殺人を考えるきっかけになったのではないかと疑った人は誰もいませんでした」と母親は言う。「何年も後にインターネットで調べるまで、イミプラミンにそんな作用があることなど知りませんでした」。精神科医の代わりにジャスミンは精神科医を紹介され、強迫性障害および双極性障害との診断を受けた。精神科で、ゾロフト、ルボックス、ジプレキサの薬剤カクテルを処方され、中学に入学したその年の秋には、全くの別人になっていた。

「ひどい状態でした。娘はジプレキサのせいで五〇キロ近く太り、身長は一六〇センチ足らず

＊1 「ジャスミン」から実名の使用許可を得られないため、母親と相談して本名は明かさないことにした。同じ理由から、母親の名前も明かしていない。

と小柄でした。小学校からの友だちは口々に『一体どうしたの?』とたずねました。男の子たちに『化け物』扱いされるようになり、やがて友だちもいなくなりました。毎日泣いてばかりで、カフェテリアに行かずにすむよう、校長室で昼食をとるようになりました」。その一方で自宅では相変わらず荒れ狂い、医師がジプレキサの用量を大幅に増やしたため、両目が落ちくぼんでしまった。「まるで拷問でした。娘はベッドに横になり、泣き叫んでいました。『どうして私、こんなになっちゃったのよ』って」。

やがてゾロフトを完全に止めると、ジプレキサとデパコートという薬の組み合わせで彼女の状態はかなり安定した。クラスメートとの交流はほとんどなかったが、成績は優秀で高校一年の時はたいていの科目で「A」をとり、写真と美術で高い評価を受けた。ボランティアにも熱心に取り組み、人権団体や老人施設、食料配給施設の仕事を手伝った活動が認められて、学校から表彰された。自分が双極性障害であることを受け入れるようになり、同世代の若者がこの病気への理解を深められるよう、本を執筆する計画まで立てた。「娘はよく、言っていました。『ママ、私、高校を卒業したら堂々とこう宣言するわ。私の身にどんなことが起きたのか、本当に分かる人なんているの?って』あの子は、本当に勇敢でした」。

高校一年の終わり頃、ジャスミンはインターネット上で、ジプレキサが体重増加や低血糖、糖尿病を引き起こすことを知った。彼女自身にも最初の二つの症状が現れていたが、担当医に薬の副作用についてたずねると、無用の心配だといなされた。怒り狂ったジャスミンは、その医師を「クビにし」、二〇〇五年六月に二種類の薬の服用を突然止めた。最後のジプレキサを飲んでから一〇日後、母親と出かけた旅先で突然、彼女は顔面蒼白になり上唇に玉のような汗をかき始めた。「最悪だわ」ジャスミンは呟いた。「ママ、私のために戦ってちょうだい」。

以来ずっと、ジャスミンはほとんどこちらの世界に戻って来ない。母親が娘を連れて病院に到着した時には、ジャスミンは大声で叫びながら自分の髪を引っこ抜いていた。彼女は薬の離脱に伴う急激な精神症状の悪化を経験していた。医師は、症状を緩和しようと次から次へと強い薬を投与しはじめた。「一三日間に一一種類の薬を飲まされ、そのせいで頭がおかしくなってしまいました」と母親は語る。ジャスミンは入退院を繰り返し、家に戻るたびに症状が悪化して病院に舞い戻った。時には激しい錯乱に陥り、自分は誘拐されたとか、前庭に男どもが爆弾を仕掛けたといって警察に電話することもあった。何度か自宅から「逃亡」し、通りを叫びながら走り回った。また母親に殴る蹴るの暴行を加えたこともあったが、その後でジャスミンはソーダの缶を壊し、破片で自分の手首を切りつけた。「この病院始まって以来、これほど症状が重い患者さんは見たことがありません」。ある発作エピソードの後で、病院のスタッフはジャスミンの母親にそう告げたという。

二〇〇六年末に、抗精神病薬クロザリルの単独処方に切り替えると、一時的に症状が治まった。ジャスミンはほとんどしゃべらなかったが、おとなしくなり特別支援学校に入学した。毎晩、母親は何時間も本を読んで聞かせ、今の娘に残された理性のかけらを育もうとした。「アルツハイマー病の患者と同じように、私が歌を歌って聞かせると、娘も歌い返してコミュニケーションをとろうとすることに気づきました」。だが二〇〇七年初め、ジャスミンは再び激しい精神病発作に襲われ、往来の激しい道路の真ん中で泣き叫ぶことになった。医師には「もう手の打ちようがありません」と言われた。すぐに彼女は居住型施設に入り、今もそこで、たまに一言二言呟く以外は他人との接触を避けて毎日を送っている。

「どの医師も口を揃えて、このままでは統合失調症になると言います」と母親は語る。「でもこうなった経緯や、薬を飲む前は娘がどんな子だったかを聞いてくれる先生は、一人もいないんです。一番受け入れがたいことが何だか、分かりますか？　娘が一一歳だったあの夏、私たちは精神病と何の関係もない些細な問題で受診しました。今でも、あの頃の娘の笑い声が耳に蘇ります。でもあの子の人生は奪われてしまった。体は今もここにあるけれど、娘はもういません。毎日、自分が失ったものの大きさを痛感しています」。

不信に陥ったシラキュースの母親

アンドリュー・スティーブンズにとって、高校三年は素晴らしい一年間だった。小学校一年生でADHDと診断され薬を飲み始めて以来、高三まで学校では浮き沈みを繰り返してきた。だが自動車整備の授業を選択すると、これが大当たりでかつてないほど優秀な成績を収めた。「ものすごく集中できて、楽しんでます。まるで学校じゃないみたいだ」と彼は語る。

私が会ったその日の午後、身長一六〇センチ程度で華奢な体格のアンドリューは、いかにもスケボー少年といった出で立ちで現れた。短く刈り込んだ髪に黒いピアス、Tシャツに短パンを身に付け、様々な色を散りばめたテニスシューズを履いている。私は一年前、ニューヨーク州アルバニーで開かれた会合で彼の母親、エレンに出会った。その時彼女は、アメリカで実施されている子どもへの薬物療法が抱える倫理的問題への思いを、次のような言葉で端的に表現した。「アンドリューは、医学の実験台にされてきたんです」。

息子がごく幼い頃から、アンドリューの両親は彼が他のきょうだい二人と違うことに気づいていた。言葉が上手くしゃべれず、奇妙な行動をとったり「かんしゃくを起こす」こともあった。小学校一年生の時には、すぐイライラするため、もう一度授業に集中できるよう何度も廊下に出て、小型トランポリンの上で気分転換をしなければならなかった。「息子がADHDと診断された時は、思わず泣いてしまいました。レッテルが貼られたからではありません。『よかった、これでこの子に本当に問題があることが分かった。どうすればいいか教えてもらえる。私たちの思い込みじゃなかったんだ』と思ったのです」と母親は言う。

両親は、アンドリューにリタリンを服用させることに不安を覚えたが、医師や学校関係者に、子どもに薬を与えないのは「親として怠慢」だと言いくるめられた。母親によれば、最初は「奇跡のようだった」という。不安感が和らぎ、アンドリューは自分で靴ひもを結べるようになった。教師にも、態度が目覚ましく改善したと褒められた。だが二、三カ月経つと、薬はあまり効かなくなり、効果が薄れるのに伴って「リバウンド効果」が現れた。アンドリューは「野蛮人のように振る舞い、手がつけられなくなりました」。医師が用量を増やした結果、アンドリューはさながら「ゾンビ」のようになり、薬の効果が消えた時にだけかろうじてユーモアのセンスが蘇った。

やがて夜眠りにつくため、クロニジンを服用するようになった。リタリンの効き目がなくなってくると、アデラール、コンサータ、デキストロアンフェタミンなどの他の刺激薬に切り替えられた。「薬の種類が増えていく一方でした」と母親は語る。

他方、教室でのアンドリューの素行は、担任の手腕次第で良くなったり悪くなったりだった。四、五年生の時の担任は彼の扱い方を分かっていたので、アンドリューもかなり上手くやれた。だが六年生の時の担任は辛抱強く彼に接することができず、アンドリューの自尊心低下が甚だしかったため、次の年は母親が家で息子を教えることにした。この時期に不安症状が悪化し、何度も「過度の集中」に陥って、母親が死んだらどうしようかと始終心配していた。年齢の割に非常に小柄で、両親は薬が成長を妨げているのではないかと考えていた。「それが一番苛立たしい点でした。息子のことも、薬のことも、全く分かっていなかったのです」と母親は振り返る。

今では母親は、薬に強い不信感を抱いており、時計の針を戻して別の手段を試せればよいのにと心から思っている。「うちの子は型にはまらないんです、型破りという枠にさえ入りません」と彼女は説明する。「とにかく他の誰とも違って、どんなタイプにも全く当てはまらないのです。薬を飲ませなければ、必要にせまられてもっと色々な対処法を学んでいたでしょう。アンドリューのような子どもたちが、違和感を覚えたり自分の欲求を抑えつけたり、薬の長期的影響を心配せずにすむよう――私が今抱えているような悩み全てから解放されるよう――手助けすべきです」。

幼かった頃には、アンドリューも時々「薬を休む」ことができたという。その時どんな気分だったかとたずねると、彼は当時を振り返り、クロニジンを飲まず眠りにつけるのは、素晴らしい気分だったと答えてくれた。薬を飲まずにいると「締め付けが少なく、自由な感じがする」という。けれど高校卒業を控えた今、結果的に彼はかなり良い状態にあるという。ガールフレンドもいるし、スケートボードやギターにも打ち込んでいる、それに自動車整備の授業をとったおかげで、いつか自動車修理工場を開くという将来の夢もできた。「過去の選択を振り返り、ひょっとしたら今と違う人生もあったかもしれない、と思うと辛くなります」とアンドリューは、薬を手離せない自分の生活を振り返り、肩をすくめて語る。「選択が正しかったかどうかは考えません――とにかく、今までこうやってきたんです」。

州政府に保護された子どもは、みんな双極性障害になる

アメリカでは一九九〇年代後半に、里子への投薬治療が広く見られるようになった。そこで私は、この現象を読み解くためテレサ・ゲイトリーを訪ねることにした。テレサと夫のビルは、一九九六～二〇〇〇年の間にボストンの自宅に九六人の里子を受け入れており、従って彼女自身、社会におけるこうした里子の扱い方の変化を目の当たりにしていた。社会福祉事務所に紹介された最初の子どもは、投薬治療を受けていなかったが、やがて「ほぼ全員が精神科治療薬を飲んでいる感じになった」と言う。

私たちは、ボストンでもかなり治安の悪い地域にある彼女の自宅のフロントポーチに腰をおろ

し、往来の激しい通りを眺めながら話をした。家の前を通りかかったほぼ全ての人が、人種に関係なく気さくに手を振り「こんにちは」と愛想よく声をかけてくれた。テレサ・ゲイトリーは淡い金髪のスリムな女性で、彼女自身も里子として過ごした過去がある。一九六四年に生まれたテレサは、継父から性的虐待を受けた。思春期には激しく反抗したせいで、メリーランド精神病院に入れられた。そこでソラジンなどの神経遮断薬を処方され、薬を「舌の裏に隠す」（看護師の前では飲んだ振りをし、後で口から吐き出す）ようになってようやく、明確に物を考えられるようになった。とはいえテレサは、「薬物療法反対派」ではなく、数年前に精神的に苦しかった時期には、抗うつ薬と気分安定薬が大きな助けになったと感じており、今もこうした薬を続けている。

テレサは里親として、預けられた里子たちに「医師の助言」に従って精神科治療薬を飲まさなければならなかった。子どもたちの大部分が薬剤カクテルを処方され、彼女が見たところ、基本的には子どもをおとなしくさせ管理しやすくするため、薬が使われているようだった。「リズという小さな女の子は、自分の頭で何も考えられないほど薬漬けになっていました」とテレサは振り返る。「ポークチョップを食べない？、とたずねても、返事は返ってこないんです」。別の子どもは「うちに来たとき、ほぼ口がきけなくなっていました。既にしゃべれない子どもに、さらに薬を飲ませるなんて一番やってはいけないことです」。彼女はさらに何人かの里子の経緯を思い起こし、「実際に薬を服用する必要があり、効果があがっていたのは、おそらく（九六人のうち）九〜一一人です」。

テレサは、九六人のうち多くの子どもたちのその後を把握しているが、予想通り、成人後も彼らの多くは人一倍苦労している。では彼女は、薬剤カクテルを服用し続けた子どもと、薬を止めた子どもの運命に何か違いがあるかどうか、気づいただろうか？

「薬を続けた子どもと止めた子どもを比べると、今上手くやっているのは、薬を止めた子どもたちです」と彼女は指摘する。「リズは、そもそも薬を飲むべきではありませんでした。薬を止めて、今は元気にやっています。看護学校に通っていてもうすぐ卒業しますし、結婚も控えています。何より大切なこととして、薬を止めると自分で対処法を編み出し始めます。自分をコントロールできるようになります。そうした能力が育まれるのです。里子の多くは悲惨な目に遭っていますが、いったん薬を止めれば、過去を乗り越え前に進めるのです。薬を飲み続ける子どもには、対処スキルを身につける機会がありません。ティーンエージャーの頃にそうした機会に恵まれなければ、大人になって自分をどう扱えばよいか分からなくなるのです」。

これは学術的な研究ではないが、彼女の体験から、里子への薬物療法がもたらしたツケを窺い知ることができる。テレサによると、薬を続けた子どもの多くが最終的には「障害者申請」を行ったという。

テレサ・ゲイトリーと同じように、ニューヨーク州ニューロシェルに暮らすソーシャルワーカー、サム・クレイボーンも、アメリカにおける里子の実態を自身の体験に基づき語ることができる。一九六五年にハーレムで生まれたサムは、母親が彼を育てられないという理由で、六歳の頃にグループホームに入所した。クロトン・オン・ハドソンにある彼のアパートで面談すると、サムは手早く里子をめぐる状況の歴史的推移を語ってくれた。「昔は、今ほど精神病という診断名をつけたがりませんでした」と彼は説明する。「むしろ子どもの尻を叩き、自由を奪い、空き部屋に閉じ込める方が多かった。自分が生まれ育ったのが今じゃなくあの時代だったことを、幸運だと思います。今なら私は薬漬けにされ、中毒で頭がおかしくなっていたでしょう」。

彼はパートナーのエバ・デックとともに、この二〇年間ウェストチェスターで里子や恵まれない若者の支援活動に携わってきた。エバの方も、精神病院で薬を強要されるといった辛い子ども時代を過ごしており、二人は里子への薬物療法には人種差別の問題が絡んでいると考えていた。二〇〇〇年頃から、双極性障害と診断される黒人の若者が急激に増加し、病院の退院者数を見る限り、現在では白人より黒人の方が双極性障害の罹患率が高いとされる。[1] この診断名が、子どもに薬を処方する正当な根拠となり、結果的に薬のせいで、黒人はまた一つ新たな重荷を負わされることになる、とサムは考えている。

「第二次大戦前にタスキギーで行われた梅毒人体実験など、これに比べれば何でもありません。今日、黒人の子どもたちが受けている仕打ちを思えば、あの実験など手ぬるいくらいです。製薬会社と政府がグルになって、大勢の人の命を弄んでいます。あいつらは、子どもたちのことなどこれっぽっちも考えていない。資本主義こそが全てで、近隣の黒人全てを犠牲にするつもりです。私たちは、子どもの人生を台無しにしている。子どもたちの大半は、二度と立ち直れません。この子たちが駄目になるせいで、SSIの登録者がさらに膨れ上がっていくのです」

私たちが話している間、リビングの床に寝そべり、半分眠りながら聞くともなしに会話に耳を傾けていたジョナサン・バロウも、サムが面倒をみてきた地域の若者の一人だった。一九八五年、ハーレムでコカイン中毒の母親のもとに生まれたジョナサンは、子どもの頃からあちこちを転々とした末、ホワイト・プレーンズにある祖父の家で暮らすことになった。七歳でＡＤＨＤと診断され、リタリンの処方を受けた。中学生になると反抗的な態度が目立ち、たびたび喧嘩を起こすようになった。それがもとで双極性障害と診断され、デパコートとリスパダールを処方された。それまで、ジョナサンは暇さえあればバスケットボールに興じる活発なティーンエージャーだったが、薬の服用を境にほとんどの時間を「自分の部屋でひとりで」過ごすようになったという。一八歳になる前に、双極性障害による「重篤な障害」が認められるとしてＳＳＩを受給するようになり、今も障害者給付を受け続けている。「僕は薬にやられてるんだ」とジョナサンは、昼寝からいまだ覚めやらぬ様子で語る。「薬は好きじゃない。眠くなるし、ヤク中みたいな気分になるよ」。

この言葉を聞いて、サムは今までになく興奮した様子で椅子から立ち上がった。「これが今、たくさんの仲間の身に起こっていることです。いったん薬を飲み始めると、自分を失ってしまう。必死で戦って変化を起こし、一人前になって成功しようという意思がなくなってしまうんです。薬物治療に屈して無力になる、実態は医学という名の拘束なのです」。

この面談の後まもなく、私はマサチューセッツ州ウェストバロー州立病院で開かれた州青少年諮問委員会の会合に参加した。この委員会は、一八歳までに精神医学の治療対象となった青少年から構成され、精神的問題を抱えた青少年が成人後上手くやっていくにはどうすればよいか、マサチューセッツ州精神保健局に助言を行っている。二〇〇八年にこの委員会の調整役を務めていたのは、中学一年の時、初めて精神病と診断されたマシュー・マクウェイドで、私は彼のおかげで会議に参加することができた。

当日、私は会場に設置された各テーブルの間を回り、治療を受けることになった経緯を全員にたずねた。最初に刺激薬や抗うつ薬を処方され、やがて双極性障害と診断されるに至ったという話を聞けるのではないかと想定していた。確かに中にはそういう人もいたが、多様な人種が入り混じった参加者たちのうち数名の男性から、私は精神障害にたどり着く別の社会的経路の存在を知らされた。

カル・ジョーンズ[※2]は一六歳の時、言い争いから暴力沙汰を起こし、最終的にはボストン子ども病院の緊急治療室で治療を受けることになった。そこでスタッフに「あいつを殺してやりたい」と口走った結果、精神科に送られ、双極性障害と診断された。「検査は何もしなかったよ」とカルはいう。「ただ色々と質問され、何種類もの薬を飲まされた」。それ以来、彼は二五回入院している。カルは抗精神病薬が嫌いなので、退院するといつも薬を止め、代わりにマリファナを吸う。すると当然ながら、それがトラブルにつながった。「逮捕されて（精神）病院に戻されて、まともな状態になる。そういう商売なんだ。患者が増えるほど、医者は儲かるわけだからね。でも俺は病院が大嫌いだし、我慢できない。まるでナチスの強制収容所の囚人みたいだ」。

その会合では、少なくとも彼以外に三人から同じような話を聞いた。ある若者は、二〇〇二年に高校を卒業した直後、家庭内の問題で腹を立て自分の車の窓をたたき割ったという。「大変な時期でした。病院は僕を精神病扱いしようとしたけれど、自分が病気かどうか分かりません」。別の男性は、半年前に軽犯罪を犯した後、裁判所から刑務所に行くか、ウェストバロー州立病院に入るか選ぶよう迫られたという。「刑務所よりここの方が、安全ですから」と男性は、選択の理由を説明する。三人目の男性は、一三歳で「人を殺した」後に双極性障害と診断されたそうだ。

彼らの話は、貧しい若者が精神科で治療を受けるに至るもう一つの経路を明らかにするものだ。非行と犯罪のせいで、精神病との診断を受け、薬を処方され、精神病院に送られることもある。会議に参加していた若者の多くは、強力な薬のカクテル療法を受けて動作もしゃべり方も緩慢になっていたが、人を殺したと告白したその男性は、現在は地域社会で普通に生活し薬も服用していない。「州が本当に僕たちを助けたいなら、雇用プログラムに予算を使うべきです」と彼は言う。

再びシラキュースへ

最後の訪問先として、私は二〇〇八年春に会ったシラキュースの二家族――スミス夫妻とオーツ夫妻――のもとに再び足を運んだ。子どもに薬物療法を行うべきかどうかをめぐり、この二組

＊2　カル・ジョーンズは仮名である。病院から入院患者の氏名を公表しないよう要望を受けた。

の夫婦は、家族や友人、セラピスト、医師らから相矛盾する様々なアドバイスを受けた。こうした混乱を招く助言を受けたすえ、二組の夫婦は正反対の結論を出した。

◆ジェシカ

事前の電話で、ジェシカ・スミスは元気に暮らしていると聞いていた。スミス邸に着くと、ジェシカは一年前と同じように玄関ドアから飛び出して私を迎えてくれた。彼女が四歳で双極性障害と診断されたとき、両親は、抗精神病薬を含むカクテル療法を勧めるニューヨーク州立大学健康科学センターの提案を拒んだ。今、私の目の前にいるのは、モーリス・センダックのアニメ『おしゃまなロージー』の可愛らしい主人公に似た、八歳の女の子だ。ジェシカはとても明るく活発で、最近は学校のミュージカルで主役を演じたりもした。「とにかく演じるのが大好きで」と父親は語り、初演の夜の娘の行動を引き合いに出して、以前と比べはるかに感情を抑えられるようになったと説明した。「娘は天才児の役だったんですが、劇の途中で別の子がうちの子の椅子を勝手にとったんです。娘が腹を立てているのは分かりましたが、その感情を表には出しませんでした。状況を上手く収められるようになってきていることが、分かりました」。

ジェシカは、もうセラピストの診察を受けていないが、母親によれば「今でも苦労はある」と言う。「今も、一度に複数の子どもと遊ぶような集団での関わりは苦手です。気持ちを傷つけられて、相手に喰ってかかることもあります。自分が優位に立ちたいので、大声で騒いだりします。でも蹴飛ばしたり噛みついたりすることは、なくなりました」。

父親も言い添える。「偉そうに振る舞いますが、うちの家系はみんなそうです。私も同じような感じで、にぎやかでじっと座っていられない子どもでした。でも今は別に何も問題ありません」。

◆ネイサン

他方でネイサンは、それより波乱に満ちた一年を送っていた。この一年間、私は彼の母親と何度か電話で話していたが、二〇〇八年の夏には、四歳でＡＤＨＤと診断され、のちに双極性障害と言われたネイサンの様子は落ち着いていた。ＡＤＨＤ治療のためコンサータを、双極性障害にはリスパダールを服用し、母親によればこの夏、「陸上競技が好きになった」と言う。「今は、ハードル走と走り幅跳びを習っています」。さらに重要なこととして、気分の変動が小さくなって姉への敵意も薄れ、よく眠れるようになった。「あの子は、もっと自分のことは自分でできるようにしたいと言ったんです」と母親は語る。「朝はひとりで起きてベッドを整え、最近は自分でシャワーを浴びるまでになりました。私が追い回さなくても、自発的に動くようになりました。自分の力で成長しているようです」。

それは心強い知らせだったが、秋になって新学期が始まると、比較的落ち着いていた時期は終わりを告げた。ネイサンは不安に駆られ塞ぎこみ、学校へ行くのを嫌がるようになった。彼の治療を担当していた研修医は、不安を和らげようとリスパダールの用量を増やした。「先生方は、この子の不安が双極性障害に関係するものか、それとも別の障害なのか確かめようとしているんです」と母親は、二〇〇九年初めの電話で説明していた。「ＡＤＨＤの症状は治まっています。この治療で上手くいかなければ、抗不安薬を処方されるでしょう。病院側は、リスパダールの用量を増やして強い眠気に襲われないようにしたいのです」。

私がその春シラキュースを再訪問したとき、ネイサンの両親は息子が抱える問題に匙を投げかけていた。不安は収まらず、さらに悪いことに失禁するようになっていた。その数日前、母親はこの症状が息子に及ぼした影響を目の当たりにして、胸を痛めた。「学校に迎えに行くと、あの子は部屋の真ん中の自分の席に一人で座っていました。まるで他の子には、彼が見えないかのようでした。先生の話では友だちはいるというけれど、家で他の子の話は一切しません。息子をいじめない子は、クラスに一人だけです」。さらに母親によると、家に帰ってからもネイサンは孤独に過ごしているという。「ずっと自分の部屋にこもっているんです」。

父親は、もう一度「薬を調整」すればよくなるのではという期待を捨てていない。だがそれで駄目なら、二人ともどうしていいか分からないと告白した。カウンセリングを担当してくれている心理士も、万策つきていた。学校も、ネイサンの不安解消にほとんど協力してくれず、親戚や友人もこの問題の難しさを理解してくれない。「孤立無援だと感じます」と母親は訴える。「うんざりです。疲れ果ててボロボロです。息子を思うと涙が出てきます。もうどうすればいいか分からない。一体どうすればあの子を助けられるか、見当もつきません」。

私が去る前にネイサンが自室から出てきて、映画『スターウォーズ』のヘルメットなど、大事にしている宝物をいくつか恥ずかしそうに見せてくれた。一番仲がいい友だち（彼をからかわない子）は、ザカリアという名前だと語ってくれた後、私に紙飛行機の折り方を教えて、室内で飛ばしてみせた。ビデオカメラで「映画を撮るのが好きなんだ」と言う。最後に私は、ネイサンが好きなことを二つ教えてもらった。「タイタニック号は一九一二年に沈没した」と知識を披露したあと、人間の体の様々な骨の名前を得意げに並べ立てた――彼は今、骸骨の絵を描くのに夢中なのだ。その時、私は「学校の先生はみんな、この子が大好きなんですよ」という母親の言葉の理由をすんなり理解できた。

【注】

（1） J. Zito, "Psychotropic medication patterns among youth in foster care," *Pediatrics* 121（2008）: 157–63.

第Ⅳ部
Part Four

妄想の解明
Explication of Delusion

第13章

イデオロギーの台頭

The Rise of an Ideology

「医学生が精神医学の生物医学的還元主義のドグマを無批判に受け入れるのは、驚くに値しない。彼らには元の文献を読んで分析する時間がないのだ。レジデントをやって、しばらくして分かったのは、精神科医もめったに批判的解釈などしないということだ」

——テキサス州ダラス、サウスウエスト医療センター精神科臨床准教授コリン・ロス（一九九五年）[1]

私たちはアメリカでこの五〇年間に起きた精神病の蔓延を、段階を踏んで調べ、主な障害ごとに転帰研究の文献を見直してきたが、次に問うべきことははっきりしている。科学文献では明白に否定されているにもかかわらず、なぜ一般社会は、この五〇年間で「薬物療法革命」が起きたと信じているのだろうか。言いかえると、この甚だしい社会的妄想はどこから生まれたのだろうか。

その問いに答えるには、「生物学的精神医学」の台頭にまで時を遡り、精神医学がこの信念体系を受け入れたとき、どんな筋書きを語り始めたかを知らなければならない。

精神医学の「受難の季節[訳注1]」

毎年のように革新的な新薬が発見されて、精神医学界がわが世の春を謳歌していた一九五〇年代、彼らがばら色の未来を思い描くのはもっともなことだった。他の医療分野なみに「特効薬」を手に入れ、NIMHや他の研究者が精神障害の化学的アンバランス理論を推進するようになると、こうした薬は本当に身体的疾患の治療薬のように見えてきた。元NIMH所長ジェラルド・クラーマンは「アメリカの精神医学は精神薬理学を領域の一つとして受け入れた」と声高に言った[2]。だが、二〇年後、隆盛期は遠い過去の話になっていた。精神医学は深刻な危機に陥り、たくさんの敵に取り囲まれ、存続さえ危ぶまれるようになった。APA会長メルビン・サブシンは一九八〇年に「精神医学は、敵に包囲され友軍から孤立した」ような感があったと振り返っている[3]。

最初に降りかかった問題は、精神医学の正当性に対する知的レベルの反論だった。一九六一年、ニューヨーク市立大学シラキュース校の精神科医トーマス・サズが、その最初ののろしをあげた。彼は著書 *The Myth of Mental Illness*[訳注2] で、精神障害は医学的問題ではなく、「生の問題」に苦しむ人、あるいは単に社会的に逸脱した行動をする人に貼られたレッテルにすぎないと主張した。精神科医は、他の分野の医者との共通項よりも牧師や警察官と共通項が多いというのだ。サズの批判に精神医学界は騒然とした。『アトランティック』や『サイエンス』のような主流誌までもが、彼の訴えを説得力のある意義ある主張として受け入れ、『サイエンス』は、サズの論文は「非常に勇気のある啓発的な発言で……大胆で卓越している」と評価した。[4] サズは後に『ニューヨーク・タイムズ』に、「タバコの煙のたちこめる部屋で、私は何度も、サズが精神医学を殺したという見解を聞かされた。もっともそれは私の望むところだったが」と語っている。[5]

彼の著書は「反精神医学」運動の火付け役となり、アメリカやヨーロッパの学者たち——ミシェル・フーコー、R・D・レイン、デビッド・クーパー、アーヴィング・ゴフマンなど——がそれに加わった。皆、精神障害の「医学モデル」に疑問を投げかけ、狂気とは抑圧的な社会に対する「正気の」反応ではないかと問題提起した。精神病院は治療というより社会的統制が目的の施設だという考え方は、一九七五年にアカデミー賞の各賞を総なめにした映画『カッコーの巣の上で』によって見えるかたちを取り、一般の人々にまで広がった。この映画では看護師長ラチェッドが悪役として描かれ、物語の最後にはジャック・ニコルソン演じるランドル・マクマーフィーが秩序を乱したことを理由にロボトミー手術を施されてしまうのだ。

精神医学が直面した第二の問題は、患者をめぐる競争の激化である。一九六〇年代から七〇年代にかけて、アメリカでは心理療法が大きく発展した。フロイトが精神分析をアメリカに導入して以来、精神科医の縄張りだったはずの「神経症」の患者に、たくさんの心理療法士やカウンセラーがサービスの提供を始めたのである。アメリカでは一九七五年までに、医師資格を持たないセラピストの数が精神科医よりも多くなっていた。またベンゾジアゼピンが人気を失うと、一九六〇年代に「幸せの薬」に満足していた神経症患者は、傷ついた魂の癒しになるというプライマル・スクリーム療法〔原初療法〕やエサレン研究所のワークショップ、その他いろいろな「代替」療法に目を向けるようになった。こうした競争も手伝って、一九七〇年代後半のアメリカの精神科医の所得のメジアンは、わずか七万六〇〇〇ドルだった。もちろん当時としては高給だが、それでも医療職では最底辺に近かった。「精神科医以外の精神保健の専門家が精神科の領域の一部、あるいは全部を自分たちの領域だとして権利を主張していた」とタフツ大学の精神科医デビッド・アドラーは言った。「精神医学の死」を憂えるのはそれなりの根拠があったと、彼は言う(6)。

また深い内部分裂もあった。ソラジンの登場以降、精神医学界は生物学的精神医学に傾き、ほとんどの精神科医が薬を礼賛していたとはいえ、一九五〇年代に多くの医学部で主流だったフロイト派は、それに完全に同調したわけではなかった。フロイト派は薬の実用性をある程度認めたものの、依然として、ほとんどの障害は心理的障害であると考えていた。そのようなわけで一九七〇年代には、フロイト派と精神障害の「医学モデル」を受け入れた者たちとの間に、思想的な深い溝があった。それに加えて「社会精神科医」という第三の勢力が現れた。このグループは、精神異常や精神的苦痛は個人と環境との軋轢から生じることが多いと考えていた。もしそうなら、ローレン・モッシャーのソテリア・プロジェクトのように、環境を変えたり支援的な環境を新しく作ったりすることこそ人を癒すのにふさわしい。社会精神科医はフロイト派と同様、薬は治療の中心的な手段ではなく、有益かどうかは時と場合によるととらえていた。こうした三つのアプローチの対立によって、精神医学界は「アイデンティティの危機」を迎えていたと、サブシンは述べている(7)。

一九七〇年代末には、ＡＰＡの指導層は精神医学の「生存競争」を頻繁に口にしていた。一九五〇年代の精神医学は最も成長著しい医学分野だったが、一九七〇年代には精神医学を進路先に選ぶ医学生は一一パーセントから四パーセント未満に減った。『ニューヨークタイムズ』は「精神医学の不安な歳月」という見出しの記事で、こうした関心の低下は「ことさら痛烈な告発のように思える」とコメントした[8]。

明白な事実に目をそむけて

一九七〇年代の精神医学の自己評価はそういうものだった。「反精神医学」運動に攻撃され、医師資格のないセラピストに収入面で脅かされ、内部の不一致のために分裂している自らの姿が鏡に映っていた。だがそれでも薬が売れなくなってきたという根本的な問題からは目を逸らし続けていた。そもそもこの問題があったからこそ、危機が襲いかかり、拡大したのだ。

もし第一世代の向精神薬に本当に効果があったのなら、大衆は処方箋を求めて精神科のドアを叩き続けただろう。精神病は「神話」にすぎないというサズの主張は一部の人の知的興味をかきたて、アカデミックな議論として価値があったとしても、精神を安定させ機能を向上させる薬がほしいという、人々の欲求まで抑えはしなかっただろう。心理療法士やカウンセラーとの競合も、無害な雑音として無視することもできたはずだ。たとえ抑うつや不安に悩む人々がスクリーム療法や泥浴療法に熱を上げ、心理療法十のトークセラピーを求めたとしても、精神科医の薬棚から処方薬がなくなったわけではないのだ。内部分裂にしろ、永遠に続くものではない。もし薬が長期的緩和をもたらすことが証明されれば、精神医学界はこぞって医学モデルを受け入れたはずであり、精神分析や環境療法などは手間がかかるだけで必要性のない治療法と見なされたはずである。一九七〇年代に精神医学が危機を迎えたのは、「奇跡の薬」をとりまくオーラが消え去ったからにほかならない。

ソラジンや神経遮断薬は療養院に導入されるやいなや、多くの入院患者の抵抗にあった。薬を飲み込まずに「舌の下に隠す」人も少なくなかった。そんな習慣が蔓延してしまったので、一九六〇年代前半にスミスクラインフレンチ社は、患者が確実に薬を飲み込むように、液体タイプのソラジンを開発した。他のメーカーは注射タイプの神経遮断薬を開発し、入院患者に有無を言わせず投与できるようにした。液体タイプのソラジンの広告には「注意！　精神病患者は巧みに薬から逃れようとします」という警告が載った(9)。一九七〇年代前半、こうした強制治療を体験した患者たちが、「精神病患者解放戦線」「精神攻撃に対抗するネットワーク」といった名称の団体を結成し始めた。たくさんの人が「薬ではなく抱擁を」というプラカードを掲げて、集会に参加した。

映画『カッコーの巣の上で』は、一般の人々が彼らの抗議を正当なものとして受け入れるのに一役買った。またこの映画が公開されたのは、ちょうどソ連が反体制派の拷問に神経遮断薬を使用しているという精神医学界が困惑するようなニュースが報道された直後だった。もう一度ハルドールを投与されるぐらいなら共産主義国家への批判を撤回した方がましだと正常な人に思わせるほど、神経遮断薬は身体的苦痛を与えていた。また反体制派の著作は、精神科治療薬によって「植物状態」になった人間を描き、『ニューヨーク・タイムズ』はこれは一種の「精神的殺人」だと訴えた。[10]そして一九七五年、インディアナ州上院議員バーチ・バイが少年矯正施設での神経遮断薬の使用を調査し始めると、元精神病患者たちは公聴会を占拠し、薬のせいで「のた打ち回るような痛み」に苦しみ精神的な「ゾンビ」になったと証言した。ある元患者は、抗精神病薬は「癒し、救うためではなく、拷問と統制のために使われている。とても単純なことさ」と言った。[11]

もはや抗精神病薬は、かつての一九五四年の『タイム』の記事のように、錯乱した人が「おとなしく座って、意味の通る話をする」ようになる薬としては取り上げられなくなった。こうした視点が一般の人々に根を下ろし始めた頃、ベンゾジアゼピンの信頼が失墜した。連邦政府はベンゾジアゼピンをスケジュールⅣ薬物に指定し、その後まもなくエドワード・ケネディ上院議員が、ベンゾは「依存と中毒の悪夢を生んだ」と発言した。[12]薬物療法革命は、抗精神病薬とベンゾジアゼピンという二種類の薬から始まったが、今やどちらも人々から疎まれるようになった。一九七〇年代に薬の売上げは激減し、薬局での処方は一九七三年には二億二三〇〇万ドルだったが、一九八〇年には一億五三〇〇万ドルにまで落ち込んだ。[13]『ニューヨーク・タイムズ』の「精神医学の不安な歳月」という記事によると、医学生が精神医学を選択しない主な理由は、精神科の治療は「効果が薄い」と見ているからだった。

これは、精神医学界が語りたくもなければ認めたくもない事実だった。だが一方で、治療という市場で、何が精神科医に競争優位を与えるのかを誰もが理解していた。ニュージャージー州の精神科医アーサー・プラットは、一九七〇年代後半に出席した学会で、基調講演者がそれを明言したのを覚えている。「彼はこう言ったのです。『私たちを救うのは、私たちが医者であるという事実だ』」[14]。精神科医は処方箋を出せるが、心理療法士やソーシャルワーカーはできない。この経済的事情こそが明確な解決策を示していた。向精神薬のイメージを回復できれば、精神医学も生き残れるのだ。

白衣をまとって

精神科治療薬が一般社会で名誉を挽回する行程は、一九七〇年代に始まった。精神科医は「医師」の機能を果たしていないというサズの批判に脅かされたことを契機に、APAは、精神科医はもっと誰の目にも明らかなかたちで医師の役割を果たすべきだと主張するようになった。一九七七年、APAのサブシンは「医療としての精神医学を復権するための積極的努力を、強力に支援すべきである」と訴えた[15]。それが何を意味するのかは、*American Journal of Psychiatry* や他の専門誌に掲載された多くの論文から、窺い知ることができる。ケンタッキー大学の精神科医アーノルド・ルドウィグは、「医学モデル」は「精神科医の第一のアイデンティティは医師であるという前提」を土台にしていると述べた[16]。テキサス大学のポール・ブラニーは、精神障害は「器質的疾患」としてとらえるべきだと書いた[17]。またワシントン大学のサムエル・グーズは、精神科医は「病気の症状や兆候」の分類に基づいて適切な診断をすることに力を注ぐべきだと主張した。そして「今日、精神病患者にとって最も有効な治療、つまり積極的な投薬と電気ショック療法を最適なかたちで施すのに必要な医学的訓練」を受けているのは、精神科医だけだと付け加えた[18]。

彼らが想定したのは、内科学から直輸入した治療モデルだった。内科医は患者の体温を測り、診断のために血糖値やその他の検査をする。そして病名を突き止めたら、それに適した薬を処方する。精神医学の「医療としての復権」は、フロイト流の精神分析をお払い箱にすることを意味した。そうすることにより精神医学のイメージは回復すると、彼らは期待したのだ。「一般人の頭の中で、科学的真理と最も強く結びつくのは医学モデル」だからだと、タフツ大学の精神科医デビッド・アドラーは言った[19]。

一九七四年、APAは『精神疾患の診断・統計マニュアル』（DSM）改訂のためにコロンビア大学のロバート・スピッツァーを責任者とするタスクフォースを立ち上げ、医学モデルによる治療の推進に踏み出した。一九六七年改訂のDSM-IIにはフロイト派の「神経症」の概念が反映されていたが、スピッツァーらはそのような診断カテゴリーはきわめて「信頼性が低い」と主張した。このタスクフォースには、ワシントン大学のサムエル・グーズをはじめとする生物学的志向の強い精神科医四名が加わった。スピッツァーは、DSM-IIIは「精神科的問題に応用した医学モデルの砦」になると約束した[20]。一九七七年、APA会長ジャック・ウェインバーグは、DSM-IIIは「私たちが精神医学を医学の一分野と見なすことを疑問視する全ての人に対して、明快な答えを与えるだろう」と述べた[21]。

三年後、スピッツァーらの手によるDSM–Ⅲが発表された。DSM–Ⅲでは、それぞれ明確な特徴があるとされる二六五種類の障害が特定された。この五〇〇ページに及ぶ大冊に寄稿した精神科医は一〇〇人以上に及び、アメリカの精神医学の知恵の集大成であることを示していた。DSM–Ⅲによる診断では、医師は、その病気の特徴とされる症状が診断を確定するのに必要な数だけ患者にあるかどうかを判断する。例えば、「大うつ病エピソード」によく見られる九つの症状のうち五つがあれば、大うつ病と診断する。スピッツァーは、新しいマニュアルは「実地試験」を経たもので、同じ患者を別の病院の臨床医が診察しても同じ診断にたどり着く可能性が高いことが証明されており、診断は昔のように主観的なものではなくなったと豪語した。「この（信頼性に関する）結果は、私たちの予想よりもはるかに上出来だった」[22]。

今や精神医学は医学モデルの「バイブル」を手に入れ、APAをはじめ精神医学界はこれを手放しで賞賛した。サブシンは、DSM–Ⅲは「驚嘆に値するマニュアルであり……秀逸な力作である」と言い[23]、ジェラルド・クラーマンは「DSM–Ⅲの作成は……アメリカ精神医学の歴史における決定的な転換点であり……これを使用することによって、アメリカの精神医学の医学的アイデンティティと科学的医療への関与を再確認できる」と述べた[24]。コロンビア大学の精神科医ジェロルド・マックスメンは、DSM–Ⅲによって「科学的精神医学の優位が正式に承認された……旧来の（精神分析的）精神医学は理論から生まれたが、新しい精神医学は事実から生まれる」と言った[25]。

だが当時から批判があったように、なぜこのマニュアルを偉大な科学的業績と見なすべきなのかは理解に苦しむ。診断の再編成を導くような科学的発見があったわけではない。精神障害の生物学的根拠はいまだ解明されていないし、DSM-Ⅲの執筆者たちですら、そのことは認めていた。ほとんどの診断は「臨床経過、転帰、家族歴、治療反応などの重要な関連要因のデータによって、充分に実証されているわけではない」のだ[26]。どこまでが疾患でどこからが疾患ではないのかという境界線も、明らかに独断的である。なぜうつ病の九つの特徴的症状のうちの五つがあれば、うつ病と診断できるのか。なぜ六つではないのか。四つではいけないのか。アメリカ心理学協会会長のセオドア・ブラウは、DSM-Ⅲは「科学的根拠のある分類システムというよりAPAの政策方針書」に近いと言った[27]。

だが彼らにとって、そんなことはどこ吹く風だった。DSM-Ⅲの刊行によって、晴れて精神医学は医師の証である白衣をまとったのだ。フロイト派は敗れ、神経症の概念はお払い箱になり、精神医学を生業とする者は皆、医学モデルを受け入れることが期待された。「アイデンティティの危機は去ったと、力強く宣言すべき時が来た」とサブシンは言った[28]。実際、*American Journal of Psychiatry* は読者に「ただ支持を獲得するためだけではなく、患者と威信を掌中に納めようとする他の多くの精神保健の専門家たちに対して（精神科医の）地位を強化するために、一つの声になろうではないか」と呼びかけた[29]。テネシー大学の精神科医ベン・バーステンは、医学モデルとDSM-Ⅲは「結束を固め……攻撃を阻み、内なる敵を一掃するために」使用されたと一九八一年に述べている[30]。

実際、敗れたのはフロイト派だけではなかった。ローレン・モッシャーをはじめとする社会精神科医たちも完膚なきまでに叩き潰され、放逐された。

モッシャーが一九七一年にソテリア・プロジェクトを開始すると、それが精神障害の「医学モデル」理論の脅威になりうるのを誰もが察知した。このプロジェクトでは、統合失調症と診断された患者を病院ではなく普通の家庭で治療し、スタッフも専門家ではなく、薬も投与しない。病院で薬物治療を受けた患者と転帰を比較することになっているが、もしソテリアの患者の転帰の方が良好だったら、精神医学とその治療法について何を語ることになるのか。モッシャーがプロジェクトを提案した当初から、アメリカ精神医学界の指導者たちはあの手この手でプロジェクトを挫折させようとした。当時のモッシャーはＮＩＭＨの統合失調症研究センターの所長だったが、ソテリアの研究資金については、ＮＩＭＨの委託研究プログラムを監督する助成金委員会の承認を得なくてはならなかった。主な医大の精神科医が名を連ねるこの委員会は、モッシャーの希望した五年間七〇万ドルの予算を二年間一五万ドルに削ったので、プロジェクトは最初から財政面で苦戦した。一九七〇年代半ばになって患者の転帰が良いことが報告されるようになると、委員会は猛然と反撃した。この研究デザインには「重大な欠陥」があり、ソテリアの患者の転帰の方が良いという証拠には「説得力がない」と批判した。[31] 学問的権威のある医師たちは、モッシャーは先入観にとらわれていると非難し、主任研究員から退かせるべきだと訴えた。その二五年後のインタビューで、モッシャーは言った。「つまり向こうはこう言いたかったのです。そんなによい結果が出たということは、科学者としての私に偽りがあるのだと」[32]。その後まもなく、助成金委員会はソテリアへの援助を打ち切り、モッシャーはＮＩＭＨの職を追われた。だがその委員会でさえプロジェクトの最終評価では、不承不承ながら次のことを認めざるをえなかった。「柔軟で、地域を基盤とし、薬を使用しない、非専門家スタッフによる居住型の心理社会的プログラムは、従来型の地域精神保健プログラムと同程度の効果があることを、このプロジェクトは実証したと思われる」。

ＮＩＭＨはその後二度とこの種の実験的研究を援助しなかった。さらにモッシャーの追放は、生物医学的モデルを支持しない者に未来はないということを、精神医学の世界に生きる全ての者に思い知らせたのである。

精神医学の「狂人」

ＤＳＭ-Ⅲが発表されると、ＡＰＡは「医学モデル」を一般の人々に対して売り込み始めた。これまでも医療者団体は会員の経済的利益の向上を図ってきたが、ここまで徹底して商業団体並みのマーケティング戦略を取り入れたことはなかった。一九八一年、ＡＰＡは「精神科医の医学的アイデンティティを深める」ために「広報・マーケティング部」を設置するやいなや、きわめて効率的なマーケティング組織に変身した。[33] ＡＰＡ副会長ポール・フィンクは一九八六年に「ＡＰＡの任務は精神科医の収益力を守ることである」と言った。[34]

まず手始めとして、ＡＰＡは一九八一年に「精神医学の最も優れた才能と最新の知識を一般読者に紹介する」ために、独自の出版部門を開設した。[35] やがて出版部門は年間三〇冊以上の書籍を刊行するようになったが、一九八三年にサブシンは「精神医学についての非常に積極的な啓蒙教育になる」と満足気にコメントしている。[36] また出版する教科書がAPAの方針に沿っているかどうかをチェックするために、検閲委員会が作られた。実際、一九八六年の *Treatment of Psychiatric Disorders* の刊行の準備にあたって、APAのロジャー・ピール（公選役職者の一人）があらためて懸念を表明している。「会員三万二〇〇〇人をどう束ねて一つの主張をするのか。精神病の治療について語ることを許されるのは誰なのか？　研究者だけか？　一流の学者にかぎるか？……APA会長が指名した会員だけか？[37]」。

APAは早いうちから、全国各地でメディアに「医学モデル」の筋書きを宣伝する「専門家」を育成すれば重宝することを理解していた。そういう人材を育てるために「広報研究所」を創設し、「ラジオやテレビへの対応のテクニック」を会員に訓練した。一九八五年だけでも、「テレビインタビューを乗り切る方法」というテーマで九回もワークショップを開いた。[38] また一方で、各地方支部は報道陣への対応を任せられる「広報代表者」を探し出した。「（今のAPAには）あらゆるタイプのメディアに効果的に対応する訓練を受けた、経験豊かなリーダーが各地にいる」とサブシンは言った。[39]

APAは商品を売る企業のように、日頃からメディアの機嫌を伺い、好意的な報道をされると有頂天になった。一九八〇年一二月にAPAが行った「精神医学の新しい進展」をテーマとする丸一日の記者会見に「国内の一流主要紙の代表者が出席した」ことを、サブシンは得意げに報告している。[40] 次にAPAはテレビの公共広告のスポット番組を利用して自らの主張を宣伝し、

Your Mental Health（『あなたのメンタルヘルス』）というケーブルテレビの二時間番組のスポンサーにもなった。また精神障害の罹患率や精神科治療薬の効果についての「ファクトシート」を作成して、メディアに配布した。APA広報委員長ハーヴェイ・ルービンは人気ラジオ番組に出演して、全国のリスナーに医学モデルを宣伝した。[41] APAは総力をあげてメディア対策に取り組み――好ましい報道をしたジャーナリストには賞を与えた――、毎年、サブシンは宣伝効果を事細かに報告した。例えば、一九八三年、「広報部門の協力と訴えが実って、『USニュース&ワールド・レポート』でうつ病の特集が組まれ、著名な精神科医の発言が多数引用された」[42]。二年後には、「APAの広報担当者はフィル・ドナヒューの『ナイトライン』訳注(3)やその他のネットワーク番組に出演し」、APAは「『リーダーズ・ダイジェスト』の精神保健に関する書籍の執筆に協力した」[43]。

こうしたキャンペーンは大きな見返りを生んだ。新聞・雑誌の見出しには、精神医学で進行中の「革命」が日常的に取り上げられるようになった。『ニューヨーク・タイムズ』の読者は、「人間のうつは遺伝子と関連」していることや、科学者が「恐怖と不安に関する生物学」を解明しつつあることや、「うつ病の化学的な鍵」がすでに発見されていることを知った。[44] APAの思惑通り、生物学的精神医学への信仰は社会に定着していった。一九八四年、『バルチモア・イブニング・サン』のジョン・フランクリンは、「精神の修復者」というタイトルの七回シリーズの特集記事で、精神医学の目覚しい進展を伝えた。[45] 彼はこの革命を歴史的文脈の中に位置づけている。

ジークムント・フロイトの時代以降、精神医学の実践は科学というより芸術に近かった。魔術的なオーラに包まれ、印象や直感によって突き進み、往々にして成果があがらず、不器用で、時にはユーモアさえ漂う近代科学の鬼子だった。だが一〇年以上もの間、精神医学の研究者は実験室で黙々と研究にいそしみ、マウスや人間の脳を解剖しながら、精神の秘密の扉を開く化学方程式を解いていたのである。今、一九八〇年代に入って、彼らの労苦は報われつつある。彼らは、人間の思考や感情を生み出す分子の連結を急ピッチで突き止めている。……その結果として、今日の精神医学は、分子遺伝学のように精密で定量化が可能な正真正銘の科学になろうとしている。精神工学の時代、病む心を癒す専用の薬と治療法が開発される時代が、行く手に広がっている。

この特集記事のために五〇人以上の一流精神科医を取材したフランクリンは、この新しい科学を「分子精神医学」と呼び、「人口のおそらく二〇パーセントが罹患している精神疾患を癒すことができる」科学だと述べた。このシリーズは、解説ジャーナリズム部門でピュリッツァー賞を受賞した。

当時、一般向けに書かれた精神科医の著作も同じような筋書きだった。イェール大学の精神科医マーク・ゴールドは、著書 *The Good News About Depression* で、「この新しい科学領域に従事する私たちは、それを生物精神医学と呼ぶ。これは新しい精神医学である。……精神医学を医学モデルに復帰させ、最新の科学的研究のあらゆる進展を取り入れ、歴史上初めて、精神的苦痛の診断、治療、治癒、そして予防までの体系的方法を提供する」と述べている。さらに精神医学では過去数年間で「いくつかの驚嘆に値するような医学研究が行われた……私たちはあらゆる精神病の究極的な理解と治癒を求めて、科学と人間理解のフロンティアを探索している」と述べている。[46]

この思想を一般の人々に定着させた本を一冊挙げるとしたら、*Broken Brain* だろう。後に *American Journal of Psychiatry* の編集者になったナンシー・アンドリアセンが一九八四年に発表した同書は、「精神病の診断と治療の生物医学革命を、初めて総合的に取り上げた」という触れ込みで宣伝された。アンドリアセンは、生物学的精神医学の信条をこう簡潔にまとめている。「主な精神病は疾患である。糖尿病や心疾患やガンと同じように、医学的な病気と見なすべきである。このモデルが強調するのは、内科医や神経科医と同じように、患者を苦しめる個々の特定の病気を注意深く診断することである」。[47]

Broken Brain、すなわち『故障した脳』とはとても気の利いたタイトルで、メッセージの核心を一般の人々に分かりやすく印象的に伝えている。だがアンドリアセンが、精神障害を診断された人の脳が壊れているのを、研究者が実際に発見したわけではないと数箇所で言及していることは、ほとんどの読者が読み過ごしてしまう。研究者は脳機能を調べる新しい手段を手に入れ、これからそうした知識を得るのを期待しているという段階なのである。「いずれにしろ、革命の精神は――たとえ長い時間がかかろうと根本的に変えていこうという意識――は確かに存在している」と彼女は説明した。[48]

だがそれから二五年経っても、突破口の開く瞬間はまだ遠い先にある。統合失調症、うつ病、双極性障害の生物学的基盤は、いまだに解明されていない。ところが一般の人々は逆のことを信じ続けてきたのである。今振り返ると、この妄想をはびこらせたマーケティングの過程がよく見えてくる。一九八〇年代初め、精神医学界は将来を憂えていた。精神科治療薬の売り上げは過去七年間で大幅に減少し、精神医学を志望する医学生も減った。そこでＡＰＡは、医学モデルを一般の人々に売り込む巧妙なキャンペーンに打って出た。数年後、人々は医学の明らかな前進にただただ息を呑むようになった。革命は進み、今や精神科医は「精神の修復者」になり、ジョンズ・ホプキンズ大学の「脳化学者」マイケル・クハーがジョン・フランクリンに語ったように、「爆発的な新しい知識」が新薬を生み出し、社会を大きく変え、「輝かしい」時代をもたらそうとしているのだと[49]。

四部合唱

アメリカ社会で精神医学の生物医学革命を宣伝したがっていたのは、精神科医だけではない。一九八〇年代に、強力な同盟関係にある勢力が声を揃えてこの筋書きを語り始めた。このグループには経済力と知的名声と道徳的権威が備わっていた。彼らのリソースと社会的地位を合わせれば、ほとんどあらゆることについて一般人を説得することが可能である。以来、この同盟は崩れたことがない。

先に述べたように、一九五一年に連邦議会が医師に独占的な処方権を与えてから、製薬会社と医師の経済的利害は緊密に結びついた。一九八〇年代に入ると、APAと製薬業界はさらに関係を深め、薬を販売するための「協力」関係に入った。この同盟の表の顔はAPAとアカデミックな医療センターの精神科医で、一般の人々の目には表舞台の「科学者」だけが映った。その裏で、製薬会社はそっと資金を提供していたのである。

この協力関係は、一九七四年にAPAが、製薬業界による支援の将来的重要性を評価するために特別委員会を設置したことに端を発する。委員会が「非常に重要」という結論を出すと、一九八〇年にAPAは画期的な路線転換をした。それまで製薬会社はAPAの年次総会で意匠を凝らした展示会を開いたり、社交イベントに資金提供したりしていたものの、「科学」講演会の主催は許可されていなかった。ところが一九八〇年にAPA理事会は、製薬会社が年次総会で学術的シンポジウムを後援することを許可する決定をした。製薬会社はこの特権を得るためにAPAに手数料を支払い、業界後援のシンポジウムは見る見るうちに、総会で最も盛況なイベントになった。シンポジウムでは豪勢な食事が参加者にふるまわれ、「専門家パネル」によるプレゼンテーションが呼び物になった。講演者は高額の謝礼を受け取り、製薬会社は彼らのプレゼンテーションが円滑に運ぶように協力した。サブシンによると「総会前にはシンポジウムのリハーサルが入念に行われ、視聴覚材も非常に充実していた(50)」。

そして本格的な「協力関係」が始まった。それは医学モデルと精神科治療薬のメリットを一般の人々に売り込むための提携であり、APAは日常的に多くの活動の資金を製薬会社に頼るようになった。製薬会社は、病院の生涯教育プログラムや精神科の症例検討会に「寄付」をするようになり、ある精神科医の言葉によれば、「学問への愛を深めるため、食事や酒の接待を惜しまなかった」[51]。一九八二年にAPAが議会へのロビー活動を行う政治活動委員会を設置すると、製薬会社は活動資金を提供した。またAPAのメディア対策ワークショップにも金を出した。一九八五年にAPA事務局のフレッド・ゴットリーブは、APAは毎年「製薬会社から百万ドル単位の金」を受け取っていると言った[52]。二年後、APAのニュースレター *Psychiatric News* に、スミスクラインフレンチ社がAPA会長ロバート・パスノーに小切手を差し出している写真が載った。その写真を見て、APAは「アメリカ精神製薬協会（American Psychopharmaceutical Association、略すとAPA）」になったと皮肉る読者もいた[53]。APAの財政は潤い、収益は一九八〇年の一〇五〇万ドルから一九八七年には二一四〇万ドルへと跳ね上がり、ワシントンDCの新築の高級ビルに拠点を移した。APAは「業界の私たちのパートナー」について憚ることなく口にした[54]。

製薬会社にとって、この新しい協力関係の一番おいしい部分は一流医大の精神科医を――医師自身は「中立」のつもりかもしれないが――「スピーカー（講師）」に迎えられることだった。この関係は、年次総会の有料シンポジウムを通して深まった。シンポジウムは「教育的」プレゼンテーションで、製薬会社は専門家の言説を「統制」しないという約束になってはいたが、プレゼンテーションにはリハーサルがあり、もし講師が台本から逸れて薬の欠点を指摘したりすれば、二度と講演を頼まれないことは、誰もが承知していた*1。業界後援のシンポジウムでは、「過敏性精神病」やベンゾジアゼピンの中毒作用、抗うつ薬と陽性プラセボの効果に差はないことなどは、決して取り上げられなかった。講演をした精神科医は「オピニオン・リーダー」として名声を博すようになり、シンポジウムのパネルに入れば精神医学界での「スター」のステータスを獲得できた。一回の講演につき二〇〇〇ドルから一万ドルもの謝礼が支払われた。「今のシステムは高級売春に近づいていると案ずる人もいた」とE・フラー・トーリーは言った[55]。

彼らのような「オピニオン・リーダー」は、メディアから専門家として意見を求められたり、APAが出版する教科書を執筆した。一般社会の精神障害に対する理解を形作ったのは、実質的に彼らである。彼らが有給の講演者として活動し始めると、製薬会社は様々な経路で資金を流した。二〇〇〇年の *New England Journal of Medicine* によると、オピニオン・リーダーたちは「彼らが研究する商品のメーカーのコンサルタントになり、顧問や講師に名を連ね、特許や特許権使用料の契約を結び、利害関係のある企業のゴーストライターが書いた論文に著者として名を貸し、企業後援のシンポジウムで薬や医療機器を宣伝し、高額のギフトや豪勢な旅行などの接待を受けていた[56]」。製薬会社が札束を惜しまなかったのは、一握りの学問的権威のある精神科医だけではない。このやり方が販売戦略として非常に有効なことに気づいた製薬会社は、名の通った

＊1　学問的権威のある精神科医も地域の精神医療団体のディナー付講演会で講演をするようになった。ミシシッピ大学の精神科医ジョン・ノートンは二〇〇〇年に *New England Journal of Medicine* に宛てた手紙で、彼がスポンサーの薬の副作用について書いた後、「月に四回から六回あった講演依頼が、ぱったりと途絶えた」と告白している。そんな経験をするまで、「自分は医者を教育しているのであって、スポンサーには左右されないと思い込んでいた」と言う。

精神科医に片っ端から金を流すようになった。二〇〇〇年に*New England Journal of Medicine*がうつ病に関する論説を執筆する専門家を探した際、「抗うつ薬のメーカーと金銭的関係のない人はほとんどいなかった」という。

ＮＩＭＨも、生物学的精神医学の筋書きを広めるのに加担した。生物的精神医学の立場の精神科医は、ソテリア・プロジェクトが閉鎖されてモッシャーが失脚すると、ＮＩＭＨが自分たちの天下になったことを知った。一九八〇年代、シャーヴァート・フレーザー所長の率いるＮＩＭＨは、生物的精神医学の筋書きを一般の人々に積極的に宣伝した。フレーザーは一九八四年に所長に選出される前はＡＰＡの広報委員会の委員長を務めており、製薬会社の後援でメディア対策のワークショップを開いていた。所長就任後まもなく、フレーザーはＮＩＭＨの四〇年間の歩みで初の試みとして、大規模な教育キャンペーンを開始すると発表した。「うつ病の気づき・認識・治療（Depression Awareness, Recognition and Treatment; DART）」という名のこのプロジェクトの目的は、うつ病は「ごく一般的な、深刻だが治療できる」障害であることを一般の人々に教えることだった。ＮＩＭＨは最低一〇年間このプロジェクトを継続すると公約し、製薬会社は「リソースや情報、その他の支援によってプロジェクトに貢献する」ことになった[57]。精神科治療薬の市場拡大に貢献するこのプロジェクトのために、ＮＩＭＨは「故障した脳」という話は本当だと太鼓判を押した。一九九〇年にＮＩＭＨ所長ルイス・ジャッドは、「この一〇年間の研究は、「精神障害は」他の疾患や病気とまったく同じような疾患や病気であることを示している」と言ったが、その実、まだ誰も精神障害の病理の本質を解明できていなかったのである[58]。

この筋書きの布教に加担した最後のグループは、「全米精神障害者連盟（National Alliance for the Mentally Ill; NAMI）」である。一九七九年、ウィスコンシン州のビバリー・ヤングとハリエット・シェルターという二人の女性によって創設されたこの組織は、統合失調症の原因は「自分の子どもと絆を結べない、冷淡で、思いやりがなく、子ども以外のことで頭がいっぱいな母親」にあるとするフロイト派の理論に抗議する草の根団体として出発したと、NAMIの歴史には説明されている。[59] NAMIはフロイト派とは違うイデオロギーを切に求めていた。彼らは「精神病は精神保健の問題ではなく生物学的な病気である。身体的疾患に焦点をあてる家族側の主張は、きわめて明快である」というメッセージを広めたかったのだと、一九九一年にNAMI会長アグネス・ハットフィールドは言っている。[60]

APAと製薬会社にとって、NAMIは願ってもないタイミングで出現した団体だった。生物学的精神医学を喜んで受け入れるこの親の団体に、APAも製薬会社も飛びついた。一九八三年、APAは神経遮断薬のパンフレットを執筆する「契約をNAMIと結び」、全国のAPA支部に「地元のNAMI支部と協力関係を深める」よう促した。[61] APAとNAMIは協力して、生物医学的研究の予算増額を連邦議会に訴え、その恩恵を受けたNIMH（一九八〇年代に研究予算が八四パーセントアップ）はNAMIに感謝した。「NIMHは、非常に重要な意味でNAMIの研究所なのです」と、NIMH所長ジャッドは一九九〇年にNAMI会長ローリー・フリンに宛てた手紙に書いている。[62] その頃までに、NAMIの会員は一二万五〇〇〇人を突破し、その大半を中流階級が占め、「脳障害の本当の姿について、メディア、役人、医療機関、教育者、実業界、そして一般の人々を教育する」のに奔走したと、NAMIのある指導者は振り返る[63]。NAMIは道徳的影響力のある有名人に「壊れた脳」という筋書きを語らせた。製薬会社は当然ながらNAMIの教育プログラムを援助し、一九九六年から一九九九年までに一八企業がNAMIに一一七二万ドルを提供した[64]。

つまり一九八〇年代は、精神障害は脳の病気だと一般人を教育したくてたまらない四つの強力な勢力がカルテットを奏でていたのである。製薬会社は経済力を提供し、APAと一流医大の精神科医は企業に学問的正当性を与えた。NIMHはこの筋書きに政府のお墨付きを与え、NAMIは道徳的権威者を引き込んだ。これは、ほとんどあらゆることについてアメリカ社会を説得する力を持つ同盟だった。さらに彼らにとって都合のよいことに、もう一つの勢力の登場によって、彼らの筋書きは人々の目に疑う余地のないものとなったのである。

エイリアンを信じる批判者

「薬物療法革命」の筋書きは、最初に一九五〇年代から六〇年代にかけて語られたが、その後、この章で見てきたように、一九八〇年代に再び息を吹き返した。だがその間の二〇年にこの筋書きを覆すような研究が蓄積されていたので、最初よりも批判を受けやすい状況にあった。長期的な転帰が良いことが証明された薬はなかったし、精神障害の化学的アンバランス理論は風前のともしび火だった。NIMHは一九八四年に「セロトニン作動性システムの機能の亢進や低下が、抑うつと関係する可能性はない」という結論を出していた。*Broken Brain* も注意深く読めば、新たな大発見など何もなかったことが分かる。「故障した脳」という筋書きが示す「真実」と実際に知られた「事実」との間には、どうにも越えがたいギャップがあった。プロザックやその他の第二世代の精神科治療薬が発売された時も、同じギャップが再現されるはずだった。ところが生物学的精神医学の信奉者にとって幸運なことに、一般人の頭の中で、医学モデルと精神科治療薬への批判がサイエントロジーと結びついたのである。

チャーチ・オブ・サイエントロジーは、一九五二年にSF作家L・ロン・ハバードが始めた新興宗教である。この宗教の中心的教義の一つは、現在の地球人は前世では他の惑星にいたという、SF小説から直輸入したような「地球外」創造神話だった。またハバードは精神の癒しについて独特の概念を持っていた。サイエントロジーを創設する前に、彼は *Dianetics: The Modern Science of Mental Health* を著し[訳注(4)]、過去の辛い体験を精神から消去する「オーディティング(auditing)」という方法を解説した。科学者や医師はダイアネティックスをいんちき療法と嘲笑し、ハバートをいかさま師だと揶揄したため、彼は精神医学に激しい敵意を抱くようになった。そして一九六九年、サイエントロジーとトーマス・サズは「人権に関する市民委員会」を共同設立し、ロボトミー、電気ショック療法、精神科治療薬に反対するキャンペーンを始めた。

これは生物学的精神医学の旗を掲げるAPAとその盟友にとって、降って湧いたような好運だった。製薬会社が、彼らの大義を意識的にしろ無意識にしろ推進するようなあらゆる団体に金を惜しまなかったことを思うと、彼らがサイエントロジーの抗議活動を密かに援助したことは想像に難くない。サイエントロジーは世間から、地球外生命体の存在を信じるだけでなく、秘密主義で訴訟好きの危険なカルト宗教と見なされていた。一九九一年の『タイム』には、サイエントロジーは「まるでマフィアのようなやり口で会員や批判者を威圧しながら存続してぼろ儲けをしている、悪辣な国際団体である」と書かれている。[65]彼らは精神医学の主流派にとって申し分のない引き立て役となった。医学モデルと精神科治療薬への批判は、精神医学の研究から出たというより、きわめて評判の悪いカルト宗教のたわごとであると堂々と否定し、一笑に付すことができたのである。そのようにしてサイエントロジーの存在は、医学モデルと精神科治療薬へのあらゆる批判を貶めるのに貢献した。

これが一九八〇年代に形成された同盟である。プロザックが発売されると、彼らは固く結束して、精神医学の新たな大躍進という筋書きを創り出し、その維持に努めたのである。

【訳注】

(1) シェイクスピア『リチャード三世』の台詞。
(2) 邦訳:河合洋訳『精神医学の神話』岩崎学術出版社、一九七五年。
(3) ABCニュースの報道番組。
(4) 邦訳:トランスレーションズユニット訳『ダイアネティックス――心の健康のための現代科学』ハバードパブリケーション、二〇〇七年。

【注】

（1） C. Ross, *Pseudoscience in Psychiatry* (New York: John Wiley & Sons, 1995).

（2） G. Klerman, "A debate on DSM- III," *American Journal of Psychiatry* 141 (1984) : 539–42.

（3） M. Sabshin, "Report of the medical director," *American Journal of Psychiatry* 137 (1980) : 1308.

（4） See blurbs for second edition of *The Myth of Mental Illness*, published by Harper & Row in 1974.

（5） B. Nelson, "Psychiatry's anxious years," *New York Times*, November 2, 1982.

（6） D. Adler, "The medical model and psychiatry's tasks," *Hospital and Community Psychiatry* 32 (1981) : 387–92.

（7） Sabshin, "Report of the medical director."

（8） Nelson, "Psychiatry's anxious years"

（9） 一九六二年に *Mental Hospitals* 誌に毎月掲載されたスミスクラインフレンチ社の広告より。

（10） L. Thorne, "Inside Russia's psychiatric jails," *New York Times Magazine*, June 12, 1977.

（11） U.S. Senate, Committee on the Judiciary, Subcommittee to Investigate Juvenile Delinquency, *Drugs in Institutions*, 94th Cong., 1st sess., 1975.

（12） A. Tone, *The Age of Anxiety* (New York: Basic Books, 2009), 176.

（13） M. Smith, Small *Comfort* (New York: Praeger, 1985), 32.

（14） Arthur Platt へのインタビュー、二〇〇九年六月八日。

（15） M. Sabshin, "On remedicalization and holism in psychiatry," *Psychosomatics* 18 (1977) : 7–8.

（16） A. Ludwig, "The medical basis of psychiatry," *American Journal of Psychiatry* 134 (1977) : 1087–92.

（17） P. Blaney, "Implications of the medical model and its alternatives," *American Journal of Psychiatry* 132 (1975): 911–14.

(18) S. Guze, “Nature of psychiatric illness,” *Comprehensive Psychiatry* 19 (1978): 295–307.
(19) Adler, “The medical model.”
(20) M. Wilson, “DSM- III and the transformation of American psychiatry,” *American Journal of Psychiatry* 150 (1993): 399–410.
(21) S. Kirk, *The Selling of DSM* (New York: Aldine de Gruyter, 1992), 114.
(22) Ibid, 134.
(23) M. Sabshin, “Turning points in twentieth-century American psychiatry,” *American Journal of Psychiatry* (1990): 1267–74.
(24) Klerman, “A debate on DSM- III.”
(25) J. Maxmen, *The New Psychiatrists* (New York: New American Library, 1985), 35, 31.
(26) H. Kutchins, *Making Us Crazy* (New York: The Free Press, 1997), 248.
(27) Kirk, *The Selling of DSM*, 115.
(28) M. Sabshin, “Report of the medical director” (1980), 1308.
(29) L. Havens, “ Twentieth-century psychiatry,” *American Journal of Psychiatry* 138 (1981): 1279–87.
(30) B. Bursten, “Rallying ’round the medical model,” *Hospital and Community Psychiatry* 32 (1981): 371.
(31) このあたりの政治的抗争の資料は以下の通り。NIMH’s “Clinical Programs Projects Research Review Committee” on April 27, 1970; April 1–2, 1973; April 1974; April 21, 1975; June 27, 1977; December 1, 1977; February 17–18, 1978; and June 26–27, 1978.
(32) Loren Mosher へのインタビュー、二〇〇〇年一一月一日。
(33) M. Sabshin, “Report of the medical director,” *American Journal of Psychiatry* 138 (1981): 1418–21.
(34) P. Breggin, *Toxic Psychiatry* (New York: St. Martin’s Press, 1991), 360.

（35）Sabshin, "Report of the medical director"（1981）.
（36）M. Sabshin, "Report of the medical director," *American Journal of Psychiatry* 140（1983）: 1398-1403.
（37）R. Peele, "Report of the speaker-elect," *American Journal of Psychiatry* 143（1986）: 1348-50.
（38）M. Sabshin, "Report of the medical director," *American Journal of Psychiatry* 143（1986）: 1342-46.
（39）M. Sabshin, "Report of the medical director," *American Journal of Psychiatry* 145（1988）: 1338-42.
（40）Sabshin, "Report of the medical director"（1981）.
（41）M. Sabshin, *Changing American Psychiatry*（Washington, DC: American Psychiatric Publishing, Inc., 2008）, 78.
（42）Sabshin, "Report of the medical director"（1983）.
（43）Sabshin, "Report of the medical director"（1986）.
（44）*New York Times*, November 26, 1981; September 7, 1982; July 29, 1984.
（45）J. Franklin, "The Mind-Fixers," *Baltimore Evening Sun*, July 1984.
（46）M. Gold, *The Good News About Depression*（New York: Villard Books, 1987）, xi-xiii.
（47）N. Andreasen, *The Broken Brain*（New York: Harper & Row, 1984）, 29-30.（邦訳：岡崎祐士・安西信雄・斉咲沾・福田正人共訳『故障した脳——脳から心の病を見る』紀伊国屋書店、一九八六年）。
（48）Ibid, 138.
（49）Franklin, "The Mind-Fixers."
（50）Sabshin, *Changing American Psychiatry*, 194.
（51）M. Dumont, "In bed together at the market," *American Journal of Orthopsychiatry* 60（1990）: 484-85.
（52）F. Gottlieb, "Report of the speaker," *American Journal of Psychiatry* 142（1985）: 1246-49.
（53）Breggin, *Toxic Psychiatry*, 46, 357.

(54) P. Breggin, *Medication Madness* (New York: St. Martin's Press, 2008), 150.
(55) S. Boseley, "Scandal of scientists who take money for papers ghostwritten by drug companies," *Guardian*, February 7, 2002.
(56) M. Angel, "Is academic medicine for sale?" *New England Journal of Medicine* 342 (2000): 1516–18.
(57) D. Regier, "The NIMH depression awareness, recognition, and treatment program," *American Journal of Psychiatry* 145 (1988): 1351–57.
(58) Breggin, *Toxic Psychiatry*, 14.
(59) E. Foulks, "Advocating for persons who are mentally ill," *Administration and Policy in Mental Health and Mental Health Services Research* 27 (2000): 353–67.
(60) A. Hatfield, "The National Alliance for the Mentally Ill," *Community Mental Health Journal* 27 (1991): 95–103.
(61) E. Benedek, "Report of the secretary," *American Journal of Psychiatry* 144 (1987): 1381–88.
(62) Breggin, *Toxic Psychiatry*, 363.
(63) Foulks, "Advocating for persons."
(64) K. Silverstein, "Prozac.org," *Mother Jones*, November/December 1999.
(65) R. Behar, "The thriving cult of greed and power," *Time*, May 6, 1991.

第14章

語られた筋書きと、語られなかった筋書きと

The Story that Was……and Wasn't Told

「最近の向精神薬治験による死亡者は、プラセボ群よりも積極的治療群の方がずっと多い。これが、ペニシリンや本当に有効な薬の治験との大きな違いだ」

――ウェールズ、カーディフ大学精神医学教授デビッド・ヒーリー（二〇〇八年）[1]

一九二〇年代、アメリカ中部のラジオのある家庭はどこでもKFKB局をつけていた。カンザス州の小さな町ミルフォードから流れるこの放送は、おそらく当時最も強烈な信号を送っていたことだろう。「カンザス州、そして全ての地域の皆さん。こんにちは、ジョン・R・ブリンクリー博士です」という挨拶から、博士の仰天ものの話が始まる。一九一八年、彼は性的能力の衰えに悩む熟年男性の睾丸に、ヤギの生殖腺を移植する手術を始めた。たった一五分の手術で性的能力が「完全によみがえった」と彼はラジオで語った。「男の年齢は生殖腺で決まる」とのたまうこの医師は、この回春手術の効果の理由を、ヤギの組織が「人間の組織と融合して栄養を与え、

人間の生殖腺を刺激して、また活動できるようにする」からだと説明した[2]。

ブリンクリーの医療資格はかなり怪しいものだったが――彼の母校は学位量産大学と陰口をたたかれるカンザス市立折衷医学大学だった[訳注1]――話の上手さはピカイチで、宣伝にかけては一種の天才だった。数回、この手術を行った後、彼はカンザス州の地方紙に取材され、手術を受けた年配男性を父とする史上初の「ヤギ生殖腺ベビー」をブリンクリーがあやす写真が紙面を飾った。熟年男性がわれもわれもと手術費用七五〇ドルを手にミルフォードに押しかけるようになると、ブリンクリーは広報部隊を立ち上げた。三人の広報担当者を雇い、そのまま記事にできるような原稿を書かせ、「科学実験室の最新の展開を世に広めることに関心のある出版社」に送りつけた。当然、こうした記事には患者の満足と感謝の言葉が織り込まれていた。例えば、シカゴ法科大学院学長J・J・トビアスは胸を叩いてこう叫んだという。「私は生まれ変わりました。これは今世紀最大の偉業の一つです！」。ブリンクリーは自分専用の「科学報道班」を作り、手術の「成功率は九〇パーセントから九五パーセント」で、ホルモンの適度な「バランス」を回復させたと発表した。一九二三年に番組でこの話をすると、彼の名は一躍広まり、ミルフォードの病院には毎日三〇〇〇通もの手紙が届いた。一九二〇年代後半には、おそらく彼はアメリカで最も金持ちの「医師」だっただろう。

　だがやがてアメリカ医師会はブリンクリーをいかさま師として糾弾し始め、彼は稀代の偽医者として医学史にその名を残すことになった。だがヤギの生殖腺移植手術を売り込むのに彼が駆使した宣伝のテクニックと話術のモデルは、いつの時代にも通用する。一見、科学的な記事を発表し、メディアを懐柔し、非常に高い成功率を宣伝し、手術の成功の生物学的根拠を説明し、患者の満足の言葉を報道関係者に流した。これこそが——イーライリリー社をはじめとする製薬メーカーなら、それを証言できるだろうが——精神科治療薬をヒット商品に仕立てた実績ある方法なのだ。

嘘とごまかしと画期的新薬

今日、プロザック発売時にイーライリリー社と精神科医が語った筋書きの欺瞞は、特にピーター・ブレギン、デビッド・ヒーリー、ジョセフ・グレンマレンによって白日のもとにさらされ、かなり広く知られている。ブレギンとヒーリーは、民事訴訟の専門家証人としてイーライリリー社のファイルを閲覧し、一般人に向けた薬の説明とは矛盾するデータと内部メモを発見して報告書を書いた。既に述べたことの繰り返しになるかもしれないが、もう一度、この筋書きをざっと振り返りたい。「第二世代」の精神科治療薬のメリットをめぐる社会的妄想がどのように形成されたのか、かなりはっきり見えてくるからだ。イーライリリー社のプロザックのマーケティング戦略は、他の企業が新薬を発売する際にも踏襲された。彼らは科学文献で偽りの筋書きを語り、メディアに対してはそれをさらに膨らませ、服用した人を障害や死に至らせるリスクを隠蔽したのである。

◆フルオキセチンの科学

薬の開発は、実験室でその薬の「作用機序」を調べるところから始まる。先に述べたように、イーライリリー社の研究者は一九七〇年代半ばに、フルオキセチンはセロトニンをシナプスに「蓄積」させ、脳の一連の生理学的変化を誘発することを突き止めた。次の段階である動物実験では、フルオキセチンがラットの常同行動（反復的に臭いをかぐ、なめるなど）や、ネコやイヌの攻撃行動を引き起こすことが明らかになった。[3] そして一九七七年の最初の小規模な治験では、「四週間の治療を終了した患者八人のうち、薬による顕著な改善は認められなかった」と同社のレイ・フラーは一九七八年に社内で報告している。「かなり多数の有害反応の報告」もあった。また薬を服用して精神に異常をきたした人や、「アカシジア」や「じっとしていられなくなる」症状の人もいたと、フラーは述べている。[4]

フルオキセチンは、治験開始後すぐに大きな問題が発覚した。抑うつを緩和するどころか、自殺や暴力のリスクが高まるアカシジアという副作用を引き起こしたのである。この種の報告が次々とあがってきたので、イーライリリー社は治験のプロトコルを修正した。「今後の治験では、興奮を抑制するためにベンゾジアゼピンの使用が許可されるだろう」とフラーは一九七九年七月二三日に書いた。[5] ベンゾジアゼピンはうつ病の治験で三環系と同程度に有効なことが分かっていたので、ベンゾジアゼピンを使えばアカシジアの報告が減り、有効性を示す結果が増える可能性があった。無論、後にイーライリリー社のドロシー・ドブズが法廷で証言したように、ベンゾジアゼピンの使用は「実験結果を混乱させ」「安全性と有効性の分析を妨げる」「科学的に誤った」手段だった。だがそのおかげで、イーライリリー社はフルオキセチンの開発を続行することができた。(6)

だがベンゾジアゼピンを追加しても、治験では芳しい結果が出なかった。一九八〇年代前半、イーライリリー社はドイツでフルオキセチンの第三相試験を行ったが、ドイツの医薬品許可当局(Bundesgesundheitsamt: BGA)は一九八五年に、フルオキセチンは「うつ病の治療に全く適さない」という結論を下した。(7) 患者の「自己評価」(医師による評価に対して)によると、「(薬への)反応はほとんどない、もしくは患者の臨床像に全く改善が認められなかった」。(8) それどころか精神の異常や幻覚を引き起こし、一部の患者は不安・興奮・不眠が悪化して「医療基準の許容範囲を超えた有害反応が出た」のである。(9) 何より問題なのは、この治療で死に至るケースが出たことだった。「自殺企図が一六件あり、そのうち二件は死亡した」とBGAは報告した。(10) ドイツのイーライリリー社の社員が、フルオキセチンを投与した患者の自殺行動の発生率を個人的に計算したところ、「もう一つの実薬(イミプラミン)の五・六倍」だった。(11)

ドイツで申請が却下されたため、当然ながらイーライリリー社は、FDAもフルオキセチンを認可しないかもしれないと懸念した。*1 そこで彼らは自殺のデータを隠蔽しようとしたのである。

---

*1 自殺のリスクが高くなるという警告をラベルに記載するという条件つきで、イーライリリー社は一九八九年末にドイツでのフルオキセチンの販売を認可された。

一九九四年の民事訴訟で、臨床治験デザインの専門家であるナンシー・ロードはその経緯を説明している。まずイーライリリー社は、薬に関連する種々の有害事象を「うつ病の症状」として記録するように研究員に指示した。従ってFDAに提出された治験結果では、有害事象の原因はフルオキセチンではなくうつ病になっていた。第二に、イーライリリー社の研究員は症例報告書から表を作成する時に、「自殺念慮」の個別報告を「抑うつ」に変更した。第三に、彼らはドイツのデータを調べて「自分たちが自殺と判断しない（自殺の）事例を削除したのである」。[12]

ロードは一九九四年に、こうしたデータ改ざんは治験全体を科学的に「無価値」なものにしたと法廷で証言した。だがこれだけ統計を操作したにもかかわらず、イーライリリー社はFDAにフルオキセチンを認可申請する際、説得力のある証拠を示すのに苦労した。イーライリリー社は八つの治験施設でプラセボ対照試験を実施したが、そのうち四箇所では、フルオキセチンを服用した患者の状態はプラセボ群と差が無く、他の四箇所でもプラセボ群よりもわずかに良好なだけだった。[13] 一方、ピーター・ブレギンはイーライリリー社の文書を精査し、七つの治験のうち六つで、フルオキセチンよりイミプラミンの方が効果が高いという結果が出ているのを発見した。[14] FDAは一九八五年三月二八日の審査で、ある大規模な治験について同様の所見を出している。「イミプラミンがプラセボよりも効果があるのは明白だが、フルオキセチンのプラセボに対する一貫したメリットは認められない」。[15] フルオキセチンの有効性は、よく言っても合格ラインすれすれだったし、FDAの審査官リチャード・カピットは安全性にも懸念を抱いていた。フルオキセチンで治療した患者のうち少なくとも三九人が短期治験で精神に異常をきたしたし、一パーセントを若干上回る比率で躁病や軽躁になる人が出た。不眠・神経過敏・錯乱・めまい・記憶機能障害・振戦・運動協調障害などの副作用もあった。カピットは、フルオキセチンは「うつ病患者に悪影響を及ぼす可能性がある」と結論した。[16] FDAはイーライリリー社が問題の多くを隠蔽しようとしたことにも気づいていた。デビッド・グラハム審査官は、同社がフルオキセチンの危害の可能性について「大幅な過少報告」をしていると指摘した。[17]

臨床治験は科学的には無価値だったかもしれないが、プロザックの発売後に起きることとの予言としては実に正確だった。プロザックを服用した患者が残虐な犯罪や自殺に走った事例は枚挙に暇がないほどで、FDAのメドウォッチには有害事象の報告が山ほど届けられ、プロザックは瞬く間にアメリカで最もクレームの多い薬になった。九七年夏までに、FDAはプロザックに関するクレームを三万九〇〇〇件受けたが、これはプロザック発売以降の九年間（一九八八～九七年）におけるどの薬のクレーム件数よりも群を抜いて多かった。メドウォッチのファイルを見ると何百件もの自殺事例や、心因性うつ病・躁病・異常思考・幻覚・敵意・錯乱・記憶喪失・けいれん・振戦・性的機能不全など、いくつもの厄介な副作用が報告されていた。[18] FDAは、メドウォッチに報告が寄せられるのは有害事象全体の一パーセントにすぎないと見積もっているので、実際にはこの九年間で、およそ四〇〇万人がプロザックによって有害反応が出たり、あるいは死に至ることもあったと考えられる。[19]

◆医学専門誌で語られた筋書き

フルオキセチンの臨床治験の成績は、とうてい市場導入の成功を約束するようなものではなかった。ドイツの認可当局が当初、うつ病の治療に「全く適していない」と評価した薬を、人々が喜んで買うはずがない。プロザックを首尾よく売り出すには、イーライリリー社から報酬をもらって治験をした精神科医が、医学専門誌や一般の人々にまったく別の筋書きを語ることが必須だった。

アメリカでフルオキセチンの治験結果が最初に報告されたのは、一九八四年の*Journal of Clinical Psychiatry*である。ワシントン州ノースウエスト精神薬理学研究所のジェームズ・ブレムナーは、この薬には「効果的な抗うつ作用があり、イミプラミンよりも有害な副作用が少なく小さい。……フルオキセチン服用患者が報告した有害事象は、どれも薬に関連するとは考えられない」と述べた。[20]次に、カリフォルニア大学サンディエゴ校のジョン・フェイナーが、フルオキセチンの有効性は少なくともイミプラミンと同等で（またおそらく三環系抗うつ薬よりも優れており）、五週間の治験で二二人の患者にフルオキセチンを投与したが、「深刻な副作用は一切認められなかった」と報告した。[21]一貫しているのは「非常に安全で改良された抗うつ薬が開発された」というテーマで、イーライリリー社は以後何年もそれに固執し続けた。一九八五年には、カリフォルニアの精神科医ジェイ・コーンが「フルオキセチンはイミプラミンよりも忍容性が優れている」と報告した。[22]

イーライリリー社のジョアキム・ワーニックは*Journal of Clinical Psychiatry*の別の論文で、「この薬には深刻な副作用がほとんどない」と述べた。[23] 最後に、イーライリリー社は一九八五年の大規模な第三相試験の報告書で、「フルオキセチンは主要な有効性指標の全てにおいて、プラセボよりも大きな改善があった」と発表した。[24]

これらの報告は、新薬は従来の抗うつ薬よりも優れているとしたものの、まだ「画期的」新薬とまでは言わなかった。フルオキセチンの方がよく効く理由は不明なまま、FDA認可が近づくと、新たな「事実」が科学文献に顔を出すようになった。シドニー・レビンは一九八七年の*British Journal of Psychiatry*に発表した論文で、「(セロトニンの)不足がうつ病の重要な精神生物学的要因であることが、研究によって明らかになっている」と述べた。[25] 実際にはそんな研究結果はないにもかかわらず――レビンは、「セロトニン作動性システムの機能の亢進や低下そのものが、うつ病に関係する可能性はない」という一九八四年のNIMHの報告を見落としている――彼の論文をきっかけにして、フルオキセチンが化学的アンバランスを修復する薬として宣伝されるようになった。その二年後、ケンタッキー州ルイヴィル大学の精神科医たちは「最新の抗うつ薬の処方のガイドライン」を作成するためにフルオキセチン関連の文献を調べて、「うつ病患者は、脳脊髄液中の(セロトニン代謝物)の濃度が通常よりも低い」と書いた。その頃には医学文献にも妄想的信念が蔓延してきたので、ケンタッキーの医師たちが、理論上ではセロトニン濃度を上げるとされるフルオキセチンを「うつ病の治療に理想的な薬」と考えたのも驚くに値しないのかもしれない。[26]

医学専門誌に載ったこれらの報告は、イーライリリー社が医師に薬を宣伝する時の謳い文句になった。同社は、幸せに輝く美男美女をモデルにした広告を専門誌に溢れさせ、プロザックはイミプラミンと同等の効果があり、忍容性はより優れていると宣伝した。脳の化学的アンバランスを修正する、格段に進歩したうつ病の新薬が生まれたと、科学が証明したのだと。

◆一般の人々に語られた筋書き

精神医学の専門誌で語られた筋書きは必ずや一般の人々に受け入れられるはずとはいえ、この時点では、抗うつ薬の市場はまだあまり大きくなかった。プロザックが認可されたとき、ウォール街のアナリストは、年間売上高を一億三五〇〇万ドルから四億ドル程度と予想した。しかし製薬会社とＡＰＡ、ＮＩＭＨの指導層は、抗うつ薬の市場拡大に熱を上げた。ＮＩＭＨの「意識向上」キャンペーンＤＡＲＴはそのうってつけの手段だった。

ＮＩＭＨは一九八六年にＤＡＲＴ計画を発表すると、一般の人々のうつに関する意識調査を始めた。その結果、アメリカの成人でうつの治療のために薬を飲む人は一二パーセントしかいないことが分かった。七八パーセントの人は「症状が消えるのを待つ」と答え、自分で対処する自信を持っていた。これは、ほんの一五年前にＮＩＭＨが説いたことと一致する態度だった。その当時、うつ病部門の責任者だったディーン・スカイラーは、ほとんどのうつエピソードは「特別な介入がなくても、自然に治癒しほぼ完全に回復する」と教えていた。うつはそのうち消えるという一般人の考えは疫学的な知恵にかなっていたが、シャーヴァート・フレーザーや生物学的立場の精神科医たちはＮＩＭＨの実権を握ると、別のメッセージを伝えることに熱を入れた。

ＮＩＭＨは一九八八年に、ＤＡＲＴの目的を「うつが単なる弱さではなく障害として広く認識されるように、一般人の態度を変えること」と説明している。うつは「過少診断されたり充分に治療されない」ことがままあり、放置すると「命にかかわる病気」になりかねないことを人々に理解させなければならなかった。ＮＩＭＨは、アメリカでは少なくとも軽度のうつがある人が三一四〇万人もおり、診断を受けることが重要だと強調した。また抗うつ薬による治癒率は「プラセボの二〇〜四〇パーセントに対し七〇〜八〇パーセント」であることも認識させなくてはならない。ＮＩＭＨはこうした「事実」を一般の人々に「教える」ために、ＤＡＲＴを無期限に継続すると宣言した[27]。

ＤＡＲＴの正式な開始は一九八八年五月で、プロザックが薬局の棚にお目見えしてから五カ月後のことだった。ＮＩＭＨは「労働団体、宗教団体、教育団体」そして企業まで駆り出して、ＤＡＲＴのメッセージを広めた。もちろん製薬会社とＮＡＭＩは当初から関与していた。ＮＩＭＨはメディアに広告を出し、イーライリリー社はＤＡＲＴのパンフレット「うつ病――知っておくべきこと」八〇〇〇万枚の印刷と配布の経費を援助した。このパンフレットが何より強調したのは、「セロトニン作動性」薬の特別なメリットだった。ＮＩＭＨ所長ルイス・ジャッドは、「全国各地の診療所で、こうしたうつ病関連の資料が一般の人々の目に触れ、入手できるようになれば、質問や議論、治療や紹介がしやすい環境で、重要な情報が効果的に一般の人々に伝わる」と言った[28]。

アメリカ人の思想改造は着々と進んだ。「公共教育」キャンペーンの名による、うつ病の「売り込み」は、この上なく効果的なマーケティング戦略だった。新聞もこの筋書きに乗り、プロザックの売上げはうなぎのぼりになった。一九八九年一二月一八日の『ニューヨーク』の表紙には、緑と白の錠剤と共に「憂うつよ、さようなら」「うつ病に夢の新薬」という見出しが躍り、プロザックの地位と名声は公認のものになった。記事の中では、プロザックを服用する「匿名」の男性が、今の気分を一から一〇〇までの尺度で表すなら「一〇〇超」だと語った。この奇跡の新薬のおかげで、精神科医は「この職業に望みがつながった」と感じていると、記事は結ばれていた。(29)

後を追いかけるようにこの類の熱に浮かされたような報道が、続いた。一九九〇年三月二六日付の『ニューズウィーク』の表紙は、美しい風景の中に緑と白のカプセルが涅槃仏のように悠然と浮かぶイラストで、「プロザック――うつ病の画期的新薬」というタイトルがついていた。今やこの新薬の処方箋は一カ月六五万枚にも達し、「ほとんど誰もが、この新しい治療に好意的な感想を口にした」。患者たちは「こんなにすばらしい気分は初めてです」と声を大にして言った。(30)その三日後、アメリカで最も人気の高い科学系ライターのナタリー・アンジェが『ニューヨーク・タイムズ』に、抗うつ薬は「脳内の神経伝達物質の作用のバランスを回復し、気分・思考・食欲・痛み・その他の感覚を制御する電気化学的信号の異常な増加や阻害を修正する」と書いた。アンジェがフランシス・モンディモア博士から聞いた説明では、この新薬は「アルコールやバリウムのようなものではなく、抗生物質に近い」ということだった。(31)テレビ番組も同様のメッセージを流し始めた。テレビ・ジャーナリストのレスリー・シュタールはCBSの『六〇ミニッツ』

で、マリア・ロメロという女性の感動的な実話を紹介した。マリアはひどい抑うつに一〇年も苦しんでいたが、プロザックを飲んで生まれ変わったという。「誰かが――何かが私の体から出て行って、別の新しい人が入ってきたんです」とロメロは言った。シュタールは、これは生物学的治療の成果だと嬉々として解説した。「ほとんどの医者は、ロメロのような慢性のうつの原因は、脳内の化学物質のアンバランスだと考えています。その治療薬として、プロザックが処方されたのです[32]」。

助け舟サイエントロジー

奇跡の薬という筋書きが破綻しかけた瞬間は、かなり早くからあった。もちろん問題は、フルオキセチンが実際、一部の人に自殺念慮や暴力的思考を引き起こす事実にあった。一九九〇年夏、プロザックの安全性の問題がにわかに注目を浴びたが、あわやというところで、イーライリリー社や精神医学界の主流派にとって、サイエントロジーが助け舟となったのである。

一九九〇年までに多くの人がフルオキセチンの副作用に苦しみ、「プロザック・サバイバーズ・サポートグループ」という全国組織が結成された。薬で被害を受けた多くの人が弁護士に相談したが、とりわけ二つの訴訟が注目されていた。まずロングアイランドのローダ・ハラという女性が、プロザックを服用してから、自分の手首や「他の部分を何百回も」刃物で傷つけるようになったとして、イーライリリー社を訴えたことが七月一八日に新聞で報道された[33]。二週間後、ケンタッキー州のジョセフ・ウェズベッカーという男性による大量殺人事件の訴訟がニュースになった。ウェズベッカーはプロザックを飲み始めてから五週間後に、以前の勤務先であるルイヴィルの印刷工場でアサルト・ライフルAK‐47を乱射し、八人が死亡、一二人が負傷した。サズとサイエントロジーが共同設立した「人権市民委員会」はただちにプレスリリースを発表して、この「殺人薬」の販売を禁止するよう議会に訴えた。だがここでイーライリリー社は奇襲に出た。これらの訴訟が、「長年、精神科治療薬の使用を批判してきたサイエントロジー団体によって煽られている」と声高に訴えたのである。(34)

これを皮切りに、イーライリリー社はあらゆる手段を講じて、主力商品を窮地から救い出そうとした。「もしプロザックを失ったら、リリー社は崩壊する」という一九九〇年の医務部長のリー・トンプソンのメモには、この時の動揺が見て取れる。(35) イーライリリー社は急遽、マスコミ対策として四つのポイントからなるメッセージを作成した。いわく、この問題を提起したのはサイエントロジーの信奉者であり、大規模な臨床治験の結果からプロザックの安全性は証明されており、自殺や殺人の原因は「病気であって、薬のせいではない」し、「薬で治るはずの人が不安になって治療から遠ざかることこそ、社会にとって真の脅威である」と。(36) イーライリリー社は、コンサルタントとして雇った学問的権威のある医師たちのためにメディア対策講座を開き、このメッセージを首尾よく伝えられるように訓練した。一九九一年四月、こうした講座の後、副社長のミッチ・ダニエルズは「率直に言って、外部専門家の出来栄えには失望している」とトンプソンに不満を漏らしている。「今後の訓練講座で」医師たちをもっと熟達させることが「社命である」[37]と。

一九九一年四月一九日の『ウォールストリート・ジャーナル』を読むと、この訓練講座が功を奏したことがよく分かる。同紙は「サイエントロジーは」「精神医学に戦いを挑む」「擬似宗教・事業・準軍事的団体である」と説明した。「リリー社と利害関係のない医師たち」が治験を行い、「プロザックは、他の抗うつ薬や対照群に投与された澱粉のカプセル（プラセボ）に比べて自殺念慮の傾向が低い」という結論を出したにもかかわらず、サイエントロジーはプロザックの安全性を攻撃しているのだと。「二〇年にわたる医師や科学者の堅実な研究の成果が、サイエントロジーの信奉者や弁護士の二〇秒のキャッチフレーズにかき消されるのは、まことに遺憾である」というリリー・トンプソンの言葉も引用された。またこの記事によれば、イーライリリー社はプロザックの安全性への懸念に対応するために「自殺の専門家」に治験データの再精査を依頼したが、「臨床治験データには、自殺念慮（うつ病患者に一般的にある症状）とプロザックの関連性を示唆するものはないという結論が出た」。マサチューセッツ総合病院に勤務するハーバード大学の精神科医ジェロルド・ローゼンバウムによると、自殺念慮は薬ではなく病気が原因であり、そこに悲劇があると言う。「こうした運動によって、人々がプロザックに不安を抱いて治療から遠ざかることこそが、深刻な公衆衛生の問題になる」[38]と。

だがローゼンバウムは何を隠そう、イーライリリー社の「外部専門家」の一人だった。後に『ボストン・グローブ』が指摘したように、彼は「プロザックの発売以前から、リリー社のマーケティング諮問委員会の一員」で、同社と「結託」していたのである。[39]しかし『ウォールストトリート・ジャーナル』が、彼をアメリカのうつ病の権威者で中立的立場の専門家として紹介したので、読者が引き出す結論は一つしかなかった。この問題は正当性のある懸念に由来するものではなく、サイエントロジーという有害な団体のでっちあげにすぎないと。他の新聞や雑誌の論調も右にならえだった。同年五月、サイエントロジーの特集を組んだ『タイム』は、サイエントロジーは「サイコパス」[訳注(2)]を引き寄せる「犯罪団体」だとこき下ろした。[40]

一九九一年九月二〇日、FDAはプロザックによる自殺リスクの上昇をめぐって公聴会を開いたが、諮問委員会は製薬会社と結びつきの深い医師が牛耳っていて、この問題を真剣に調査する気はほとんどなかった。公聴会では二〇人以上の市民が、プロザックが引き起こした可能性のある被害を証言したにもかかわらず、諮問委員会は、フルオキセチンは全く安全であるというイーライリリー社の立場を支持するプレゼンテーション以外、科学的議論を行わなかった。『ウォールストリート・ジャーナル』が報じたように、公聴会に提出された科学データは「フルオキセチンは自殺や自殺念慮の増加には結びつかず、むしろそれを緩和する」ことを示すものだった。イーライリリー社を支持するある人は、この議論全体が「反精神医学団体によって計画され援助された」「まったくのフィクション」にすぎないと同紙に語った。[41]

この時、イーライリリー社と精神医学界は長期的価値のある広報の勝利を手にした。奇跡の薬というプロザックのオーラは復活し、一般の人々やメディアは精神科治療薬への批判といえばサイエントロジーを連想するようになった。薬のメリットにまつわる議論は、トップレベルの科学者や医師・対・偏狭な宗教団体という構図になった。となれば、一般の人々の目にどちらが真実を語っていると映ったかは言うまでもない。他のSSRIも市場に出回るようになったが、プロザックの売上げは一九九二年に一〇億ドルの大台を超えた。さらに一九九三年、ブラウン大学の精神科医ピーター・クレーマーの著書 *Listening to Prozac* 訳注(3)は、この奇跡の薬という筋書きをもう一段階上に押し上げた。クレーマーは、プロザックによって「健康以上」になる患者もいると書いた。「美容としての精神薬理学」の時代が始まろうとしており、近い将来、普通の人が自分の望みどおりの人格に変われるような薬ができるかもしれないと、彼は語った。同書は二一週間連続で『ニューヨーク・タイムズ』のベストセラーリストに入った。その後まもなく『ニューズウィーク』は、精神医学の新たな可能性が提起する倫理的問題に、社会が向き合うべき時が来たと警鐘を鳴らした。「プロザックの開発を導いた脳についての科学的知見は、人格をオーダーメードか既製服のようにする可能性も秘めている」と一九九四年の『ニューズウィーク』は警告し、「自分の脳を改造する」ことを拒む人は時代から取り残されていくのだろうかと疑問を投げかけた。

「私たちは人類史上で初めて、自分の脳をデザインできるようになるのだ」と豪語する精神神経科医リチャード・レスタクのような人もいた。(42)

欺かれたアメリカ

プロザックをめぐる筋書きがメディアで展開していた頃、ジョン・ブリンクリーの亡霊が草葉の陰でほくそえんでいたに違いない。彼はヤギの生殖腺の移植手術という、あっと驚く話でラジオのリスナーを釘付けにしたが、ここにもまた、うつ病の治療に「まったく適さない」はずの薬を奇跡の新薬に変えてしまう驚くべき話がある。今や精神科医は、人間の精神を作り上げるという神のような新しい力に気を揉んでいる。人が「健康以上」になるのは憂うべきことなのだろうか。もし誰もがいつも幸せだったら、この社会は何か大切なものを失うのだろうか。薬による精神の治療はいよいよ広まっていく。ザナックスをパニック障害の薬として、そして非定型抗精神病薬を統合失調症の薬として世に送り出したのも――少し調べれば分かることだが――同じ筋書きだった。これらの「第二世代」の精神科治療薬がドル箱になると、次には製薬会社と学問的権威のある医師たちは、どの薬も子どもにも使用できると宣伝し始めた。それによって、何百万人ものアメリカの若者たちが「精神病」に追いやられたのである。

◆ザナックス

アップジョン社のザナックス（一般名アルプラゾラム）は、一九八一年にFDAから抗不安薬として認可を受けたが、その後、同社はこの薬を、DSM-Ⅲ（一九八〇）で初めて独立した症状とされたパニック障害の治療薬として認可申請することにした。その準備として、まず元NIMH所長ジェラルド・クラーマンを治験の「運営委員会」の共同委員長に迎え、*Archives of General Psychiatry* の編者、ダニエル・フリードマンを「医事部門」の補佐にした。[43] これは同社が学問的権威のある精神科医を引き入れようとする動きのほんの一端だった。ロンドンの精神医

図 14　ザナックス研究

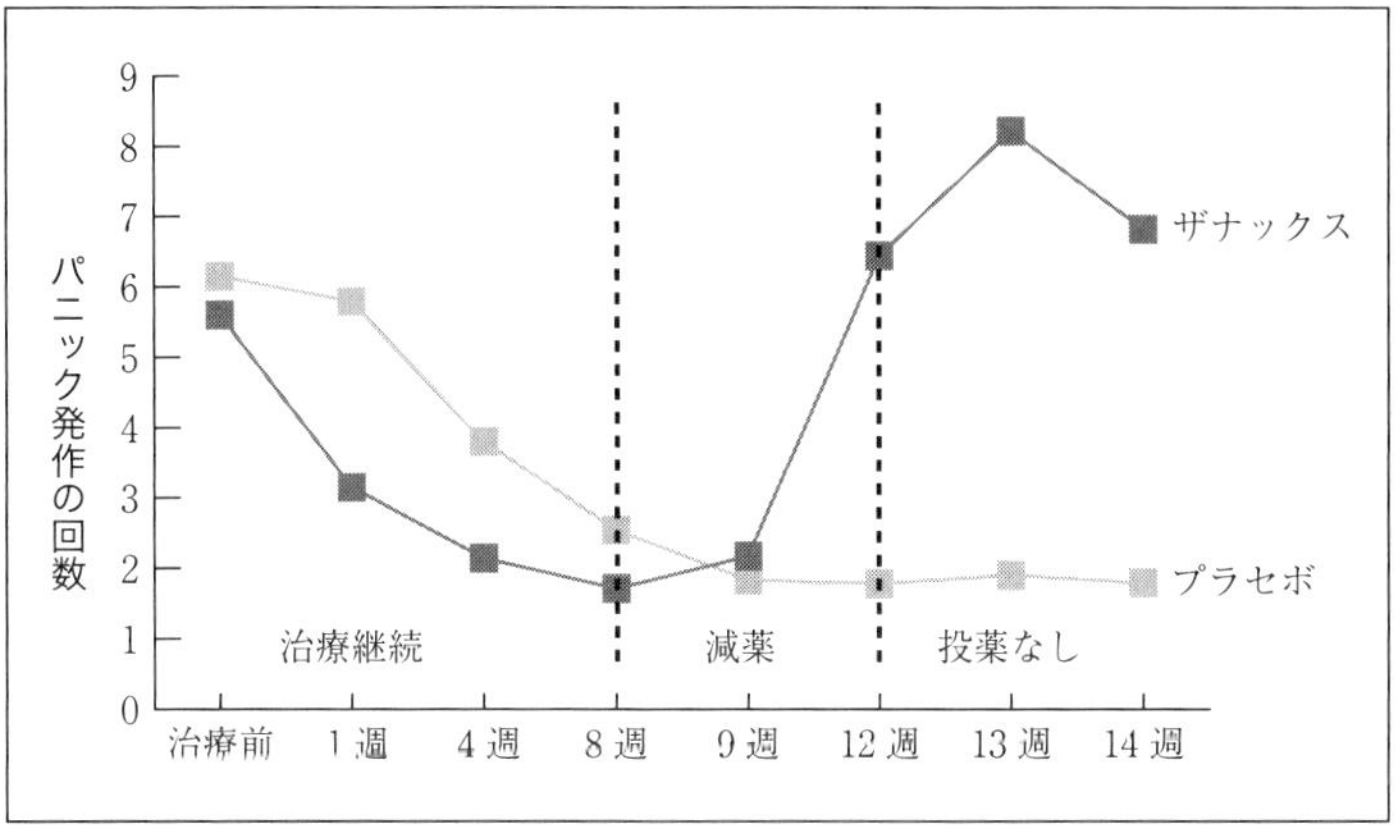

アップジョン社のザナックス研究では、ザナックスまたはプラセボを患者に8週間投与した。その後、徐々に減薬し（9週から12週）、最後の2週間は一切投与しなかった。ザナックスの投与群は、最初の4週間はプラセボ群よりも良好な状態だった。アップジョン社の研究員が、専門誌の論文で強調したのは、この期間である。だが退薬が始まると、ザナックス投与群はプラセボ群よりもパニック発作が増え、治験終了時にずっと症状が悪化していた。

出典：Ballenger, C. "Alprazolam in panic disorder and agoraphobia." *Archives of General Psychiatry* 45（198）：413-22. Pecknold, C. "Alprazolam in panic disorder and agoraphobia." *Archives of General Psychiatry* 45（1988）：429-36.

学研究所の不安障害の専門家であるアイザック・マークスによれば「世界各地で相当な高齢の精神科医にまで、（アップジョン社からの）コンサルタント契約のオファーが殺到した」[44]のである。

クラーマンとアップジョン社がデザインしたアップジョン社の「パニック国際比較共同研究」は、プラセボ群に良くない反応が出ることが予想できるようなデザインだった。この治験には、ベンゾジアゼピンを服用していた患者も参加できたが、それはつまり、プラセボ群の多くの患者は実際にはベンゾジアゼピンの激しい離脱症状を経験し、最初の数週間は著しい不安に襲われる結果になることを意味していた。プラセボ群のほぼ四人に一人は、治験の開始時点で、血液中にベンゾジアゼピンの影響が残っていた。[45]

ベンゾジアゼピンは作用が速いことが知られているが、この研究でもそれがはっきりと現れた。四週間後、アルプラゾラム服用患者で「やや改善した」か「改善した」人は八二パーセントだったのに対し、プラセボ群では四三パーセントにすぎなかった。ところがその後の四週間では、プラセボ群は症状が改善し続けたが、アルプラゾラム群は改善しなかった。八週間後、少なくとも治験を継続した患者については、ほとんどの評定尺度で「二つのグループに有意差は一切、認められなかった」。またアルプラゾラム群には鎮静・疲労・ろれつが回らない・記憶喪失・協調運動の不全など、様々な副作用が現れた。アルプラゾラム群の二六人に一人は、躁や攻撃行動など「深刻な」反応が出た。[46]

八週間後からは四週間かけて薬を徐々に減らし、その後二週間は薬の投与を止めた。結果は予想通りだった。アルプラゾラムを離脱した患者の三九パーセントは状態が「著しく悪化」し、パニックや不安があまりに激しいので服用を再開せざるをえなかった。アルプラゾラム群の三五パーセントは、治験開始時よりも強いパニックや不安の症状が「リバウンド」し、同じく三五パーセントの患者が、錯乱・知覚過敏・抑うつ・虫が体を這うような感覚・筋けいれん・目のかすみ・下痢・食欲減退・体重の減少など、新たな衰弱性の症状に見舞われた。[47]

要するに、一四週間後には、投与群はプラセボ群よりも悪い状態になっていたのである。恐怖症、不安、パニックはひどくなり、全般的健康を評価する「全体尺度」でも、プラセボ群より悪い結果が出た。四四パーセントは薬から離脱できず、一生、薬に依存する方向に進んだ。あらゆる点において、この結果はベンゾの落とし穴をまざまざと描き出していた。この薬は作用期間が短く、プラセボを上回る効果は次第に減り、しかも薬から離脱しようとすると、非常に気分が悪くなり、薬を止められない人が続出した。最初の数週間の症状の緩和とひきかえに非常に高い長期的コストを払うことになり、この薬に頼る人は――以前のベンゾジアゼピンの研究が示すように――身体・情緒・認知に障害が出やすくなるのである。

アップジョン社の研究員は、一九八八年五月の *Archives of General Psychiatry* に三本の論文を発表した。そのデータを丁寧に読めば、誰でもアルプラゾラムの引き起こす害が分かるはずである。だがザナックスを商業的に成功させるためには、アップジョン社は研究員に別の結論を引き出させる必要があった。研究員が執筆した三つの論文の抄録は、特にその期待に応えようとした。まず、投与期間終了時点の八週間後ではなく最初の四週間に注目し、「アルプラゾラムは効果があり、忍容性も良好なことが分かった」と述べた[48]。第二に、アルプラゾラム群の八四パーセントが八週間の治験を最後まで継続したことを「アルプラゾラムの受容性は高い」という証拠として挙げ、また、アルプラゾラム群には「ろれつが回らない、記憶障害」といった問題や他の「知的活動の障害」の兆候が出たにもかかわらず、同薬は「ほとんど副作用がなく、忍容性は良好」と結論づけたのである[49]。最後に、一部の患者は離脱に苦しんだことは認めたものの、その原因は服用期間が短かすぎたことと離脱が急激だったことにあると説明した。「パニック障害の患者には、より長い期間（最低六カ月）にわたって投薬することを推奨する」[50]。

その後、ロンドンの精神医学研究所のアイザック・マークスと同僚たちは、この論文の見え透いた矛盾を指摘した。彼らは*Archives of General Psychiatry*宛ての書簡で、アルプラゾラム群は治験終了時に「プラセボを投与された患者よりも状態が悪かった」のなら、同薬の有効性と忍容性が優れているというアップジョン社の研究員の所見には「先入観があり、議論の余地がある」と指摘した[51]。またマークスは、事柄全体が「業界から資金提供を受けた研究の危険性を示す典型的な例」だと批判した[52]。

しかし、アルプラゾラムを服用した患者が最終的に症状を悪化させ、多くが一生、薬に依存せざるをえなくなった事実にもかかわらず、アップジョン社もクラーマンも、そしてＡＰＡもＮＩＭＨもザナックスのメリットを大衆に宣伝し続けた。プロザックをヒット商品に仕立てたのと同じからくりが、またもや働いていたのである。一九八八年にアップジョン社が後援したＡＰＡのシンポジウムで、「専門家パネル」は四週間後の治験結果を強調した。一九八七年のＡＰＡ会長ロバート・パスノーは、*Consequences of Anxiety*という豪華な光沢紙の小冊子を会員に送付したが、これはアップジョン社から報酬が出る「教育」活動だった。シャーヴァート・フレーザーもジェラルド・クラーマンも、アップジョン社がパニック障害の治療薬ザナックスの宣伝資料を医師に送る際に、推薦状を書いた。またアップジョン社は、「まだ充分に認知されず治療が充分に行われていない」パニック障害のために、精神科医、医療関係者、一般の人々を「教育する」ＤＡＲＴのようなキャンペーンを行うよう、ＡＰＡに一五〇万ドルを寄付した[53]。最後にＮＩＭＨ

も加勢した。NIMHはパニック障害を優先事項の一つに指定し、一九九一年にパニック障害に関する会議を後援した。この会議では、専門家パネルが二つの「最適な治療法」のうちの一つとして、「強力なベンゾジアゼピン」（ザナックスを指す）を指定した。(54)

一九九〇年一一月、FDAがザナックスをパニック障害の治療薬として認可すると、例によって、多くの新聞や雑誌が特集記事を組んだ。『セントルイス・ポスト・ディスパッチ』は「パニックか？　助けはすぐそこに」という見出しをつけた。同紙は、「この国の四〇〇万人の成人を苦しめるパニック障害の症状の七〇パーセントから九〇パーセントは治療によって治ると書いた。(55)共同通信は「脳の生化学的な機能不全が、パニック発作の原因の一つと考えられている。ザナックスは脳内の複数のシステムとの相互作用によって、発作を防ぐことができる薬である」と説明した。(56)『シカゴ・サンタイムズ』には、シカゴのラッシュ医科大学のジョン・ザジェッカ博士の、パニック障害の薬の中で「ザリックスは最も即効性があり、毒性も最も低い」というコメントが載った。(57)またしても、極めて効果的で安全性の高い薬の発売という筋書きである。一九九二年、ザナックスはアメリカで五番目に処方頻度の高い薬になった。(58)

◆さほど非定型的ではなく

ザナックスがパニック障害の治療薬として市場に出ようとしていた頃、ヤンセン社は統合失調症の新薬、リスペリドンの試験をしていた。この頃までには製薬会社の「ヒット商品」作りもかなり手馴れたものになり、どの会社も新薬開発ではプロザックのやり方を手本にした。ヤンセン社もイーライリリー社やアップジョン社に倣い、新薬に都合のよい結果が出るように治験をデザインした。ヤンセン社は、特にリスペリドンの複数回投与とハロペリドール（ハルドール）の高用量投与の比較を行ったが、それは、リスペリドンの何回目かの投与で、従来の「標準的」神経遮断薬よりも安全性が高いという結果が出るのが、ほぼ確実だったからである。FDAの審査官が指摘したように、このデザインでは二つの薬の意味ある比較は「不可能」だった。[59] FDAの薬物評価局長ロバート・テンプルは、ヤンセン社への認可文書の中で、それを明言している。

もしリスペリドンが安全性や有効性において、ハロペリドールや他の市販の抗精神病薬よりも優れているという印象を与えるデータの表示があった場合、ACT502(a)および502(n)項により、リスパダールの広告または宣伝表示は、虚偽がある、誤解を招く、あるいは公平なバランスを欠くと見なす。[60]

だがFDAは、ヤンセン社がリスペリドンをハロペリドールよりも優れた薬として宣伝するのを禁じることはできたとはいえ、ヤンセン社に雇われた学問的権威のある医師の発言まで封じる力はなかった。これこそが、一九八〇年代に精神科医と製薬業界が築いた「協力関係」の商業的メリットだった。たとえFDAから誤りだと指摘されたことでも、医師たちは医学専門誌や一般の人々に対して好きなように主張できたのである。リスペリドンのケースでは、彼らは精神医学の専門誌に二〇以上の論文を発表して、リスペリドンは統合失調症（精神病）の陽性症状の緩和に関してハロペリドールと同等または優っており、陰性症状（感情の欠如）の改善についてはハロペリドールに優ると述べた。またリスペリドンは入院日数の短縮、患者の社会的適応能力の改善、敵意の緩和に効果があったと報告した。「リスペリドンはハロペリドールに比べて、重要な点で強みがある」と *Journal of Clinical Psychiatry* に発表された論文は主張した。「リスペリドンは効果的な用量範囲で投薬するなら、統合失調症の五つの特徴全てにおいて、（ハロペリドールより）大きな改善が見られる」(61)。

またぞろ、新しくより優れた治療薬という筋書きが、科学の言葉によって語られた。ヤンセン社の研究員は新聞や雑誌のインタビューで、薬の素晴らしさを宣伝した。『ワシントン・ポスト』は、この新薬によって「ごく最近まで絶望視されていた病気に、一条の希望の光が差し込んだ」と書き、リスペリドンは「鎮静・目のかすみ・記憶障害・筋硬直など、概して一世代前の抗精神病薬と関連があるとされた副作用を起こさない」と説明した(62)。『ニューヨーク・タイムズ』は、ヤンセン社臨床研究部長リチャード・マイバッハの談話を引用し、二〇〇〇人以上の患者にリスペリドンを投与した臨床治験では「大きな副作用はまったく見られなかった」と伝えた*2。そしてこの薬は「セロトニン、ドーパミン、もしくはその両者の過剰な分泌を阻害することによって、統合失調症の症状を緩和する」と考えられると書いた(63)。

＊2　実際は、リスペリドンを投与された患者八四人が「深刻な有害事象」を経験した。ＦＤＡはそれを生命を脅かす事象または入院を必要とする事象と判断した。

こうして「非定型抗精神病薬」革命が始まった。リスパダールは脳内の複数の神経伝達物質のバランスを回復し精神を正常化する、顕著な副作用の一切ない薬であるかのように見えた。一九九六年にイーライリリー社がジプレキサ（一般名オランザピン）を発売すると、非定型抗精神病薬の奇跡という筋書きは、一般の人々の間に一層深く根を下ろした。

イーライリリー社の治験デザインもまた、ハロペリドールが不利になるような「偏りのあるデザインだった」とＦＤＡは結論している。プラセボ対照のない大規模な第三相試験は「有効性データとしてほとんど無益」だった。オランザピンの安全性はというと、この治験で同薬を投与した患者二〇人が死亡し、二二パーセントが「深刻な」有害事象を経験し（ハロペリドールを投与した患者よりも多い）、三分の二が最後まで治験を続けることができなかった。治験データを見ると、オランザピンは眠気・肥満・パーキンソン病様症状・アカシジア・筋緊張異常・低血圧・便秘・頻脈・糖尿病・けいれん・乳汁漏出・インポテンス・肝障害・白血球障害などを引き起こしている。さらに、オランザピンはいろいろな種類の神経伝達物質の受容体を阻害するので、「オランザピンが発売されたら、これまで知られていなかったあらゆる種類と重症度の事象が、オランザピンの服用に関連づけられて報告されても不思議はない」とＦＤＡのポール・レバーは警告した[64]。

それが治験データの語る筋書きだった。だがイーライリリー社が専門誌や新聞に語らせたいのは、ジプレキサがヤンセン社のリスパダールよりも優れているという筋書きであり、雇われ研究者たちもその線に沿うように発言した。有名医大の精神科医は、オランザピンはリスペリドンやハロペリドールよりも「総合的」に作用すると説明した。オランザピンの忍容性は良好で、総合的な改善——陽性症状の緩和、他の抗精神病薬よりも運動機能の副作用が少ない、陰性症状の改善、認知機能の向上——をもたらすと。[65]『ウォールストリート・ジャーナル』はこの見解に同調し、ジプレキサは現行の他の治療薬よりも「かなり優れている」と書き、ラッシュ医科大学のジョン・ザジェッカは「現場は、ジプレキサはリスパダールに比べて錐体外路系の副作用が少ないことに気づき始めている」とコメントした。[66]『ニューヨーク・タイムズ』では、スタンフォード大の精神科医アラン・シャッツバーグが、ジプレキサは「桁違いに大きな革新の可能性」があると評価した。[67]

残る問題は、ジプレキサが本当にリスパダールよりも優れているかどうかに絞られたかに見えたが、アストラゼネカ社が第三の非定型薬セロクエルを市場に送り出すと、メディアは、新しい非定型薬は全体的に従来の薬よりも飛躍的に改善されているという見方に落ち着いた。『パレード』は、新しい非定型薬は「論理的思考やまとまりのある発話の困難などの陰性症状を治療するのに、格段に安全で効果的である」と述べた。[68]『シカゴ・トリビューン』は、新薬は「従来の薬よりも安全で効果が高い。仕事にも行けるようになる」、[69]『ロサンゼルス・タイムズ』は「かつて統合失調症は改善の望みがなかった。ところが今や、新薬と献身的努力のおかげで、患者はこれまで考えられなかった社会復帰を果たしている」と書いた。[70] NAMIもそれに同調して、*Breakthroughs in Antipsychotic Medications* で、新薬は「ドーパミンやセロトニンをはじめ、あらゆる脳内化学物質のバランスをより効果的に回復する」と説明した。[71] その他、挙げればきりがない。NAMI事務局長ローリー・フリンは、ようやく「約束の地」に手が届くと報道陣に言った。「新薬はまさに画期的です。ついに患者を入院生活から解放することができ、統合失調症の長期的障害に終止符が打たれるのです[72]」。

『ランセット』からの質問

こうした筋書きが繰り返し語られることによって、アメリカでは精神科治療薬の使用が爆発的に広まった。まず精神科医はプロザックを奇跡の薬として宣伝し、次にザナックスをパニック障害に効く安全な治療薬だと持ち上げ、仕上げに非定型抗精神病薬を統合失調症の「画期的」新薬として人々に勧めた。かくして、臨床治験からは治療の進歩が何一つ証明できなかったにもかかわらず、精神科治療薬の市場はよみがえったのである。

だが少なくとも科学者の間では、第二世代の向精神薬の「奇跡の薬」のオーラは、とっくの昔に消え失せていた。先に触れたように、二〇〇八年には、SSRIは重度のうつ病患者にしか臨床的に意味のあるメリットはないという報告が出ている。ザナックスはバリウムよりも依存性が強いことも分かっており、期間の長短にかかわらずザナックスを服用した人の三分の二は離脱が困難になることを、様々な研究者が明らかにしている[73]。非定型薬は大いに売れたが、この薬を誇大に宣伝したことは、精神医学史の中で後味の悪いエピソードの一つとなっている。政府の援助で次々と行われた研究でも、非定型薬が第一世代抗精神病薬よりも少しでも優るところがあるという証拠は得られなかった。二〇〇五年のＮＩＭＨの「ＣＡＴＩＥ試験[訳注4]」では、非定型薬と先行薬との間に「有意差はなく」、かえって非定型薬の方が問題が多いことが明らかになった。さらに苦々しいことに、この研究では、新薬も従来の薬も本当に効果があるとは言えないという結果が出た。参加した一四三二人の患者のうち七四パーセントは、「効果が出ない、または副作用に耐えられない」ために試験を最後まで続けられなかったのである。[74]アメリカ退役軍人省も非定型薬と従来の薬の相対的メリットを調査したが、同様の結論にたどりついた。また二〇〇七年にはイギリスの精神科医が、新薬より従来の薬を服用する統合失調症患者の方が、どちらかというと「ＱＯＬ（生活の質）」が高いと報告した。[75]こうしたことから、二人の著名な精神科医が*Lancet*で、非定型薬が画期的新薬だというのは「虚構でしかなく」、「製薬業界が薬を売らんがために」でっちあげた話で、「今になって正体が露呈している」と批判の声をあげた。それにしても「なぜ私たちは二〇年近くも、非定型薬の方が優れていると（ある人が言ったように）『信じ込まされていた』のだろうか[76]」。

本書の読者なら証言できるだろうが、その答えは歴史の中にある。非定型薬の筋書きの種が蒔かれたのは一九八〇年代初め、ＡＰＡが「生物学的精神医学」を一般の人々にうまく売り込めそうな筋書きとして受け入れた時だった。これは精神医学界全体がぜひとも信じたかった筋書きでもあった。ナンシー・アンドリアセンも他の人々も、精神医学に革命が起こり、精神病の生物学的な謎はついに解明されつつあると言った。もっともその謎がどんなものか、正確に説明できる人など誰もいなかった。だがこの筋書きはますます勢いに乗り、人々が治療は進歩していると信じる土壌を作った。製薬会社は新薬を発売すると、国内の一流精神科医を雇って、その奇跡の薬がいかにして脳内化学物質の「バランス」を回復させるかを説明させた。医学の権威を味方に引き入れることによって、この筋書きの信用性は高まった。これが、ハーバード大学医学部の精神科医ジェロルド・ローゼンバウム、元NIMH所長ジェラルド・クラーマン、スタンフォード大学の精神科医アラン・シャッツバーグの書いた筋書きだったのである。

もちろん、社会はそれを信じたのだ。

反対者の口を塞ぐ

これまで見てきたように、アメリカの精神医学界は過去三〇年以上にわたって社会に偽りを語り続けてきた。薬が脳内化学物質のバランスを修正するという説を、事実に反するにもかかわらず広め、第二世代の向精神薬のメリットを大幅に誇張した。彼らは、科学の進歩という筋書きが破綻しないように(その筋書きに対する自らの信仰を守るためにも)、薬が引き起こし得る害について発言する者の口を塞ごうとした。

精神医学界の激しい内部統制は、一九七〇年代後半、ローレン・モッシャーがソテリア・プロジェクトを実施してNIMHから追われた時に遡る。モッシャーの次に抹消リストに挙がった著名な精神科医は、ピーター・ブレッギンだった。今でこそ「反精神医学」の著作で知られるブレッギンだが、かつてはNIMHの出世コースを走っていた。ブレッギンはハーバード大学医学部でレジデントを修了すると、NIMHに入って地域精神保健センターの設立に取り組んだ。その頃は「まだ小生意気な青二才」だったと、彼はインタビューで当時を振り返った。「行く行くはハーバード大学医学部精神科の史上最年少の教授になるつもりだった。そういうレールに乗っていたのです」[77]。ところが将来の精神医学を支配するのは生物学的精神医学で、自分の関心のある社会精神医学ではないと悟った彼は、NIMHを退職して個人開業した。まもなく、彼は脳に障害をもたらす「効果的な」電気ショック療法や精神科治療薬の危険について執筆するようになった。APAの指導者とは白熱した議論を繰り返した。アメリカの人気トーク番組『オプラ・ウィンフリー・ショー』に出演した際、彼は遅発性ジスキネジアの問題を取り上げ、この症状は神経遮断薬が脳にダメージを与える証拠だと言った。彼の発言に激怒したAPAは、NAMIに番組の発言記録を送った。NAMIはメリーランド州医療統制委員会に訴え出て、ブレッギンの発言の影響で統合失調症患者が薬を飲まなくなった（つまりブレッギンが患者に害を与えた）ことを理由に、彼の医師免許を剝奪するよう求めた。委員会は処分を見送ったが、NAMIの訴えを即座に却下したわけではなく、審理は行った。それが何を意味するかは、この世界に属する者にとって火を見るよりも明らかだった。

「面白いことに、ローレン（モッシャー）と私は、科学者として問題を表と裏から見ていたのです」とブレッギンは言う。「ローレンは、統合失調症の治療には薬物療法より優る方法があるということを、私は治療——薬物療法、電気ショック療法、精神外科——の問題点を。でもどの面からだろうと批判をすれば、彼らはキャリアを潰しにかかる。それを思い知らされましたね」。

アイルランドの精神科医デビッド・ヒーリーのキャリアの頓挫は、どこかモッシャーの失脚を思い起こさせる。一九九〇年代のヒーリーは精神医学史研究の第一人者と目されており、主に薬物療法時代に焦点を当てた著作があった。ヒーリーはイギリス精神薬理学会の事務局長を務めていたが、二〇〇〇年初めにトロント大学中毒・精神保健センターから気分・不安に関するプログラムの責任者に誘われた。その時まで彼はモッシャーと同様、精神医学界の主流派のど真ん中にいた。一方、彼は数年来、SSRIが自殺を誘発する可能性に関心を寄せており、「健康なボランティア」による研究を完了したところだった。二〇人のボランティアのうち二人にSSRI服用後、自殺傾向が現れ、薬が自殺念慮を引き起こす可能性があるのが明らかになった。トロント大学への就職が決まってまもなく、彼は研究結果をイギリス精神薬理学会で発表した。そこで彼は、あるアメリカ精神医学界の重鎮から、この研究から手を引くよう忠告された。「もしこういう結果を発表し続けるなら、キャリアを潰すことになると警告されました。私には薬の危険性を公表する権利はないと言うのです」とヒーリーは言った。[78]

二〇〇〇年一一月、トロント大学での新しい仕事が始まる数カ月前、ヒーリーは同大主催のセミナーで精神薬理学の歴史について講演した。この講演で、ヒーリーは一九五〇年代に神経遮断薬が導入されてから発生した問題を取り上げ、プロザックや他のSSRIが自殺のリスクを高めるというデータを簡単に紹介し、ついでに、現代の感情障害の転帰が一世紀前より悪いことにも触れた。もし「今日の薬が本当に有効なら」、そうなるはずはないと言ったのである。[79]

講演は、そのセミナーで最も優れた講演として参加者から評価されたが、ヒーリーがウェールズに帰り着く前に、トロント大学は彼の採用を取り消した。「貴殿の現代精神医学史の研究者としての業績を高く評価しておりますが、貴殿のアプローチは本学の学究的および臨床的リソースの構築という目標と相容れないと感じております」という電子メールが、センターの精神科医長デビッド・ゴールドブルームから届いていたのである[80]。これを見て、精神医学に携わる者が引き出せる教訓は一つしかない。「批判的発言をすれば、ろくなことにならない。治療の効果を疑うとか、医者に任せておけば安心とは限らないなどと言うのは、もってのほかです」とヒーリーはインタビューで語った[81]。

発言すると「ろくなことにならない」ことの生き証人は、枚挙に暇がない。カリフォルニア大学バークレー校の心理学者ナディン・ランバートは、リタリンを投与した子どもの長期的研究を行い、青年期になると、コカイン乱用や喫煙をする比率が高いことに気づいた。一九九八年の国立衛生研究所の学会でその研究結果を発表した後、国立薬物乱用研究所から、研究への援助を打ち切られてしまった。二〇〇〇年、ハーバード大学医学部精神科の臨床指導医ジョセフ・グレンマレンが、SSRIの使用にまつわる種々の問題を詳しく述べた*Prozac Backlash*を出版したとき、イーライリリー社は彼の信用を貶めるべく手を打った。イーライリリー社の指図で、あるPR会社が、グレンマレンは学界では「無名の存在」と冷笑する批判的なコメントを著名な精神科医たちから集め、そうした「書評」を様々な新聞に送った。ハーバード大学医学部の精神科医ジェロルド・ローゼンバウムなどは、グレンマレンが同僚であるにもかかわらず、「いい加減な本だ。操作的で悪意がある」と評した。当然、プレスリリースでは、ローゼンバウムがイーライリリー社の顧問であることは触れられていない[82]。次に血祭りに上げられたのは、イースト・バージニア医科大学の心理学者グレチェン・レフィーバーである。バージニア州の学校ではADHDと診断される子どもがあまりに多いという調査結果を発表した後、匿名の「内部告発者」が彼女の研究に不正行為があると告発した。連邦の研究助成金は打ち切られ、パソコンまで押収された彼女は、不正の疑いが晴れたのちもキャリアを回復できなかった。

ヒーリーは「今日の精神医学の思想統制のさまといったら、昔の東欧の社会統制にもひけをとりませんよ」と言った。

証拠の隠匿

精神科治療薬のメリットについての社会的妄想を生み出した、第三の要因を実証するのは簡単だ。もしこの二〇年間で、私たちが新聞を開いた時に次のような報告が記事になっていたら——ここまで見てきた転帰研究のごく一部である——今日、人々はどんな考えを抱くようになっていたことか、想像していただきたい。

一九九〇年　うつ病に関する大規模な全国調査では、一八カ月後の寛解率は、心理療法を受けた人が最高（三〇パーセント）で、抗うつ薬を服用した人が最低（一九パーセント）だった（NIMH）。

一九九二年　統合失調症の転帰は、継続的な薬物治療が標準的治療であるアメリカなどの富裕国よりも、抗精神病薬を定期的に服用する患者が一六パーセントに留まるインドやナイジェリアなどの貧困国の方がはるかによい（世界保健機関：WHO）。

一九九五年　うつ病患者五四七人を対象とした六年間の研究によると、積極的な治療を受けた人は治療しなかった人に比べ、就労不能となった人が約七倍、「基本的な社会的役割の中断」が三倍である（NIMH）。

一九九八年　抗精神病薬は、統合失調症の症状の悪化に関係するような脳の形態的変化を引き起こす（ペンシルベニア大学）。

一九九八年　うつ病のスクリーニングのメリットに関するWHOの研究では、うつ病と診断されて薬物治療を受けた人は治療を受けなかった人に比べ、一年間にわたって抑うつ症状と全般的健康の面で不調だった（WHO）。

一九九九年　長期間ベンゾジアゼピンを服用した人が薬を止めると、「以前よりも敏捷になり、リラックスし、不安が緩和する」（ペンシルベニア大学）。

二〇〇〇年　疫学的研究によると、今日の双極性障害の患者の長期的な転帰は、薬物療法時代以前よりも著しく悪い。現代の方が転帰が悪い原因は、抗うつ薬や抗精神病薬の有害な影響であると思われる（イーライリリー社、ハーバード大学医学部）。

二〇〇一年　うつ病による短期的障害のあるカナダ人一二八一人を対象とした調査では、抗うつ薬を服用した人の一九パーセントがやがて長期的障害に至ったのに対し、服用しなかった人の場合は九パーセントだった（カナダの研究者）。
二〇〇一年　薬物療法時代以前は、双極性障害の患者に長期的な認知能力の低下は見られなかったが、今日では統合失調症患者とほぼ同程度の認知障害に至っている（バルチモア、シェパード・プラット・ヘルスシステム）。
二〇〇四年　長期的にベンゾジアゼピンを服用した人には、「中等度から重度」の認知能力の低下が見られる（オーストラリアの科学者）。
二〇〇五年　エンジェルダスト（ヘロイン）、アンフェタミン、その他の精神病を誘発する薬は、どれも脳内の高親和性D_2受容体を増やす。抗精神病薬は脳内にこれと同じ変化を引き起こす（トロント大学）。
二〇〇五年　うつ病患者九五〇八人を対象とした五年間の研究では、抗うつ薬を服用した人が一年で平均一九週間、症状が出たのに対し、まったく薬を服用しなかった人は一週間だった（カルガリー大学）。
二〇〇七年　一五年間にわたる研究で、抗精神病薬を服用しなかった統合失調症の患者の四〇パーセントが回復したのに対し、服用した患者の場合は五パーセントだった（イリノイ大学）。
二〇〇七年　ベンゾジアゼピンを長期間服用した人は最終的に「著しく悪い～極度に悪い」状態になり、いつも抑うつと不安の症状に悩まされている（フランスの科学者）。
二〇〇七年　ＡＤＨＤと診断された子どもを対象とした大規模な研究によると、三年後では、「薬物の使用は、良好な転帰の指標ではなく悪化の指標であった」。また薬物治療を受けた子どもは非行的な行動の傾向が強く、身長がやや低かった（NIMH）。

二〇〇八年　双極性障害患者の全国的調査によると、不良な転帰の主な予測因子は、抗うつ薬の服用だった。抗うつ薬を服用した人は（そうでない人に比べて）急速交代型双極性障害になる可能性が約四倍であり、このことは長期的な転帰の悪化と関係している（NIMH）。

過去の新聞をチェックすると、精神医学界の主流派は、首尾よく、こうした情報を一般人の目から徹底的に遠ざけたことが分かる。私は『ニューヨーク・タイムズ』アーカイブスと、アメリカのほとんどの新聞を収録しているレクシスネクシス・データベースで、これらの研究に関する記述を探したが、研究結果を正確に報告している記事は一つも見つからなかった。[*3] もちろん、新聞はこうした研究結果を掲載するのにやぶさかではなかっただろう。ところが一

＊3　拙著 *Mad in America* のいくつかの新聞書評が、薬を継続的に服用しない貧困国の方が統合失調症の転帰が良いというWHOの研究に言及したので、以来、その事実はいくらかよく知られるようになった。また筆者は二〇〇九年二月のホーリークロス・カレッジでの講演で、マーティン・ハローの一五年間の統合失調症の転帰研究に触れたが、それを契機に二〇〇九年二月八日の『ウースター・テレグラム・アンド・ガゼット』（マサチューセッツ州）にハローの研究に関する記事が掲載された。彼の研究がアメリカの新聞で報道されたのは、それが初めてだった。

般に医療関係のニュースは次のようにして作られるのだ。まず科学専門誌や国立衛生研究所、大学の医学部、製薬会社などが、ある研究の結果を有意義だと評価すると、プレスリリースを発表する。すると記者は、その中から報道する価値がありそうな素材を取捨選択する。もしプレスリリースで発表されなければ、あるいは別の手段によって研究結果が公けにならなければ、記事になりようがないのだ。マーティン・ハローの転帰研究に対するＮＩＭＨの扱いは、こうした「報道管制」を実証している。ハローが *Journal of Nervous and Mental Disease* に研究結果を掲載した二〇〇七年、ＮＩＭＨはさして重要ではない研究について八九回もプレスリリースを発表したが、ハローの研究は無視された。彼の研究は、それまでのアメリカの統合失調症患者の長期的な転帰研究の中では、間違いなく一級の価値があったにもかかわらずである。[83] もし彼の研究結果が逆の内容だったら、ＮＩＭＨは大々的に発表し、全国の新聞は彼の発見をほめそやしただろう。

前述の研究の大半は一度も新聞の記事に載らなかったが、それでも精神科医がそれに言及せざるを得ない機会がいくつかあった。だが毎度、彼らは都合のよい部分だけを報告した。例えば、ＮＩＭＨはＡＤＨＤ治療のＭＴＡ研究で三年間の結果を公表したとき、三年目では刺激薬の服用が「悪化の指標」であることを一般向けには伝えなかった。それどころかプレスリリースの見出しは、「大半の子どもはＡＤＨＤ治療後の改善が持続」というものだった。この見出しによれば、薬は有益だったのである。確かにプレスリリースの本文で、「三年目までに投薬の継続と良好な転帰との関連性はなくなっていた」と述べているものの、リタリンの投与を続けるべき理由はそれでも充分にあるという、筆頭筆者ピーター・ジェンセンのお決まりの文言が載っている。「薬物治療は、最適な強度で継続し、臨床過程の中で開始や追加のタイミングが遅れなければ、一部の子どもに長期的改善をもたらすことを、研究結果は示唆している」[84]。

このように情報を都合よく切り取る例は他にもある。一九九八年に『ニューヨーク・タイムズ』は、WHOによる富裕国と貧困国の統合失調症患者の転帰研究に簡単に触れ、この研究について精神科医にインタビューした後で「統合失調症は、一般に、工業先進国よりも発展途上国の方が治療によく反応している」と結んでいる[85]。治療によく反応している——と言われれば、読者は、インドやナイジェリアの統合失調症の患者は、アメリカや他の富裕国の患者よりも抗精神病薬によく反応するとしか解釈できない。貧困国の統合失調症患者の八四パーセントは薬を使わない「治療」を受けていることを知るよしもないのだから。

二〇〇九年七月、私はNIMHとNAMIのウェブサイトに前述の研究についての何らかの言及があるかどうか調べたが、一つも見つからなかった。例えば、NIMHのウェブサイトは、現代の双極性障害の転帰が著しく悪化していることに触れていない。二〇〇〇年にこの悪化を立証する論文を共同執筆したカルロス・ザラテは、二〇〇九年にNIMHの気分・不安障害研究部門の部長になっていたにもかかわらずである。同様にNAMIのウェブサイトは、ハローの研究が、統合失調症の子どもを抱える親に希望を与えるような材料を提供しているにもかかわらず、まったく言及していない。彼の研究では、薬を服用しなくても四〇パーセントの人は長期的に回復しているという結果が出ているのだ。だがそれは、NAMIが数十年来、広め続けてきたメッセージに真っ向から対立するものだった。NAMIのウェブサイトはこれまでのメッセージに固執し、抗精神病薬は「脳細胞間の伝達を行う化学物質のアンバランスを修正する」と宣伝し続けているのである。[86]

最後に言うと、本書で紹介した転帰研究の歴史は、ＡＰＡの二〇〇八年版 *Textbook of Psychiatry* からまるごと姿を消してしまった。つまり精神科医を目指す医学生は、この歴史をまったく知らされないのである。[87] 同書は「過敏性精神病」を取り上げていないし、抗うつ薬が長期的にはうつ病を引き起こす可能性があることにも触れていない。双極性障害の転帰は、四〇年前よりも現在の方がはるかに悪いことにも言及していないし、障害率の増加についての議論もない。向精神薬の長期服用者に見られる認知障害も話題にしない。教科書の執筆者たちは、先に挙げた一六の研究の多くを熟知しているはずである。だがたとえ言及したとしても、薬の服用に関連する事実には触れない。この教科書によれば、ハローの長期的研究が明らかにしたのは、統合失調症患者の中には「抗精神病薬による継続的な治療の恩恵がなくても機能できる」人もいることだというのである。薬物治療を受けたグループと受けなかったグループの圧倒的な回復率の差には言及しないで、抗精神病薬治療による継続的な治療の恩恵の話に作り変えてしまったのだ。同じように、インドやナイジェリアのような貧困国の統合失調症患者の方が転帰が良いというＷＨＯの研究に軽く触れてはいるが、これらの国々の患者は通常、抗精神病薬を継続的に服用しないという説明がない。ベンゾジアゼピンに関する項では、依存性の懸念を認めつつも、ベンゾジアゼピンを飲み続けた患者の長期的な転帰は一般に良好で、ほとんどの患者の「治療効果は持続する」と述べている。

精神医学があえて語ろうとしない筋書きがある。それは精神科治療薬のメリットについてのこの社会の妄想に、ある後ろ暗い面があることを示す筋書きである。薬物治療が健全なものだと人々に売り込むために、精神医学界は新薬の価値をはなはだしく誇張し、批判者を黙らせ、長期的な転帰が良くないという事実を隠蔽した。意図的かつ意識的なやり口である。精神医学界がそうした手段を弄さざるをえなかったこと自体が、個々の研究よりもはるかに説得力をもって、この治療パラダイムのメリットの正体を雄弁に語っている。

【訳注】

（1）折衷医学（eclectic medicine）とは、一九世紀後半から二〇世紀初頭にかけてアメリカで普及していた植物治療を主体とした医療。

（2）良心の呵責や罪悪感の欠如、共感の欠如、無感情などの特性を有し、反社会的行動との関連が強いパーソナリティ特性。

（3）邦訳：渋谷直樹監修・堀たほ子訳『驚異の脳内薬品――うつに勝つ「超」特効薬』同朋舎、一九九七年。

（4）製薬資本が関与しない大規模な抗精神病薬比較試験。

【注】

（1）D. Healy, *Mania*（Baltimore: Johns Hopkins University Press, 2008）, 132.

（2）G. Carson, *The Roguish World of Doctor Brinkley*（New York: Rinehart & Co., 1960）.

（3）P. Breggin, *Brain-Disabling Treatments in Psychiatry*（New York: Springer Publishing Co., 2008）, 390.

（4）"Fluoxetine project team meeting," July 31, 1978, healyprozac.com に掲載。

（5） “Fluoxetine project team meeting,” July 23, 1979, healyprozac.com に掲載。

（6） J. Cornwell, *The Power to Harm* (New York: Viking, 1996), 147–48.

（7） D. Healy, *Let Them Eat Prozac* (New York: New York University Press, 2004), 39.

（8） Ibid, 128.

（9） Ibid, 249.

（10） ＢＧＡ の Eli Lilly 宛書簡、一九八四年五月二五日。「Forsyth v. Eli Lilly 訴訟」裁判書類、証拠書類42番. baumhedlundlaw.com/media/timeline を参照。

（11） 「Forsyth v. Eli Lilly 訴訟」裁判書類、証拠書類58番。

（12） Cornwell, *The Power to Harm*, 198.

（13） Healy, *Let Them Eat Prozac*, 35.

（14） P. Breggin, *Talking Back to Prozac* (New York: St. Martin's Press, 1994), 41.

（15） Ibid, 46.

（16） Ibid, 90. P. Breggin, *Brain-Disabling Treatments in Psychiatry*, 79, 86, 91 も参照。

（17） D. Graham, “Sponsor's ADR submission on fluoxetine dated July 17, 1990,” FDA document, September 1990.

（18） T. Moore, “Hard to Swallow,” *Washingtonian*, December 1997.

（19） D. Kessler, “Introducing MEDWatch,” *Journal of the American Medical Association* 269 (1993) : 2765–68.

（20） J. Bremner, “Fluoxetine in depressed patients,” *Journal of Clinical Psychiatry* 45 (1984) : 414–19.

（21） J. Feigner, “A comparative trial of fluoxetine and amitriptyline in patients with major depressive disorder,” *Journal of Clinical Psychiatry* 46 (1985) : 369–72.

（22） J. Cohn, “A comparison of fluoxetine, imipramine, and placebo in patients with major depressive disorder," *Journal of Clinical Psychiatry* 46 (1985) : 26–31.

(23) J. Wernicke, "The side effect profile and safety of fluoxetine," *Journal of Clinical Psychiatry* 46 (1985) : 59–67.

(24) P. Stark, "A review of multicenter controlled studies of fluoxetine vs. imipramine and placebo in outpatients with major depressive disorder" *Journal of Clinical Psychiatry* 46 (1985) : 53–58.

(25) S. Levine, "A comparative trial of a new antidepressant, fluoxetine," *British Journal of Psychiatry* 150 (1987) : 653–55.

(26) R. Pary, "Fluoxetine: prescribing guidelines for the newest antidepressant," *Southern Medical Journal* 82 (1989) : 1005–9.

(27) D. Regier, "The NIMH depression awareness, recognition and treatment program," *American Journal of Psychiatry* 145 (1988) : 1351–57.

(28) Healy, *Let Them Eat Prozac*, 9.

(29) F. Schumer, " Bye-Bye, Blues," *New York*, December 18, 1989.

(30) G. Cowley, "Prozac: A Breakthrough Drug for Depression," *Newsweek*, March 26, 1990.

(31) N. Angier, "New antidepressant is acclaimed but not perfect," *New York Times*, March 29, 1990.

(32) B. Duncan, "Exposing the mythmakers," *Psychotherapy Networker*, March/April 2000.

(33) M. Waldholz, "Prozac said to spur idea of suicide," *Wall Street Journal*, July 18, 1990.

(34) Ibid. S. Shellenbarger, "Eli Lilly stock plunges $4.375 on news of another lawsuit over Prozac drug," *Wall Street Journal*, July 27, 1990. も参照。

(35) Leigh Thompson から Allan Weinstein への覚書（一九九〇年一一月七日）。healyprozac.com 参照。

(36) Mitch Daniels から Leigh Thompson への覚書、"Upcoming TV appearance," April 15, 1991. healyprozac.

com 参照。

（37）Ibid.

（38）T. Burton, "Medical flap: Anti-depression drug of Eli Lilly loses sales after attack by sect," *Wall Street Journal*, April 19, 1991.

（39）L. Garnett, "Prozac revisited," *Boston Globe*, May 7, 2000.

（40）R. Behar, "The Thriving Cult of Greed and Power," *Time*, May 6, 1991.

（41）T. Burton, "Panel finds no credible evidence to tie Prozac to suicides and violent behavior," *Wall Street Journal*, September 23, 1991.

（42）S. Begley, "Beyond Prozac," *Newsweek*, February 7, 1994.

（43）P. Breggin, *Toxic Psychiatry*（New York: St. Martin's Press, 1991）, 348-50. ブレッギンは同書で、ザナックス治験に関わる科学的誤り、学問的権威のある精神科医の取り込み、ＡＰＡの薬のマーケティングへの関与について詳述している。

（44）"High Anxiety," *Consumer Reports*, January 1993.

（45）C. Ballenger, "Alprazolam in panic disorder and agoraphobia," *Archives of General Psychiatry* 45（1988）: 413-22.

（46）R. Noyes, "Alprazolam in panic disorder and agoraphobia," *Archives of General Psychiatry* 45（1988）:423-28.

（47）J. Pecknold, "Alprazolam in panic disorder and agoraphobia," *Archives of General Psychiatry* 45（1988）: 429-36.

（48）Ballenger, "Alprazolam in panic disorder."

（49）Noyes, "Alprazolam in panic disorder."

(50) Pecknold, "Alprazolam in panic disorder."
(51) I. Marks, "The 'efficacy' of alprazolam in panic disorder and agoraphobia," *Archives of General Psychiatry* 46 (1989): 668–72.
(52) I. Marks, "Reply to comment on the London/Toronto study," *British Journal of Psychiatry* 162 (1993): 790–94.
(53) Breggin, *Toxic Psychiatry*, 344–53.
(54) F. Pollner, "Don't overlook panic disorder," *Medical World News*, October 1, 1991.
(55) J. Randal, "In a panic?" *St. Louis Post- Dispatch*, October 7, 1990.
(56) H. Brown, "Panic attacks keeps thousands from malls, off roads," Associated Press, November 19, 1990.
(57) R. Davis, "When panic is disabling," *Chicago Sun- Times*, June 29, 1992.
(58) "High Anxiety," *Consumer Reports*.
(59) リスペリドンのデータに対するＦＤＡの批評には、次のような書面による論評がある。Andrew Mosholder 一九九三年五月一一日および一九九三年一一月七日、David Hoberman 一九九三年四月二〇日、Thomas Laughren 一九九三年一二月二〇日。
(60) Approval letter from Robert Temple から Janssen Research Foundation への認可状、一九九三年一二月二九日。
(61) S. Marder, "The effects of risperidone on the five dimensions of schizophrenia derived by factor analysis," *Journal of Clinical Psychiatry* 58 (1997): 538–46.
(62) "New hope for schizophrenia," *Washington Post*, February 16, 1993.
(63) "Seeking safer treatments for schizophrenia," *New York Times*, January 15, 1992.
(64) オランザピンのデータに対するＦＤＡの批評には、次のような書面による論評がある。Thomas Laughren 一九九六年九月二七日; Paul Andreasen 一九九六年七月二九日および九月二六日; Paul Leber 一九九六年八月一八日および八月三〇日。
(65) C. Beasley, "Efficacy of olanzapine," *Journal of Clinical Psychiatry* 58, suppl. 10 (1997) : 7-12.
(66) "Psychosis drug from Eli Lilly racks up gains," *Wall Street Journal*, April 14, 1998.
(67) "A new drug for schizophrenia wins approval from the FDA," *New York Times*, October 2, 1996.
(68) "Schizophrenia, close-up of the troubled brain," *Parade*, November 21, 1999.
(69) "Mental illness aid," *Chicago Tribune*, June 4, 1999.
(70) "Lives recovered," *Los Angeles Times*, January 30, 1996.
(71) P. Weiden, *Breakthroughs in Antipsychotic Medications* (New York: W.W. Norton, 1999), 26 (邦訳：藤井康男・大野裕訳『新薬で変わる統合失調症治療――本人・家族・専門家のためのガイドブック』ライフサイエンス社、二〇〇一年)。
(72) "Psychosis drug from Eli Lilly," *Wall Street Journal*.
(73) "High Anxiety," *Consumer Reports*.
(74) J. Lieberman, "Effectiveness of antipsychotic drugs in patients with schizophrenia," *New England Journal of Medicine* (2005) : 1209-33.
(75) L. Davies, "Cost-effectiveness of first-v. second-generation antipsychotic drugs," *British Journal of Psychiatry* 191 (2007) : 14-22.
(76) P. Tyrer, "The spurious advance of antipsychotic drug therapy," *Lancet* 373 (2009) : 4-5.
(77) Peter Breggin へのインタビュー、二〇〇八年一〇月一〇日。
(78) CBS News での Healy のインタビューおよび *Current Affairs*, June 12, 2001.
(79) D. Healy, "Psychopharmacology and the government of the self". 二〇〇〇年一一月三〇日のトロント大学での講演。

(80) David Goldbloom から David Healy への電子メール、二〇〇〇年一二月七日。
(81) 電子メールによる Healy へのインタビュー、二〇〇九年七月四日。
(82) Larry Carpman から Steve Kurkjian への覚書、二〇〇〇年四月一一日。
(83) "Science News from 2007," ＮＩＭＨのウェブサイト、二〇〇九年七月二日にアクセス。
(84) NIMH press release, July 20, 2007.
(85) J. Sharkey, "Delusions; paranoia is universal," *New York Times*, August 2, 1998.
(86) ＮＡＭＩのウェブサイトを検索、二〇〇九年七月七日。
(87) R. Hales, *The American Psychiatric Publishing Textbook of Psychiatry* (Arlington, VA: American Psychiatric Publishing, 2008).

第15章

利益の勘定

Tallying Up the Profits

「昼休みの間に何人かの医者と少し話をするだけで七五〇ドルになるというお手軽な稼ぎ方のせいで、私は軽薄な人間になってしまった」

――精神科医ダニエル・カーラット（二〇〇七年）[1]

バーモント州モントピリアにあるジェナのグループホームから街のメインストリートまではほんの二ブロックほどだが、インタビュー当日の晩春の朝、私たちはその距離を歩くのに二〇分かかった。ジェナが二、三歩進むたびに、立ち止まってバランスを取り直さなければならないからである。介助者のクリスは、彼女が転倒しないように常に後ろに手を添えていた。[*1] ジェナが初めて抗うつ薬を飲んだのは一二年前の一五歳の時だった。現在は薬物誘発性パーキンソン病様症状のための薬を含めて、八種類の薬のカクテルを毎日服用している。戸外のカフェで、ジェナは自分の体験を話してくれたが、運動調節の障害があるため、時々、言葉が聞き取りにくいことがあった。震えもかなりひどく、ペストリーをコーヒーに浸そうとするとこぼしてしまうし、ペストリーを口元に運ぶのも大変そうだった。

「も・も・も・もうボロボロなのよ」とジェナは言った。

インタビュー前には、ジェナは遅発性ジスキネジア（抗精神病薬の副作用で障害が残ることがある）なのだろうと思っていたが、彼女の運動障害が抗精神病薬に誘発された機能不全なのか、それとももっと特異的な薬物関連の反応なのか、はっきりとは分からない。インタビューを通して、ジェナは私に新たな宿題を与えてくれた。彼女の言うには、精神科医も他の精神保健の専門家も、彼女の身体的・情緒的問題の原因が薬にあるとは一切認めようとしないで、全て病気のせいにしたという。彼女に言わせれば、それは彼らの思考回路が経済的利害に支配されているからなのだ。彼女の受けた治療を理解するには、彼女が製薬会社にとって自社製品の貴重な「消費者」であることを理解する必要がある。「原因は薬かもしれないのに、誰も対応してくれません」とクリスは言う。

ジェナが初めて精神科治療薬を飲んだのは二年生の時だったが、その時の出来事からも、彼女が向精神薬に良い反応をしそうにないことが窺える。母親への電話インタビューで聞いたところによると、それまでジェナは健康な子どもで、地域の水泳チームのエースだった。ところがある

＊1　ジェナはフルネームを出してよいと言ったが、法的後見人である彼女の母と義父の希望により、ファーストネームだけにした。

日、ひきつけを起こして抗けいれん薬を投与された。すると運動機能に重大な問題が起きた。だが、やがてひきつけが収まり、抗けいれん薬をやめると運動機能の問題もなくなった。ジェナは乗馬を始め、障害馬術の大会で優秀な成績を収めた。「まったく普通に戻ったんです」と母親は言った。

ジェナが九年生になったとき、テネシー州の公立校に不信感を持っていた母親と継父は、彼女をマサチューセッツにある全寮制のエリート校に入れることにした。その時からジェナの行動面と情緒面の問題が始まった。ジェナは最初の学校を退学になり、問題のある子どものための学校に入り直した。ジェナは「ゴスロリ・ファッションに身を固めて」、性的な問題行動を取るようになった。ある夜、仲間にけしかけられてドラッグストアからコンドームを一箱万引きして警察に捕まった彼女は「パニックになった」。そして三つめの全寮制学校に転校し、病院では医師からパキシルを処方された。

「薬を飲んだ途端、ガタガタ震え出したんです」と母親は言う。「『大変、薬のせいだわ』と言ったら、医者が『いや、薬のせいではないですよ』と答えるので、『いいえ、薬のせいです』と言い返しました。いくつも病院をまわり何度も検査しましたが、原因は何も見つからないし薬が出るだけでした。それでますますひどくなった。医者はこっちの話なんて、全然、耳を傾けてくれないんです」。

ジェナはパキシルを飲むうちに震えだけではなく自殺念慮の傾向が出てきて、生活はまさに悪夢と化した。たびたび自分をナイフで傷つけ、ある時には電動のこぎりで左手の中指を切り落とそうとした。やがて薬はパキシルから、クロノピン、デパコート、ジプレキサ、その他のカクテルに変わった。四年近く入院した精神病院では約一五種類のカクテルを服用し、薬で頭がぼうっとして自分の居場所さえ理解できなかった。「今日が何月何日なのかも分からなかった」とジェナは当時を振り返る。「入院している間に、話し方とか歩き方とかバランスがだんだんおかしくなって、震えもひどくなって。それでもただ薬を増やすだけ。め・め・め・め・めちゃくちゃですよ」。

現在、ジェナの精神科的問題は依然として厳しい状態にある。インタビューした日、彼女の手首には包帯が巻かれていた。最近、自傷行為をしたのだ。この点でも薬は助けになっていなかった。「でも何一つ変わらない。薬をやめたいって何百回も言ってきたのに」。

屋外カフェを出る前に、クリスはジェナの毎日のカクテルの中身を教えてくれた。抗うつ薬二種、抗精神病薬、ベンゾジアゼピン、パーキンソン病様症状の薬、そのほか精神科治療薬に関連すると思われる身体的症状のための薬が三種。後で計算してみると、ジェネリック薬品を使ったとしても、毎月、薬代に八〇〇ドル、年間では約一万ドルを費やすことになる。すでに一二年間、薬物治療を続けてきたので、処方箋の総額は既に一〇万ドルを超えたかもしれない。また今後も続く可能性が高いので、やがては二〇万ドルを優に超えるだろう。

「私をだしにして儲けている」とジェナは言う。「だけど薬のせいで私の人生は台無しになった。め・め・め・め・めちゃくちゃにされたんです」。

ビジネスの勝利

ジェナのようなとらえ方は珍しいものではない。以前に取材したSSIやSSDIの受給者の多くは、製薬会社が仕掛けた網に捕まったと感じていた。「私たちが消費者と呼ばれるのも、もっともなことですよ」というコメントを何度か聞いた。彼らの言う通り、製薬会社が求めるのは、当然ながら自社製品の市場の確立である。まずビジネスありきで医療はその次だ。そういうメガネで薬物療法「革命」を見直すと、精神科医と製薬会社がこれまで見てきたような筋書きを語り、長期的な転帰を詳しく調べた研究を一般人の目から遠ざけようとした理由もよくわかる。そうした情報は、多くの関係者に利益を生む事業に差し障るのだ。

先に述べたように、一九七〇年代末期の精神医学界は生き残りの不安を抱えていた。一般の人々からは精神科の治療は「効果が薄い」と見なされ、精神科治療薬の売上げは落ちていた。そこで精神医学は「ブランド再興」に乗り出したのである。DSM-Ⅲを発表し、精神障害は糖尿病やガンのような「実体的な」病気で、精神科治療薬は「糖尿病にとってのインシュリン」のように精神病を化学的に治療する薬だと、一般の人々を教育し始めた。この筋書きには誤りがあったにしろ、あらゆる薬を売る時の強力な概念的枠組となった。化学物質のアンバランスというメタファーは誰にでも理解しやすく、いったんこの概念が受け入れられると、製薬会社とその盟友たちは、比較的たやすく種々の薬の市場を広げていった。彼らは一般の人々に、すでに認可薬のある障害をもっと「意識」させようとして「教育」キャンペーンを展開し、同時に精神障害の診断の境界線を拡大していった。

プロザックが発売されると、NIMHはDARTキャンペーンで、うつ病は「過小診断され充分に治療されていない」と訴えた。またアップジョン社はAPAと協力して「パニック障害」は一般によくある病気だと宣伝した。一九九〇年には、NIMHは「脳の一〇年」と銘打ったキャンペーンを開始し、アメリカ人の二〇パーセントに精神障害がある（だから薬が必要）と訴えた。やがて精神医学団体は「スクリーニング・プログラム」を推進し始めた。これはビジネス用語で表現するなら「顧客開拓戦略」と呼ぶのが最も似つかわしい。NAMIはといえば、この「教育」キャンペーンの商業的目的をよく承知していて、二〇〇〇年の政府宛ての文書で、「事業者、医療保険会社、製薬会社は市場の成長と市場のシェア拡大を目指している。……NAMIは重大な脳障害などの問題について人々を啓発することにより、企業の市場拡大に協力する」と述べている。(2)

APAは診断カテゴリーを定義する役割を担うが、一九九四年に発表したDSM-Ⅳは、八八六ページにわたる大冊で、DSM-Ⅲよりも三二も多い二九七の障害を挙げた。新たな病気が定義されたり診断が拡大されたりすると、薬を求める人も増える。そのようにして市場が形成された最たる例が、一九九八年にグラクソスミスクライン社がFDAから「社交不安障害」の治療薬として認可されたパキシルだ。それまで、社交不安障害は一種の性格特徴（内気）と認識されていた。だがグラクソスミスクライン社はPR会社コーン・アンド・ウォルフ社を使って、この新しく認知された「病気」に人々の注意を喚起し、やがて新聞やテレビは、アメリカ人の一三パーセントに社交不安障害があり、今やそれは「うつ病とアルコール依存症に次ぐ、アメリカで三番目に多い精神障害である」と報道するようになった。そして社交不安障害は、いわば生物学的な「人間に対するアレルギー」だという理解が広まった。[3]

双極性障害ブームの背景にも、診断の変化があった。双極性障害が初めて一つの障害として特定されたのは、DSM-Ⅲ（一九八〇）である（この時、以前の躁うつ群はいくつかのグループに分割された）。その後、診断の境界線は徐々に広がり、現在の精神医学界では双極Ⅰ型障害、双極Ⅱ型障害、そして「双極性障害と正常の中間の双極性」があるとされている。かつては稀だったこの病気は、現在では成人人口の一～二パーセントが罹患し、「中間」双極性も入れると六パーセントにのぼると言われている。このように診断が拡大すると、製薬会社とその盟友たちは例によって「教育」キャンペーンを開始した。アボット研究所とNAMIは協力して「双極性障害の日」を宣伝し、二〇〇二年にはイーライリリー社が「うつ病および双極性障害支援連合」と共同でウェブサイトbipolarawareness.com.を立ち上げた。現在では多くのウェブサイトに、自分が双極性障害かどうかを知りたい人のための手軽なQ＆A式テストが掲載されている。

製薬会社は、当然ながら自社製品をあらゆる年代層に売り込もうとし、小児向けの向精神薬の市場も着々と形成していった。まず一九八〇年代に「多動」の子どもへの刺激薬の処方が始まり、一九九〇年代初期には、ティーンエージャーにもSSRIが処方されるようになった——それまでは、思春期前の子どもに「奇跡の新薬」は処方されていなかった。そして一九九七年、SSR

Iのメーカーが「賛否両論のある新市場のターゲット——子ども」に狙いを定めたと伝える記事が、『ウォールストリート・ジャーナル』に載った。製薬会社は「ごく小さな子どもにも口当たりのよい、飲みやすい薬を開発中」で、イーライリリー社などは、幼児用に「ミント味の液体タイプ」のプロザックを準備していた。[4]『ニューヨーク・タイムズ』はこうした動きを特集し、その動機がどこにあるかを端的に説明した。「(SSRIの)成人向け市場は飽和状態になった……企業は今、市場の拡大を求めている」[5]。精神医学界はすかさず、この市場戦略に医学的な口実を提供した。「アメリカ児童青年精神医学会」は、アメリカの子どもの五パーセントに臨床的なうつがあると発表した。「こうした幼い患者の多くは、現在、充分な治療を受けておらず、専門家によると、長期的な情緒・行動の問題、薬物乱用、自殺などに至ることが少なくない」と『ウォールストリート・ジャーナル』は報じた。[6]

「小児双極性障害」の市場の誕生は、もう少し事情が複雑だ。一九九〇年代以前は、思春期前の子どもは双極性障害を発症しない、または極めて稀だと考えられていた。ところが刺激薬や抗うつ薬を処方された子どもやティーンエージャーにしばしば躁のエピソードが現れたため、小児科医や精神科医は「躁うつ」症状のある子どもを診る機会が増えた。ちょうどその頃、非定型抗精神病薬を市場に送り出したヤンセン社とイーライリリー社は、この薬を子ども用に売り出す方法を探っていた。そして一九九〇年代半ばに、ボストンのマサチューセッツ総合病院のジョセフ・ビーダーマンが、それを可能にする診断の枠組を提供したのである。二〇〇九年に彼はある訴訟の証言で、この事情を説明している。

精神医学的診断は全て「その対象が子どもであれ大人であれ、主観的なもの」であるとビーダーマンは証言で述べた。彼と同僚たちが、これまで著しい行動障害と見なされてきた子どもを、小児双極性障害と診断すべきと考えたことも、そうである。「目の前にある症状の再概念化ということである」とビーダーマンは証言した。「こういう子どもたちは、過去には素行障害や反抗挑戦性障害と診断されていたが、それは小児双極性障害の子どもが別の名称で呼ばれていたということであって、存在しなかったわけではない」[7]。ビーダーマンと同僚たちは「強度の興奮性」や「感情の嵐」を、小児双極性障害の決定的な兆候であると判断した。そして一九九六年、彼らはこの新たな基準によって、これまでＡＤＨＤと診断された子どもの多くが、実際は「双極性障害」であるか、ＡＤＨＤと双極性障害を併発していると発表した[8]。この病気は「従来、考えられていたよりもずっと一般的な症状」で、ほんの四、五歳から現れることもよくあると、ビーダーマンは述べた*2[9]。その後まもなく、アメリカの親たちはこの新しく認知された病気についての記事を新聞で目にするようになり、二〇〇〇年にランダムハウス社から出版された*The Bipolar Child*を買い求めるようになった。同時に、児童精神科医はこの症状を非定型抗精神病薬で治療するようになったのである。

これがアメリカ人を次々と精神科治療薬におびき寄せたマーケティングのからくりだった。新薬が市場に導入されると、病気に対する「意識」を高めるキャンペーンが行われ、診断カテゴリーが拡大する。ビジネスでは、いったん店に足を踏み入れた顧客は逃がさず、複数の商品を買わせるのが鉄則だ。精神科治療薬の「罠」もそこにあった。

もちろん「故障した脳」という筋書きも顧客の維持に貢献した。もし精神病の原因が「化学的アンバランス」なら、「糖尿病にとってのインシュリン」のようにバランスを修正する薬を生涯飲み続ける必要があるのは納得できるからだ。だがもっと由々しい問題は、薬が脳の化学的アンバランスを作り出し、新規顧客を長期ユーザーに変え、しばしば複数の薬の購入者へと作り変えたことだった。脳が最初の薬に適応してしまうと、そこから離脱するのは難しくなる。いわば、店の出口のドアが狭すぎて出られないのだ。それればかりか、薬によって正常な機能が撹乱され、身体的問題や精神的問題が生じ、やがては多剤投与に移行していく。多動の子どもは刺激薬を飲むと昼間は覚醒するが、夜は眠りにつくための睡眠剤が必要になる。非定型薬を服用した人は抑うつや無気力になるので、それを治療するために抗うつ薬が処方される。逆に、抗うつ薬は躁の発作を誘発することがあるので、躁を抑えるために非定型抗精神病薬が処方される。最初の薬が他の薬を必要とする状態を誘発し、それがドミノ倒しのように続くのである。

イーライリリー社はジプレキサを発売した際、この現象をフルに活用した。彼ら自身がよく承知しているように、プロザックや他のSSRIは躁のエピソードを誘発することがある。会社は営業担当者に、ジプレキサは「優れた気分安定薬で、とくにSSRIによって症状が悪化した患者に有効」と説明するよう指示した。(10) 要するに、最初の薬が引き起こした精神的問題を治療する

---

*2 二〇〇九年二月二六日のビーダーマンの法廷での宣誓証言で、ハーバード大学医学部での身分を尋ねられた彼は「正教授です」と答えた。「その上は?」と弁護士が訊くと、ビーダーマンは「神です」と答えた。

ために第二の薬の処方を勧めたのだ。このカスケード効果は社会レベルでも現れ、ＳＳＲＩが発売されると、突然、そこかしこに双極性障害患者が現れるようになった。そして、彼らが非定型薬の市場となったのである。*3

かくして、圧倒的規模を誇る成長産業が成立した。アメリカの一九八五年の外来患者への抗うつ薬と抗精神病薬の売上げは、五億三〇〇〇万ドルだった(11)。二三年後、売上げは二四二億ドルに達したが、それはほぼ五〇倍の増加である。かつては、あまりに問題が多いので重症の患者だけに使うべきとされた抗精神病薬は、二〇〇八年には最大の収益を上げ、コレステロール降下薬を上回った(12)。二〇〇八年の向精神薬の売上総額は四〇〇億ドルを超えた。今日、アメリカ人の八人に一人は日常的に精神科治療薬を服用している。薬局が込み合うのも無理はない(13)。

金のなる木

言うまでもなく、製薬会社が繁盛すれば、その会社の役員個人は潤うし、薬を宣伝した学問的権威のある医師たちにも相当な額の金が流れ込む。「精神科治療薬はよいものだ」と世の中に宣伝した人はほとんど全て、企業の利益のおこぼれに預かっている。どれほどの金額が動くものなのか、だいたいの感じをつかむために、この業界の様々な関係者への金の流れを追いたい。

まずイーライリリー社から始めよう。製薬会社の株主と役員に流れた利益を知るのに格好の例だからである。

◆イーライリリー社

一九八七年には、イーライリリー社製薬部門の収益は二三億ドルだった。当時の三大ヒット商品は経口抗生物質、心臓血管薬、インシュリン製品で、中枢神経系の薬にはまだ見るべきものがなかった。ところが一九八八年にプロザックが発売されると、四年後には同社初の一〇億ドル規模のメガヒットになった。一九九六年に発売されたジプレキサは、これまた一九九八年に一〇億ドル商品になった。二〇〇〇年までに、この二つの薬は同社の年間収益一〇八億ドルのほぼ半分を占めるようになった。

その後まもなくプロザックは特許権保護を失ったので、この二つの薬がどれだけの富を生んだかは、一九八七年から二〇〇〇年までの一三年間で評価するのが適切だろう。この期間に、イーライリリー社の時価総額は一〇〇億ドルから九〇〇億ドルへと急上昇した。一九八七年にイーライリリー社の株を一万ドル買った投資家は、二〇〇〇年にはその投資が九万六八五〇ドルになり、その他に配当として九七二〇ドルを受け取ったはずである。またイーライリリー社の役員と従業員は、給与とボーナスに加え、ストックオプションによって約三一億ドルを手に入れた。(14)

＊3　製薬会社は、最初に処方した薬の多くはあまり効果がないという事実にも、うまく便乗した。二〇〇九年、ブリストル・マイヤーズ・スクイブ社はテレビコマーシャルで「うつ病の治療を受けた人の三人に二人は、症状が消えません」と訴えた。その解決策は？　非定型抗精神病薬、エビリファイを加えましょう、と宣伝した。

◆学問的権威のある精神科医

有名な大学病院の精神科医の協力なしには、製薬会社は精神科治療薬で四〇〇億ドルの市場を築くことはできなかっただろう。一般の人々は病気や最善の治療法について知りたい時は、医師を頼みにする。だから実質的にセールスマンの役割をしたのは、コンサルタントや顧問、あるいは講演の講師として製薬会社に雇われた医師たちなのである。製薬会社の社内メモでは、こうした精神科医はいみじくも「重要なオピニオンリーダー（key opinion leaders）」、略してＫＯＬと呼ばれていた。

二〇〇八年のアイオワ州上院議員チャールズ・グラスリーの調査は、製薬会社からＫＯＬへの金の流れの一端を見せてくれる。連邦のＮＩＨ助成金を受けている研究医は、製薬会社からの収入を所属機関に申告することが義務づけられ、それが年間一万ドルを超えると、医学部が「利益相反」[訳注(1)]を管理することになっている。ところがグラスリーが約二〇名の医師の報告を調査したところ、多くの医師は年間一万ドル以上稼いでいたばかりか、その事実を大学に届け出ていなかったことが判明した。

精神医学のＫＯＬへの支払い例をいくつか挙げよう。

- エモリー大学医学部精神科主任教授チャールズ・ネメロフは、二〇〇〇年から〇七年まで、製薬会社から講師料やコンサルタント料として少なくとも二八〇万ドルを受領していた。グラクソスミスクライン社からだけでも、パキシルとウェルブトリンの販促のために九六万ドルを受け取った。ネメロフは精神医学の教科書のベストセラーであるAPAの *Textbook of Psychopharmacology* の執筆者の一人である。訳注(2) また一般向けに *The Peace of Mind Prescription* という精神科の薬の本を書いている。ネメロフは六〇以上の医学専門誌の編集委員を務め、*Neuropsychopharmacology* の編集長を務めたこともある。二〇〇八年一二月、彼は大学に対して製薬会社からの収入の報告を怠ったことから、精神科主任教授を辞職した。(15)

- やはりエモリー大学精神科教授のザカリー・ストウは、二〇〇七年と〇八年に、授乳中の女性のパキシルの服用を推進することに協力するなどして、グラクソスミスクライン社から二五万ドルを受領した。エモリー大学は、彼がこの事実を大学に対して適正に開示しなかったことを理由に「戒告処分」を下した。(16)
- NIMH元所長フレデリック・グッドウィンも、グラクソスミスクライン社のスポークスマンだった。同社は二〇〇〇年から二〇〇八年まで、主に気分安定薬の双極性障害への使用の推進に関連して、一二〇万ドルを彼に支払った（グラクソスミスクライン社は気分安定薬ラミクタールを販売）。グッドウィンは双極性障害の権威ある教科書 *Manic-Depressive Illness* の執筆者の一人で、全国ネットNPRの人気ラジオ番組 *The Infinite Mind* では長年、司会を務めた。この番組ではいつも精神科の薬の話題を取り上げるが、グッドウィンは二〇〇五年九月二〇日放送の番組で、子どもの双極性障害を治療しないと、脳が壊れることがあると警告した。グッドウィンは他にも多くの製薬会社の講師やコンサルタントを務め、グラクソスミスクライン社だけでも一二〇万ドルを受領していた。『ニューヨーク・タイムズ』のインタビューで、彼は「この世界の専門家なら誰でもしていること」をやっただけだと答えている[17]。

- テキサス大学児童青年精神科部長のカレン・ワグナーが二〇〇〇年から〇五年までにグラクソスミスクライン社から受領した金額は、一六万ドルを超える。彼女は子どものパキシルの服用を推進したが、共同執筆した論文で、同薬の小児治験の結果を改ざんして報告した。

グラクソスミスクライン社は一九九八年一〇月の内部機密文書で、この研究でパキシルは「有効性の主要尺度において、プラセボとの統計的な有意差は認められなかった」と結論している[18]。それどころか、この治験でパキシルを投与された九三人の青年のうち五人が「極度の不安定」に陥ったのに対し、プラセボ群では一人だけだった。つまりパキシルは自殺のリスクを著しく高めるのである。この研究が示すのは、パキシルは青年たちには安全でも有効でもないということにほかならない。ところが、ワグナーと二一人の一流児童精神科医たちは二〇〇一年に*Journal of the American Academy of Child & Adolescent Psychiatry*に発表した論文で、この研究からパキシルが「一般に忍容性は良好で、青年の大うつ病に効果がある」ことが明らかになったと報告した[19]。自殺リスクの急増については触れず、それどころかパキシル投与群で深刻な有害事象があったのは一人だけで、しかもそれは「頭痛」だったと報告したのである。ニューヨーク州検事総長エリオット・スピッツアーは、パキシルの青年に対する販売は不正だとしてグラクソスミスクライン社を訴えたが、この件は示談になった。

ワグナーは少なくとも一七社以上の製薬会社のコンサルタントやアドバイザーを務めた。グラクソスミスクライン社だけでも一六万ドル受領していたにもかかわらず、大学には六〇〇ドル二〇セントと報告していた[20]。

・ボストンのマサチューセッツ総合病院の精神科医ジェフェリー・ボスティックは、一九九九年から二〇〇六年まで、セレクサとレクサプロの子どもと青年への処方の推進に協力し、フォレスト・ラボラトリーズ社から七五万ドル以上を受領した。彼はこの期間に二八州で三五〇回以上の講演を行っている。フォレスト社のある営業担当者は「子どもの精神病なら、ボスティック先生ですよ」と自慢げに吹聴した[21]。二〇〇九年三月、連邦政府は、子どもと青年向けにこれらの薬を販売したのは違法だとしてフォレスト社を訴え、同社が「医師にこの薬を処方させるために、豪華なディナーや、助成金やコンサルタント料を装った現金支払いなどの見返りを与えた」と申し立てた。連邦政府はボスティック医師をこの策略に関する同社の「代表的スポークスマン」と見なした。また同社が、これらの薬の研究で「否定的な」結果が出たケースを開示しなかったことも指摘した。

・シンシナティ大学精神科准教授メリッサ・デルベロは、二〇〇三年から〇七年まで、アストラゼネカ社から少なくとも四一万八〇〇〇ドルを受領した。彼女はアストラゼネカ社のセロクエルをはじめとする非定型抗精神病薬の小児双極性障害への処方を推進した。デルベロは少なくとも他に七つの製薬会社の仕事をした。彼女はグラスリーの報告書が発表される前、

「(製薬会社から) そんなにもらっているわけではない」と、『ニューヨーク・タイムズ』の取材で答えた。[22]

- ジョセフ・ビーダーマンは、製薬業界が市場を築くために最大の貢献をしたKOLかもしれない。小児双極性障害は大体において彼が作り出したものであり、この障害と診断された子どもや青年の多くがカクテルを投与された。二〇〇〇年から〇七年にかけて、製薬会社は彼の様々な働きのために一六〇万ドルを支払った。その大半は、リスパダールを販売するジョンソン&ジョンソングループのヤンセン社からだった。[23]

またビーダーマンは、マサチューセッツ総合病院にジョンソン&ジョンソン小児精神病理センターを創設するために、二〇〇二年から〇五年にかけて同社に二〇〇万ドルを出資させた。[24] 二〇〇二年のセンターに関する報告書で、彼は同センターの目的を「J&Jの商業的目標を推進する」ための「戦略的提携」だと臆面もなく述べている。彼と同僚たちは小児双極性障害のスクリーニング試験を開発し、医学生涯教育 (continuing medical education; CME) のコースで、小児科医や精神科医にその使い方を訓練しようとした。彼らの研究は「リスパダールによる治療で恩恵を受ける子どもがたくさんいることを、医師に気づかせ」、「小児躁病は、大人になるといわゆる混合型または非定型躁病に進む。このことは、小児期から成人期までリスパダールを長期的に服用すべき、さらなる根拠である」という理解をセンターが推進するだろうと、彼は報告書に書いた。[*4] 以前、ビーダーマンはADHDを「慢性」疾患として医療専門家に認識させることに成功したが、双極性障害でも同じことをしようとした。[25]

ビーダーマンは、いわばハーメルンの笛吹きのような存在である。彼が小児双極性障害と診断された子どもの未来をどう設計していたかが、この報告書から見てとれる。彼らを生涯、精神科治療薬を消費し続けるように飼い慣らそうとしていたのである。双極性障害と診断されると抗精神病薬を投与される。すると病気が慢性化し、一生の間、「リスパダールのような積極的治療」が必要になる。きっと製薬会社の書類棚には、そういう子どもが一生の間に消費する薬の量を推計した秘密ファイルがあるにちがいない。本書で私たちが言えることは、ビジネスの目で見ると、双極性障害と診断された子どもは皆、第二のジェナであるということだ。

◆KOLの下の層

KOLは精神医学界の花形的存在で、国内的にも国際的にも他の精神科医に対して「影響力を持つ」層だが、製薬会社はもっと地域的なレベルで薬を宣伝する医師にも金を使った。彼らはディナー付講演や自社の医師対象の講演の講師に迎えられ、謝礼は一回につき最低でも七五〇ドルが相場だった。ミネソタとバーモントの二州にはこうした報酬を開示する「サンシャイン法[訳注(3)]」が

＊4　ビーダーマンがここで述べているのは、双極性障害と診断され薬物治療を受ける子どものたどる過程である。そういう子どもは彼が言うように病気が慢性化しやすい。だが薬物治療を受けない子どもがそういう経過をたどる疾患の存在を示す医学文献は一つとしてない。

あるので、この二州の報告書から医師たちへの金の流れを推察することができる。

ミネソタ州で二〇〇六年に製薬会社が精神科医たちに支払った報酬の総額は二一〇万ドルで、二〇〇五年の一四〇万ドルよりも増えている。二〇〇二年から〇六年までに製薬会社から報酬を受けた医師の中には、ミネソタ精神医学協会の元会長七名、ミネソタ大学の精神科医七名が含まれていた。最高額は同州の薬品関係の支出を指導するメディケイド医薬品採用委員会のジョン・シモンが受け取った五七万ドルだった。ミネソタ州の精神科医総勢五七一人のうち一八七人が、この期間に何らかの理由によって製薬会社から金を受け取っており、どの医療分野よりも比率は「はるかに高い」比率で、受領総額は七四〇万ドルになる。[26]

バーモント州の報告書も似たり寄ったりだ。全医療分野の中で、製薬会社からの受領額が最も高いのは精神科だった。

◆地域の精神科医

製薬会社は地域の精神科医にも、様々な物品やサービスを無料で提供した。KOLや地域の優れた専門家によるディナー付講演に無料で招待し、営業担当者が診療所を訪問する際には小さな手土産を欠かさなかった。二〇〇二年のイーライリリー社の営業担当者の上司への報告書には「児童精神科医にカップケーキサイズのピーナツバターカップを贈った」、「医師はとても気に入った様子」とある。また別の営業訪問で「新設のクリニックには役立ちそうな小物を詰め合わせて持参すると、医師や職員に喜ばれた」という報告もある。[27] 賄賂と言うにはささやかだが、医師との人間関係を円滑にするのに効果的だ。あるカリフォルニアの団体の調査では、製薬会社には精神科医に無料で提供する品の年間限度額が設定されていることが分かった。グラクソスミスクライン社は医師一人あたり二五〇〇ドル、イーライリリー社は三〇〇〇ドルだった。精神科治療薬を販売する会社はたくさんあるので、営業訪問を受け入れる精神科医は、日常的に物品の提供を受けていることになる。

◆NAMIやその他の団体

現在、イーライリリー社はウェブサイト上に「教育」および「慈善活動」への助成金のリストを掲載しているので、患者の権利擁護団体や様々な教育団体への金の流れをそこから垣間見ることができる。同社は二〇〇九年第1四半期だけでも、NAMIとその地域支部に五五万一〇〇〇ドル、全米精神保健協会に四六万五〇〇〇ドル、CHADD（ADHDの患者権利擁護団体）に一三万ドル、アメリカ自殺防止基金に六万九二五〇ドルを援助している。また「生涯医学教育」コースを実施しているアンチドート・エデュケーション・カンパニーへの二七万九五三三ドルをはじめ、種々の教育団体に一〇〇万ドル以上を提供している。だがこれらは、製薬会社一社の三カ月分の金額にすぎない。患者権利擁護団体や教育団体へのあらゆる金の流れを把握するには、全ての向精神薬メーカーからの助成金を合計する必要がある。(28)

皆がツケを払う

二〇〇九年の連邦医療研究品質局の報告書によると、精神医療への支出はどの医療分野よりも急ピッチで上昇している[29]。二〇〇八年の精神医療への支出は、二〇〇一年の二倍にあたる約一七〇〇億ドルで、二〇一五年には二八〇〇億ドルに達すると見込まれている。国民は、主にメディケイドやメディケアを通じ、国全体の精神保健サービスの支出の六〇パーセント近くを負担している[30]。

それが精神科治療薬ビジネスの筋書きなのである。製薬業界は市場拡大に卓越した手腕を発揮し、多くの関係者に巨万の富をもたらした。だがそれは、一般市民に誤った筋書きを教え、この治療パラダイムの長期的転帰がよくないことを示す研究結果を隠蔽することによって成立したビジネスだった。そして、背筋の凍るような犠牲を社会に強いている。過去二〇年間で精神病による障害者は激増し、今や精神障害は子どもたちにまで蔓延している。実際、百万人単位の子どもと青年が、一生、薬を飲み続けなくてはならないように飼い慣らされつつあるのだ。

社会的にも倫理的にも、この事態は何としても変えなくてはならない。

【訳注】

（1）研究の公正性、信頼性に影響を及ぼす恐れのある製薬会社との利害関係。

（2）邦訳：兼子直・尾崎紀夫総監訳『精神神経薬理学大事典』西村書店、二〇〇九年。

（3）情報公開法。

【注】

（1）D. Carlat, "Dr. Drug Rep," *New York Times*, November 25, 2007.

（2）NAMI IRS 990 Form, 2000.

（3）B. Koerner, "First you market the disease, then you push the pills to treat it," *Guardian*, July 30, 2002.

（4）E. Tanouye, "Antidepressant makers study kids' market," *Wall Street Journal*, April 4, 1997.

（5）B. Strauch, "Use of antidepression medicine for young patients has soared," *New York Times*, Angust 10, 1997.

（6）Tanouye, "Antidepressant makers."

（7）「Avila v. Johnson & Johnson Co 訴訟」における Joseph Biederman の宣誓供述書、二〇〇九年二月二六日、pp.139, 231, 232, 237.

（8）J. Biederman, "Attention-deficit hyperactivity disorder and juvenile mania," *Journal of the American Academy of Child & Adolescent Psychiatry* 35（1996）: 997-1008.

（9）Joseph Biederman の宣誓供述書、一五八頁。

（10）Margaret Williams, 営業訪問報告書、二〇〇二年五月一七日。

（11）J. J. Zorc, "Expenditures for psychotropic medications in the United States in 1985," *American Journal of Psychiatry* 148（1991）: 644-47.

（12）"Top therapeutic classes by U.S. sales, 2008," IMS Health.

（13）S. Giled, "Better but not best," *Health Affairs* 28（2009）: 637-48.

（14）この計算は、一九八七年から二〇〇〇年まで Eli Lilly が SEC に提出した年次報告書（10-K reports）に基づく。一九八七年と二〇〇〇年の株式資本の数字は、各年度の第4四半期の株価に基づく。

(15) J. Pereira, "Emory professor steps down," *Wall Street Journal*, December 23, 2008.

(16) C. Schneider, "Emory psychiatrist reprimanded over outside work," *Atlanta Journal-Constitution*, June 11, 2009.

(17) G. Harris, "Radio host has drug company ties," *New York Times*, November 22, 2008.

(18) GlaxoSmithKline の内部覚書、"Seroxat/Paxil adolescent depression. Position piece on the phase III studies," October 1998.

(19) M. Keller, "Efficacy of paroxetine in the treatment of adolescent major depression," *Journal of the American Academy of Child & Adolescent Psychiatry* 40 (2001): 762-72.

(20) E. Ramshaw, "Senator questions doctors' ties to drug companies," *Dallas Morning News*, September 24, 2008.

(21) L. Kowalczyk, "US cites Boston psychiatrist in case vs. drug firm," *Boston Globe*, March 6, 2009.

(22) G. Harris, "Lawmaker calls for registry of drug firms paying doctors," *New York Times*, August 4, 2007.

(23) G. Harris, "Researchers fail to reveal full drug pay," *New York Times*, June 8, 2008.

(24) 「Avila v. Johnson & Johnson 訴訟」、Joseph Biederman の宣誓供述書、二〇〇九年二月二六日、一一九頁。

(25) J. Biederman, *Annual Report 2002: The Johnson & Johnson Center for Pediatric Psychopathology at the Massachusetts General Hospital*.

(26) J. Olson, "Drug makers step up giving to Minnesota psychiatrists," *Pioneer Press*, August 27, 2007.

(27) Margaret Williams, 営業訪問報告書、二〇〇一年八月二〇日および二〇〇二年八月八日。

(28) Eli Lilly 社の助成金台帳、二〇〇九年第1四半期。

(29) E. Mundell, "U.S. spending on mental health care soaring," *Health Day*, August 6, 2009.

(30) T. Mark, "Mental health treatment expenditure trends, 1986-2003," *Psychiatric Services* 58 (2007): 1041-48. 二〇〇八年の国民医療費の七パーセントは精神保健サービス関係だった。二〇一五年には八パーセントにのぼる見込み。二〇〇八年の国民医療費のデータと二〇一五年の支出見込みは、アメリカ保健社会福祉省。

第Ⅴ部
Part Five

解決策
Solutions

第16章

改革の青写真

Blueprints for Reform

「もう一度、ハンストをすべき時が来た」

——ビンス・ベーム、（二〇〇九年）

二〇〇三年七月二八日、六人の「精神病のサバイバー」が、「自由のための断食」を宣言した。彼ら——デビッド・オークス、ビンス・ベーム、他四名——はマインドフリーダム・インターナショナルという患者権利団体の関係者である。オークスらはＡＰＡとＮＡＭＩ、アメリカ公衆衛生局長官に手紙を送り、これまでＡＰＡらが一般向けに語ってきた精神障害についての種々の筋書きが真実であるという「科学的に有効な証拠」を、彼らのうちの誰かが示さないかぎり、ハンガーストライキを決行すると訴えた。六人が特に求めたのは、主要な精神病が「生物学的基盤のある脳の病気」であるという証拠、そして「精神科治療薬が脳内の化学的アンバランスを修正する」という証拠である。マインドフリーダムは、ＡＰＡらの回答を検討する科学者パネル（ローレン・モッシャーをはじめとする顧問団）を組織し、科学的証拠を示せない場合は、「証拠を示せないということを、メディア、官僚、一般の人々に対して公に認める」ことを要求した。[1]

ＡＰＡからの返答はこうだった。「貴殿の質問に対する回答は、久しい以前からそうであるように、広く科学文献から得ることができます」と医療部長のジェームズ・スカリーは書いた。さらに、一九九九年のアメリカ公衆衛生局長官の報告書 *Mental Health*、またはナンシー・アンドリアセンらの共同編集によるＡＰＡの教科書を読むことを勧めた。「同書は精神医学分野の初心者のための『ユーザー・フレンドリー』な教科書です[2]」。

そんな愚にもつかない質問をするのは教養が足りないからだと言わんばかりだった。だが具体的証拠は一つも示されなかったので、六人の「精神病のサバイバー」はハンストに入った。彼らの顧問団はスカリーの推奨した書籍を精査したが、具体的証拠はどこにも見つからなかった。それどころか、こうした資料も不承不承ながら一つの結論を認めていたのである。例えば、一九九九年の公衆衛生局長官サッチャーの報告書は「精神障害のはっきりとした原因（病因）はまだ分かっていない」と述べている。八月二二日、マインドフリーダムの科学者パネルはスカリーへの返答の中で、サバイバーが「精神医学に関する明確な質問をした」にもかかわらずＡＰＡが無視したことについて、「ハンスト決行者からの具体的質問に具体的回答を与えないという事実そのものが、ハンストを行う理由を追認しているように見えます」と指摘した。[3]

これに対するＡＰＡの回答はなかった。それどころか、マインドフリーダムの人々が断食をやめた後で（数人が健康に支障をきたし始めていた）、ＡＰＡ、ＮＡＭＩ、その他の精神医学関係者は、「私たちは、重篤な精神障害が、正確に診断し効果的に治療することができる実体的な症状であることを否定する者たちに惑わされない」という内容のプレスリリースを発表した[4]。だがどちらがこの戦いに勝ったのかは、一目瞭然だった。ハンストをした人々はＡＰＡに証拠を求めたが、ＡＰＡは何も示すことができなかった。それまで語り続けてきた「脳の病気」という筋書きを裏付ける証拠を何一つ探し出すことができなかったのだ。マインドフリーダムの六人と科学者パネルは、支援を求めて声を上げた。

このやり取りを読んだ一般市民、ジャーナリスト、人権活動家、公務員の皆さん、ＡＰＡに対して私たちの質問に率直に答えるよう呼びかけてください。また連邦議会には、今日のアメリカでＡＰＡとその強力な盟友が推進する「精神障害の診断と治療」に現れている大衆への欺瞞について調査するよう求めます[5]。

マインドフリーダムの執行委員長、デビッド・オークスによると、このハンストは『ワシントン・ポスト』と『ロサンゼルス・タイムズ』に取り上げられた。「このハンストの目的は、一般の人々を教育することでした。彼らに自信を持たせ、誰もが無関係ではないこうした問題を語れるようにしたかったのです。（一般市民の）精神に対する集団的暴挙への異議申し立てでした[6]」。

ハンストからの教訓

最初にこの「解決策」のパートの構成を考えたとき、精神科治療薬を選択的に慎重に使用して（あるいはまったく使用せずに）成果をあげている国内外のプログラムを紹介するだけに留めるつもりだった。だがマインドフリーダムのハンストを思い出したとき、彼らがもっと大きな目の前の問題を的確に見抜いていたことに気づいた。

精神科治療薬の本質的な問題は、いつ、どのように使うべきかということである。薬によって短期的に症状が緩和することはあるし、長期的に安定する人もいるのだから、薬が精神医学の有用な手段の一つであることは明らかだ。だが、この治療パラダイムが「最善」のかたちで用いられるためには、ＮＡＭＩや精神医学界の主流派が薬の問題について科学的に誠実に思考し、それを一般の人々に率直に伝える必要がある。精神障害の生物学的原因はいまだに解明されていないという事実や、薬は脳内の化学的アンバランスを修正するのではなく神経伝達回路の正常な機能を撹乱するという事実を、彼らは認めなければならない。また長期的な転帰の悪化を示す長期的研究の結果を隠蔽することも、やめなければならない。そうすれば、薬を慎重かつ賢明に使用する方法が編み出されるだろうし、この社会の誰もが、薬に依存しない、あるいは少なくとも薬の使用を最小限に留める治療法の必要性を理解するようになるだろう。

ジョン・モドロー（彼自身、統合失調症と診断されている）は一九九二年の著書 *How to Become*

a Schizophrenic で、こう言っている。「それでは、どうしたら『統合失調症患者』を救えるのだろう。答えはいたって簡単だ。嘘はやめよう！」[7]。これこそが、マインドフリーダムの六人が求め、彼らの科学者パネルが指摘したことであり、まことに理にかなった要求である。また、この社会が今、直面している問題を一言で表している。私たちに偽りを語り続けてきた精神医学界と製薬会社の癒着関係を、どうすれば断ち切れるのか。この社会の精神保健のシステムを導くべきものは、誠実な科学であって、薬の市場拡大しか頭にない者たちではないと、どのようにすれば主張できるのだろうか。

安直な答えはない。だがはっきりしているのは、まず対話が必要だということだ。そこで実りある対話の一助として、本章の残りの部分は、代替的プログラムに関するインタビューと調査報告にあてたい。

スマートな治療スタイル

デビッド・ヒーリーはカーディフ大学精神科教授で、一九九〇年以来、ノースウェールズ地域総合病院の精神科に勤務している。彼の診察室は閉鎖病棟のすぐ隣にあり、当然ながら日常的に精神科治療薬を処方する。精神医学界でしばしば「異端児」と呼ばれる彼だが、その言葉には釈然としない想いがあるようだ。一九八〇年代に、彼はうつ病患者のセロトニン再取り込みを研究しており、パキシルの治験には臨床研究者として参加した。また一〇数冊の著書と一二〇以上の論文を執筆し、そのほとんどは精神医学史と薬物療法時代に関するものである。こうした彼の経歴からは、彼がSSRIの問題点を指摘するまでは、精神科医としても歴史研究者としても精神医学の本流にいたことが窺える。「自分自身はそれほど変わったつもりはありませんが、主流の方が私から遠のいていったのでしょう[8]」。

精神科治療薬の使い方（また薬の実際の作用）についての彼の考え方を決定づけたのは、精神医学史に関する執筆と、一世紀前と現在のノースウェールズの精神病患者の転帰の比較研究だった。ノースウェールズの人口はこの一〇〇年間、ほとんど変わらず約二四万人である。一〇〇年前、重症の精神病患者は皆、ノースウェールズ療養院で治療を受けていた。現代では入院を必要とする精神病患者が治療を受けるのは、バンゴールの地域総合病院である。ヒーリーと助手は、この二つの施設の記録を詳しく調べ、当時と今日の患者数と入院の頻度を割り出した。

一般に、昔の療養院は精神を病む人で溢れんばかりだったと思われがちだが、一八九四年から九六年にかけて（精神科的問題のために）ノースウェールズ療養院に入院した人は、年間、わずか四五人にすぎない。しかも結核やその他の感染症を併発していないかぎり、三カ月から一年で症状が改善して帰宅した。退院時には五〇パーセントの人は「回復」し、三〇パーセントの人は「寛解」していた。さらに初回エピソードの入院患者の圧倒的多数は、その後二度と入院しなかったし、本格的な精神病の患者ですらそうだった。後者の一〇年間の平均入院回数は、たったの一・二三回である（初回入院を含む）。

現在は精神科治療薬があるのだから、患者の回復は一〇〇年前よりもずっとよいはずだ。ところが一九九六年のバンゴール地域総合病院の精神科病棟の入院患者は五二二人で、一〇〇年前のノースウェールズ療養院のほぼ一二倍にあたる。五二二人のうち七六パーセントは初回入院ではなく、ここの患者の多くを占める入退院を繰り返す人々である。一八九六年当時より入院期間は短くなっているものの、回復して退院する人は三六パーセントにすぎない。最後に、一九九〇年代の初回エピソードによる入院患者の、その後一〇年間の平均入院回数は三・九六回で、一〇〇年前の三倍以上にあたる。現代の患者が一〇〇年前の患者よりも病気が慢性化しているのは明白である。現代の治療は、出ては入る「回転ドア」状態を生んだのだ。[9]

「現代の五年後時点の転帰のひどさに驚きます」とヒーリーは言う。「（特定の診断群の）最初の数枚のデータに目を通すたびに、『まさか、そんな』と言いたくなるのです」と。

彼らの研究は、精神科治療薬をいつ、どのように使用すべきかという問題について、かなり明快な答えを出している。「昔は、多くの人が回復していた」のに対し、全ての患者に直ちに薬を投与するという現代のやり方には、「昔はありえなかったような慢性的問題が生じる」リスクがある。彼は現在、初回エピソードの患者に対しては、薬を投与する前に「しばらく様子を見る」という。自然に回復するかどうかを見極めるためだ。「薬は慎重に、適度な低用量で使用します。そして『もしこの薬で期待する効果があがらなければ中止します』と患者に伝えます」。もし精神科医が、薬が患者の心身に与えている影響を患者からよく聞き取るなら、「長期間、薬を飲ませる患者はごく少数になる」とヒーリーは考えている。

薬の慎重な使用への近道が一つある。精神科医が、精神病の発作や深い抑うつのある人の多くは自然に回復することや、向精神薬の長期的服用は病気の慢性化の原因になることに気づけば、必然的に薬を選択的・限定的に使用するようになる。ヒーリーは限定的使用が有効なのを体験的に知っているが、患者の多くは、当初は薬をほしがるという。「『メリットよりもダメージの方が大きいことがあるのですよ』と患者さんに言います。彼らは薬の怖さをまだ知らないのです」。

「間《あいだ》」を癒す

長い間、フィンランドの西ラップランドは、ヨーロッパ屈指の統合失調症罹患率の高い地域だった。一九七〇年代から八〇年代初めまで、人口約七万人のこの地域の統合失調症の新規症例は、年間約二五件だった。これはフィンランドの他の地域やヨーロッパの二倍から三倍にあたる。その上、病気が慢性化するのが常だった。だが今日、西ラップランドの精神病患者の長期的な転帰は欧米世界で最も良く、統合失調症の新規症例はきわめて少ない。

これはここ数十年間の医療が結んだ実なのだが、その始まりは一九六九年、精神分析を学んだフィンランド人精神科医ユルヨ・アラネンがフィンランド南西部の港町トゥルクの精神病院に赴任した時に遡る。当時この国で、心理療法が統合失調症の治療に活かせると考える精神科医はほとんどいなかった。だがアラネンは、統合失調症患者の幻覚や妄想的な発言は、注意深く分析すれば、何か意味のあることを語っていると考えていた。だから精神科医や看護師、スタッフは患者に耳を傾ける必要があると。「患者さんの家族に会えば、人生に何らかの困難を抱えていることがすぐに分かります」と、アラネンはトゥルクの精神病院でのインタビューで言った。彼らは大人になる「準備ができていない」ので、「私たちはその発達を支援するのです」[10]。

その後一五年間で、アラネンとトゥルクの数人の精神科医（特にユッカ・アールトネンとヴィリヨ・ラッコライネン）は、精神病患者の「ニーズに適応した」治療を創り出した。精神病患者は非常に個人差が大きいので、治療は「症例に即した」ものでなければならないと、彼らは考えた。初回エピソードの患者の中には、入院が必要な人もいればそうでない人もいる。低用量の薬（ベンゾか神経遮断薬）が有効な患者もいればそうでない患者もいる。特筆すべきなのは、トゥルクの精神科医たちが集団家族療法（とくに協同的なタイプ）を治療の中核に据えたことである。精神科医と心理療法士、看護師、その他家族療法の訓練を受けたスタッフが二、三人で「精神病対応チーム」を編成し、患者とその家族に定期的に面接した。治療に関する決定は、面接の際に共同で行った。

こうしたセッションでは、症状を緩和することにこだわらず、患者の過去の成功や達成の体験について話すことに力点を置いた。それが患者の「生きがいを見つけること」を促進すると考えたからである。「自分も普通の人と同じようになれるという思いを失わないでほしい」のだとラッコライネンは言う。また支援の一環として、患者は個人セラピーを受けることもできた。セラピーでは、患者が前に進むための新しい「セルフ・ナラティブ」を形成する手助けをし、社会から孤立するのではなく社会に溶け込んでいく未来をイメージさせた。「生物学的な精神病の概念は過去の達成経験」も未来の可能性も「眼中にない」と、アールトネンは言った。

この新しいシステムによって、トゥルクの精神病患者の転帰は一九七〇年代から八〇年代にかけて着実に改善した。病気が慢性化していた多くの患者が退院した。また一九八三年から八四年までに初回の統合失調症型エピソードで治療を受けた患者のうち、五年後時点で症状のない人は六一パーセント、障害のある人はわずか一八パーセントだった。非常に良好な結果が出たので、アラネンは一九八一年から八七年まで、フィンランド全国統合失調症プロジェクトのコーディネーターを務めることになった。このプロジェクトは、トゥルクのニーズ適応型の治療モデルを他の都市にうまく導入できるかどうか試すものだった。アラネンらがトゥルクのプロジェクトを開始してから二〇年後に、ようやくフィンランドは、心理療法が精神病の治療に確かに役立つことを認めたのだった。

ただし抗精神病薬をどう使用するのが最善かという問題は未解決だったことから、一九九二年、フィンランドは初回エピソードの患者の研究を開始した。この研究に参加した六つの施設は全て、ニーズ適応型の治療を新規の患者に行った。ただし三つの施設では、最初の三週間は抗精神病薬を投与しないで（ベンゾは使用可）、この期間に改善が見られなかった場合だけ、薬物療法を開始することにした。二年後、この三つの「実験的」施設の患者の四三パーセントは神経遮断薬を一度も投与されていなかった。実験的施設の患者の全般的な転帰は、ほぼ全ての患者に投薬した施設よりも「やや良好」だった。さらに三つの実験的施設で最も転帰が良かったのは、一度も神経遮断薬を投与されなかった患者だった[11]。

「（薬は）症例に即して使用すべき」だとラッコライネンは言う。「まず抗精神病薬を使わずにやってみる。薬を飲ませない方が、治療はうまくいきます。患者さんとの相互作用が増えますし、その人らしさが戻ってきます」。アールトネンが「投薬は延ばせるなら延ばすべきです」と付け加えた。

こうした研究結果を踏まえて、フィンランドは「直ちには神経遮断薬を使用しない」治療モデルを全国的に受け入れたと思いたいところだが、ニーズ適応型治療の生みの親であるアラネンや他の医師が引退すると、一九九〇年代にフィンランドの精神病治療はぐっと「生物学的」な方向へと転換した。今日はトゥルクですら、初回エピソードの患者には必ず抗精神病薬を投与するし、フィンランドの治療ガイドラインでは、初回エピソードから最低五年間は薬物治療を継続することになっている。「いささか失望しましたよ」とアラネンは、インタビューの最後に打ち明けた。だが幸いにも、この研究の三つの「実験的」施設のうち一箇所は、研究結果を真摯に受け止めた。その施設とは、西ラップランドのトルニオの病院である。

北のトルニオに向かう途中、私はユバスキュラ大学に立ち寄り、同大で心理療法を教えるヤーコ・セイクラ教授にインタビューした。彼は約二〇年前からトルニオのケロプダス病院で診察するかたわら、西ラップランドの精神病患者の転帰が際立って良いことを実証する複数の研究を、筆頭筆者として論文にまとめている。

ケロプダス病院の治療システムが、入院と薬物治療を当然とするパターンから、どちらもごく控えめなパターンへと移行したきっかけは、一九八四年にラッコライネンがこの病院で行ったニーズ適応型の治療についての講演だった。ケロプダス病院のスタッフは、全ての参加者が自由に意見を言える「オープンなミーティング」が、患者にとって従来の心理療法とは全く違う体験になることを直感的に理解したと、セイクラは言う。「患者さんが同席している時に私たち（治療者）が使う言葉は、専門家同士で患者さんについて話す時の言葉とは非常に違います」と彼は言う。「専門家にしか通じない言葉を使わずに、患者さんが自分の状態をどうとらえているかをよく聞きとり、家族の話にもっと耳を傾けなければなりません」。

やがてセイクラとスタッフは、トゥルクのニーズ適応型モデルとやや異なる「オープン・ダイアログ・セラピー」を開発した。トゥルクと同様、一九八〇年代にトルニオの患者の転帰はみるみる改善し、やがてケロプダス病院は前述の研究の三つの実験的施設の一つに選ばれた。トルニオでは患者三四人が参加したが、そのうち二五人は一度も神経遮断薬を投与されずに二年後を迎えた。この全国的研究で一度も薬を投与されなかった患者のほとんど（二九人中二五人）がトルニオの患者である。また薬物治療をしなかった精神病患者の長期的経過を観察したのはこの病院だけである。患者の回復のペースは遅めだったが、必ず回復に至った。やがて患者は「仕事や学業に復帰し、家族のもとに帰っていきました」とセイクラは言った[12]。

この結果で自信をつけたケロプダス病院はすぐに次の研究を開始し、一九九二年から九七年にかけて治療した初回エピソードの精神病患者全員の長期的な転帰を図表化した。五年後の時点で、七九パーセントの患者は症状がなく、八〇パーセントは就労・在学・または求職中だった。障害年金受給者は二〇パーセントだけだった。患者の三分の二は一度も抗精神病薬を投与されず、薬

表5　フィンランド西ラップランド地方における、オープン・ダイアログ・セラピーを受けた初回エピソードの精神病患者の5年後の転帰

患者（75名）	
統合失調症（30名） その他の精神障害（45名）	
抗精神病薬の服用	
一度もない	67%
5年間で時折、服用	33%
5年後時点で服用中	20%
精神病の症状	
5年間、再発なし	67%
5年のフォローアップで症状なし	79%
5年後の機能的転帰	
就労または就学	73%
無職	7%
障害年金受給中	20%

出典：Seikkula, J. " Five-year experience of first-episode nonaffective psychosis in open-dialogue approach." *Psychotherapy Research* 16（2006）：214-28

を常用する患者はわずか二〇パーセントだった[13]。西ラップランドは、精神病患者の回復の成功の法則を発見した。初回エピソードの患者にすぐには神経遮断薬を使用しないという方針は、その要である。これは、自然に回復する可能性のある患者の「安全弁」として機能している。

「この方針には確信を持っています」とセイクラは言う。「かなり奇矯な生活をする人や妄想が出る人もいますが、それでも積極的な人生を送れるのです。もし薬を飲んだら、鎮静作用のせいで『生きがいを見つけること』ができなくなってしまうかもしれない。これは非常に重要な点です。そうなると、患者さんはただ受身になって、自立できなくなるでしょう」。

現在、西ラップランドにある精神病院は、トルニオ郊外の五五床のケロプダス病院と精神保健の外来クリニック五箇所である。この地域の精神保健の専門家（精神科医、心理療法士、看護師、ソーシャルワーカー）は約一〇〇人で、そのほとんどが家族療法の九〇〇時間三年コースの研修を修了している。精神科医ビルギッタ・アラカレ、心理療法士のタピオ・サロとカウコ・ハーラカンガスをはじめ、スタッフの多くは一〇年以上のベテランで、現在のオープン・ダイアログ・セラピーは非常に洗練された治療形態になっている。

彼らの精神病の概念はきわめて特徴的で、生物学的精神医学や心理学の範疇には収まらない。彼らは、精神病は人間関係の破綻から生じると考えている。「精神病は頭の中に宿るのではありません。家族のメンバーの間《あいだ》に、人と人の間《あいだ》に宿るのです」とサロは説明する。「病気は関係の中に存在します。症状が出た人は、悪い状況を可視化している。患者は『症状を身にまとい』、重荷を背負っているのです(14)」。

この地域の専門家のほとんどは家族療法の心得があるので、危機には迅速に対応できる。まず、患者の親・患者自身・学校管理者から連絡を受けたスタッフが二四時間以内にセッションを開催し、開催場所は家族と患者が決定する。場所は患者の家が望ましい。最低二人できれば三人のスタッフがセッションに参加することとされ、このメンバーが「チーム」になる。同じチームが最後まで治療を担当するのが理想的だ。最初のセッションに出る時は皆、自分たちが「何も知らない」ことを意識すると、看護師のミア・クルティは言う。彼らの役割は、一人ひとりの考えが分かるような「オープン・ダイアログ」を促進することで、家族（および友人）は共働者と見なされる。「私たちは、自分は専門家ではないと言うことにかけて専門家なのです」とビルギッタ・アラカレは言った。

スタッフは、自分たちは患者の家の訪問者にすぎないと自覚し、たとえ患者が興奮して逃げ出し、自室にこもってしまっても、部屋のドアを開けておいてほしいとお願いするだけに留める。開けておけば、患者にも会話が聞こえるからである。「幻聴があるという人がいれば、面接して、落ち着かせるのが私たちの仕事」とサロは言う。「精神に異常があっても、暴力的なわけではありません」。むしろ大抵の患者は自分の話をしたがる。幻覚や妄想について話し始めたら、スタッフはただ耳を傾け、内容をよく吟味する。「(精神病の症状は)とても興味深いものがあります」とクルティは言う。「幻聴と思考の間に何か違いがあるのでしょうか。私たちは実際に対話をしています」。

最初の二、三回のセッションでは、抗精神病薬については触れない。もし患者がよく眠れるようになり、風呂にも規則的に入るようになり、その他の社会的関係が回復し始めたら、患者の「生きがいを見つけること」が促進されたので薬の必要はないと判断する。時々、アラカレは患者が熟睡できるようにするため、あるいは不安を和らげるためにベンゾジアゼピンを処方することがあるし、その後、低用量の神経遮断薬を処方することもある。「通常は、何カ月か服用するように勧めます」とアラカレは言う。「でも半年か一年、または三年経って問題が解消したら、薬は中止します」。

事の最初から、スタッフは患者と家族に希望を持たせるよう心がける。「必ず何とかなりますというメッセージを送ります。実際に患者さんがよくなるのを見てきたので、私たちは可能性を信じられるのです」とアラカレは言う。もちろん回復には長い時間がかかることもある――二年、三年、あるいは五年以上かかることも。精神病の症状が比較的早く緩和しても、治療チームは患者の「生きがいの発見」に力を注ぎ、対社会関係の修復をはかる。実はこちらの方がずっと大仕事なのだ。チームは患者や家族との面接を続け、治療が進んでくると、教師や将来の雇用者にセッションに参加してもらうこともある。「社会的つながりの修復」だとサロは言う。「家族や友人との『間《あいだ》』がもう一度、機能し始めるのです」。

オープン・ダイアログ・セラピーは、この一七年間で西ラップランドの「精神病患者の全体像」を塗り替えた。前述の一九九二年から九三年までの研究以降、初回エピソードから慢性的な入院に至る患者は一人もいない。この地域の精神医療費は、一九八〇年代から九〇年代にかけて三三パーセント減少した。今日、この地域の一人あたりの精神保健サービス費はフィンランドの全保健地区で最も少ない。高い回復率も維持している。トルニオは二〇〇二年から〇六年まで、精神病の初回エピソードに関する北欧諸国の多国間研究に参加したが、二年後の時点で、職場や学校に復帰した患者は八四パーセントで、抗精神病薬を服用する人はわずか二〇パーセントだった。何より注目に値するのは、統合失調症がこの地域から消えつつあることである。西ラップランドの人々は、この穏やかな治療スタイルに安心感を持っているので、もし愛する家族に精神病の最初の兆候が現れたら、すぐに病院（あるいは外来クリニック）に行く。その結果、現在では、初回エピソードの患者は一般に一カ月以内に症状が治まっているし、ごく初期の段階で治療を始めるので、統合失調症の発症にまで至る人は大変に少ない（診断は、症状が六カ月以上継続してから確定される）。西ラップランドの統合失調症の新規症例は年に二、三例だけで、一九八〇年代初期に比べると九〇パーセントの減少である。[15]

トルニオの成功は、ヨーロッパ諸国の精神保健の治療機関から注目を浴びた。この二〇年間では、ヨーロッパで他の二、三の団体が心理社会的ケアと神経遮断薬の限定的な投与の併用によって転帰が改善したと報告している。[16]「これは現実に起きていること」だとセイクラは言う。「机上の理論ではありません」。

ヘルシンキに戻る道すがら、一つの疑問が私の頭の中で渦巻いていた。なぜトルニオのグループ・セッションは、あれほど治療効果をあげているのだろうか。転帰研究の文献を読めば、神経遮断薬の限定的使用が有益であることは分かる。だがオープン・ダイアログ・セラピーのどこが患者を癒すのだろうか。

トルニオに滞在した二日間で、私はグループ・セッションに三回同席した。フィンランド語はわからなくても感情のトーンは伝わってきたし、会話の流れを観察することもできた。セッションでは、全員が輪になって座り、とてもリラックスした穏やかな雰囲気だった。発言の間にしばしば一瞬の沈黙が流れたが、それは次に話す人が考えをまとめる間《ま》になっていた。時々、笑い声もあがった。発言が途中で遮られるような場面はなく、長くしゃべりすぎる人もいない。声を荒げたり互いを責めたりすることもなく穏やかな会話が続き、家族も患者もセラピスト同士が話している時には、耳を澄ませて聞いていた。「ただアドバイスをもらうだけではなく、専門家が実際にどう考えているのか知りたいんです」とある親が言った。

だが、ただそれだけのことなのである。不思議なことに、ケロプダス病院のスタッフ自身ですら、なぜこうした会話に大きな治療効果があるのか、うまく説明できない。「激しい症状は消えていきます。でも、なぜそうなるのかは分かりません」と、サロは肩をすくめた。「ただ（オープン・ダイアログ・セラピーは）何かの作用をしているにちがいありません。効果が出ているのですから」。

天然の抗うつ薬

一八〇〇年代初め、アメリカ人は医学的な助言がほしい時は、スコットランドの医師ウィリアム・ブチャンの家庭医学書 *Domestic Medicine* を開いた。ブチャンは憂うつについて素朴だが有意義な治療法を記している。

患者はできるだけたくさん戸外で運動すべきである……こうした計画に食生活の厳格な節制を加えるなら、ただ患者を家の中に閉じ込めて薬漬けにするよりも、治療法としてはるかに理にかなっている。(17)

二〇〇〇年の時を経て、イギリスの医療関係当局はブチャンの助言の知恵深さを再発見した。二〇〇四年、イギリスの国民保健サービスの顧問機関である国立医療技術評価機構（National Institute for Health and Clinical Excellence: NICE）は、「抗うつ薬はリスク便益比の観点から、軽度のうつの初期治療には推奨できない」としている。むしろ医師は薬を使わないで治療し、「軽度のうつ病患者には年齢を問わず、構造化された指導付き運動プログラムのメリット」を推奨するべきだとしている。(18)

現在のイギリスの一般開業医は、運動を処方することができる。「うつ病治療としての運動には、確実な根拠があります」と、ロンドンに拠点を置き運動療法を推進している慈善団体、精神保健基金の事務局長アンドリュー・マクロッチは言う。「運動は不安も和らげます。自尊感情や肥満のコントロール、その他いろいろな面でプラスになる。とても幅広い効果があるのです」(19)。

運動の短期的な抗うつ効果については、六週間以内に「著しい改善」があり、効果の程度は「大」で、抑うつのある患者の七〇パーセントが運動プログラムに反応したという研究報告がある。「きわめて注目に値する成功率だ」と二〇〇八年にドイツの研究者は評価した。(20) 運動は長期的にも多くの「副効果」を生む。心臓血管機能や筋力を高め、血圧を下げ、認知機能を向上させる。熟睡できるようになり、性的機能も向上し、社会との関わりも深まる傾向がある。

デューク大学のジェームズ・ブルメンタールが二〇〇〇年に行った研究は、運動と薬物療法の併用が適切ではないことを明らかにした。この研究では、高齢のうつ病患者一五六人を無作為に三つのグループ（運動のグループ、抗うつ薬ゾロフトのグループ、運動とゾロフトのグループ）に分けた。一六週間後の時点では、運動のみのグループと他の二グループの間に差はなかった。(21) その

表６　抑うつに対する運動の長期的効果

最初の４カ月間の治療	４カ月後に寛解した患者の比率	寛解したが６カ月のフォローアップ期間に再発した患者の比率	10カ月後に抑うつのある患者の比率
ゾロフトのみ	69%	38%	52%
ゾロフトと運動療法	66%	31%	55%
運動療法のみ	60%	8%	30%

デューク大の研究者によるこの研究では、高齢のうつ病患者に３通りの方法で16週間の治療を行い、その後６カ月フォローアップした。後半の６カ月間では、運動療法のみの患者の再発率が最も低く、グループとしても、10カ月後にうつ症状のある人の比率がずっと低かった。

出典：Babyak, M. “Exercise treatment for major depression.” *Psychosomatic Medicine* 62（2000）：633-38. 100-11.

後、患者に自由に治療を選択させ、さらに六カ月追跡した。六カ月後、最も良好な状態だったのは、最初に運動療法だけを行った患者だった。一六週間後の時点で良好な状態だった患者のうち、フォローアップ期間に再発した人はわずか八パーセントで、全期間（一〇カ月）終了時点で、運動のみを行ったグループの七〇パーセントは症状が消えていた。ゾロフトを服用した二つのグループでは、一六週間後の時点で良好だった患者の三〇パーセント以上が再発し、研究終了時には、症状のない人は五〇パーセント未満だった。「ゾロフトと運動」のグループと「ゾロフトのみ」のグループの差はなく、ゾロフトが運動の効果を無効化したと考えられる。「これは予想外の結果だった。運動と薬物の併用は、むしろ相乗効果を生むと推測されていたからである」とブルメンタールは述べた(22)。

二〇〇三年、精神保健基金はうつ病治療に運動を推奨するキャンペーンを始めたが、イギリスでは既に一般開業医が糖尿病・高血圧・骨粗しょう症・その他の身体症状に運動を「処方」していたので、それを活用することにした。運動療法を実施するには、医療者と地域のＹＭＣＡや体育館やレクリエーション施設との提携が必要だが、既にそのような「運動委託計画」が存在していたので、あとは一般開業医に抑うつのある患者にも運動を処方するよう働きかけさえすればよかった。現在、イギリスの一般開業医の二〇パーセント以上（二〇〇四年の四倍）は、抑うつのある患者にしばしば運動療法を処方している。

運動療法の「処方箋」では、一般に二四週間の治療期間が設定されている。専門的な運動指導員が患者のフィットネス（健康状態）を評価し、適切な「活動計画」を立てる。患者は提携先のＹＭＣＡや体育館の割引券や無料利用券を支給され、運動器具を使ったトレーニング、水泳、その他様々な運動のクラスに参加する。「グリーン・ジム」を利用できる運動委託計画も少なくない。そうした屋外プログラムには、グループ・ウォーキング、屋外ストレッチ、環境保護活動のボランティア（地域の林地の管理、歩道の補修、コミュニティ・ガーデン作りなど）などがある。六カ月の治療期間を通して、専門的な運動指導員が患者の健康状態と進歩をチェックする。

予想できるように、患者は「運動療法」がとても助けになったと感じている。運動を通して自分で「回復をコントロール」できるようになり、自分は病気の「被害者」だとは思わなくなったという報告が、精神保健基金に寄せられている。自信と自尊感情が向上し、精神的な落ち着きや活力が出てきて、治療の焦点が「病気」から「健康」へと移行したのだ。「医療の先人たちがこの治療法を見ても、何一つ驚かないでしょうね」とマクロッチは言う。「『科学はちっとも進んでいないじゃないか。食事と運動だって？　そのどこが新しいというのだ』と言うのではないでしょうか。もし彼らがタイムマシンに乗ってここに現れたら、何千年も前から言っていることなのに、こいつらは頭がおかしいのか、と思うことでしょう」。

この子たちは凄い

カリフォルニア州北部のサンリアンドロにあるセネカ・センターは、重度の精神障害のある子どもが最後にたどり着く終着駅である。入所しているのは五歳から一三歳までの子どもで、大抵、いくつかの里親家庭を転々とし、何度も入院を繰り返している。彼らの態度や行動があまりに扱いにくいので、どの里親も病院も二度と引き受けたがらない。カリフォルニア州の行政用語で、彼らは「レベル14」児童と呼ばれている。それは最も深刻な問題のある児童の呼称なのだが、センターの子どもは既に他のレベル14の施設を退所してきているので、「レベル14++」児童とでも呼ぶべきだろう。郡はセネカ・センターに、子ども一人につき月々一万五〇〇〇ドルを支給している。当然ながら、大半の子どもは入所時点で、強力な薬のカクテルを服用している。「すっかり薬漬けになって、一日の大半は眠っている状態です」と、入所施設の責任者、キム・ウェインは言った。(23)

だがそこから、子どもたちの生活は劇的に変化していく。

二〇〇九年夏、私はセネカ・センターに二カ所ある年少児用ホームの一つを訪ねた。中の様子はというと——ヘッドフォンをした黒人の少女が、人気歌手ジョーダン・スパークスの歌を口ずさんでいる。キッチンテーブルでは、少し年長の黒人の少女がアルバムをめくっている。最近、皆でディズニーランドに行った時のものだ。テーブルには黒人の少年も二人いて、じゃれあいながら、どちらがコップの水を先に飲みほすか競争している。長椅子には白人の少女が腰かけている。ホームの六人目の子どもは、後で知ったが、水泳の練習に出かけていたらしい。ヘッドフォンの少女はアカペラで歌っていたが（それもとても上手く）、私がスパークスの歌を知っていたからなのか、アルバムの少女が私をボブ・マーリー訳注(1)と呼び始めた。時々、誰かが笑い声を立てる。

「子どもたちは薬をやめたことを、とても喜んでいます」とセラピストのカーリ・サンドストロームが言った。「それぞれの個性が戻ってきます。人間に戻れたのです」。

セネカ・センターの二つのホームは、郡や州の管理下で、重度の問題のある子どもが精神科治療薬を使わずに治療を受けている最後の入所施設かもしれない。実際、児童精神医学関係者のほとんどは、薬を使わない治療は倫理にもとると考えている。「『もしあなたのお子さんが病気だったら、治すための薬を飲ませないのか』と言われます」と、セネカ・センターの設立者でCEOのケン・ベリックは言う。約七〇〇人のスタッフを擁し、カリフォルニア州北部の問題のある子どもと青年二〇〇〇人に種々のサービスを提供するこのセンターにおいても、この入所プログラムは異色なのだ。

一九八五年にセンターを開設したとき、ベリックらは、薬を「控えめ」に使い、「行動統制」を目的とした使用をしない精神科医を顧問に迎えることを望んだ。薬をよく使う医師もいればそうでもない医師もいたが、一九八七年、入所プログラムを監督するためにトニー・スタントンを採用したことが転機となった。スタントンは一九六〇年代に、子どもの精神保健における「環境の重要性」を強調するサンフランシスコのラングレー・ポーター病院で研修を受けた。彼自身も独自の「愛着理論」から、情緒的人間関係が子どもの心身の健康に大切であることを確信していた。スタントンは一九七〇年代後半、郡立病院の児童精神科病棟の責任者だったとき、子ども一人ひとりに「メンター」をつけた。薬物治療は行わなかったが、多くの子どもはメンターになつき、「開花した」。

「この体験から、生きた治療の原理を知りました」とスタントンは言う。「人は他の誰かとつながっていなければ、自分を統合することはできない。薬漬けになったら、そのつながりを作れないのです」。

スタントンは、セネカ・センターの入所プログラムに新しい子どもを受け入れるとき、その子どもの「どこが悪いのか」ではなく「その子に何が起きたか」に注目する。社会福祉機関、学校、その他の機関から子どものあらゆるデータを取り寄せ、八時間から一〇時間かけて「ライフ・チャート」を作成する。予想に違わず、そのチャートからは性的虐待や身体的虐待、凄まじいまでのネグレクトを受けた過去が浮かび上がってくる。また薬物治療の経過をたどり、どの薬を服用した後にどう行動が変化したかを調べる。そもそもセネカ・センターに来る子どもには深刻な情緒の混乱があるが、治療歴を見ると、精神科治療によって行動が悪化していることが分かってくる。「『今度はこの子にリスパダールを試したいのですが』と言われたら、『このチャートで、以前、何が起きたか見てください。この子のためになるとは思えません』と答えます」とスタントンは言った。

通常、子どもたちは入所の時点でカクテルを服用しており、薬から離脱するのに一、二カ月かかることがある。彼らは薬が必要だと教え込まれてきたので、離脱を不安がることがままある。「『薬をやめるだって？　こんなプログラム、ぶち壊してやる』と子どもに言われたこともあります」とスタントンは言った。実際、しばらくは攻撃的になることが多く、しばしば「身体的抑制」をせざるをえないこともある（スタッフは子どもを「安全に」抑制する訓練を受けている）。だが通常、行動の問題はだんだん減り、離脱の過程が終わる頃には、子どもたちは「生気を取り戻す」という。

「それはもう、目を見張るほどです」とキム・ウェインは言う。「子どもは大抵、ここに来た時はうなだれていて、無気力で、表情が乏しくて、ほとんど何にも関わろうとしません。こちらの言うことも通じません。でも薬をやめると、関わりを持てるようになって、その子らしさが見えてきます。その子の個性やユーモア感覚とか、やりたいことが分かってくるんです。しばらくは身体的抑制が必要なこともありますが、私はそうするだけのことはあると思っています」。

子どもは薬から離脱すると、自分自身を見る目が変わってくる。自分で行動をコントロールできることが分かって「主体性」が生まれるのだと、スタントンは言う。セネカ・センターでは、行動修正の技法で自己コントロールを訓練する。子どもは明確に定義されたルールに常に従うこととされ、トイレや寝室に行く時には許可を求め、ルールを破れば「タイムアウト」になったり特権を取り上げられたりする。だがスタッフが重視するのは良い行動の強化で、言葉でほめたりいろいろなかたちでご褒美を出したりする。子どもは自分の部屋を掃除し、日常の小さな仕事をまかされ、時には夕食の準備を手伝うこともある。

「自分のことは自分でやるという感覚を身につけ、自分の行動に責任を持つことが、生活の中心的な課題です」とスタントンは言う。「ここにいる間に身につくのはほんのわずかなことかもしれません。でもうまくいけば『僕にはこれができる。自分のことも自分の人生もちゃんとコントロールしたい』という感覚が育まれます。自分にはその力があると思えるようになるのです」。

さらに重要なのは、薬から離脱すると、子どもとスタッフとの間に情緒的な絆を形成しやすくなることである。子どもはそれまでの人生で拒絶しか知らないので、自分は愛される価値があると信じられるような人間関係を築くことが必須の課題である。そういう人間関係ができると、子どもの「内的なナラティブ」が「僕は悪い子だ」から「僕はいい子だ」へと変化する。

「入所した時の子どもは、『どうせ、あたしなんてヘンな子なんだ。すぐに嫌われて追い出されるに決まってる。それなら一番悪い子になってやる』と思っています」と、セラピストのジュリー・キムは言う。「ところがその子たちが（情緒的な）愛着関係を築こうとするようになるのです。感動せずにはいられません。人間関係には子どもを変える力があるんです。ここに来た時にはとても手に負えないように見えても、最初は全然、進歩がなくても、やがて変わっていくんです」。

キムも他のスタッフも、入所施設を卒業して普通の学校に戻り、元気に暮らしている子どもの実例を挙げることはできるが、センターとしては退所した子どもの長期的フォローアップ調査は行っていない。センターの統計的情報から分かる入所施設の効果は次のことだけである。一九九五年から二〇〇六年までに二二五人の子どもがホームで生活したが、ほぼ全員が、より困難度の低いグループホームや里親家庭に移ったか、実家に戻ることができた。セネカ・センターで過ごした時間は、少なくとも彼らの人生の方向を変えたのだ。だが、その方向に進み続けるかどうかといえば、あまり楽観的にはなれない。彼らの情緒的・行動的問題は完全になくなったわけではないし、退所した子どものかなり多くが――おそらくほとんどが――再び、薬物治療を受けるようになる。それが標準である世界に戻るからだ。セネカ・センターで過ごす時間は、「この子はどこが悪いのか」としか問いかけてこない社会から解放されるつかの間のオアシスなのかもしれない。そうなると、薬を使用しないという施設方針の「メリット」の有無は、未来よりも現在の状態に目を注いで、しばしの間「生気を取り戻し」て体いっぱいに世界を感じられるようになった子どもたちの姿を見て評価すべきだろう。

私は二日間の訪問で、特に三人の子どもと触れ合うことができた。一人は一二歳の少年で、ここではスティーブと呼ぶ。スティーブが一年前にセネカ・センターにやって来たとき、あまりに自己破壊的で自殺的な癖がたくさんあるので、医師は頭を打ちつけるエピソードで脳がダメージを受けたのではないかと思ったほどだった。だが入所後、スティーブは施設の男性スタッフの一人、ステイシーにとてもよくなついた。インタビューでは、スティーブはどっかり椅子に腰を下ろすとニコッと笑い、すぐさま会話を独り占めしてしまった。「薬は大嫌いだよ。ものすごくかったるくなるから」とスティーブは言った。それからカメの回遊の話や施設の周辺に出没するアライグマのこと、スティシーとマクドナルドに行った時のこと、地震対策として何をすべきかということまで、ひとしきりしゃべった。だがそれはまだ序の口で、その後は、彼が構想を練っている「サム・デューンとロックの冒険」というマンガの話になった。そのマンガには、頭がおかしくならないために薬を飲まなくてはならない人物をはじめ、たくさんの「善玉と悪玉」が登場する。スティーブは一時間以上、独演を繰り広げたが、後で聞いたところによると、スティーブは「すっごく寒い」インタビューだったとうれしそうに報告したそうだ。もちろんそれは「クール」を超える大満足という意味である。

またロス・レイエスにあるホームでは、ライラ（アカペラで歌っていた女の子）とタキーシャという二人の黒人少女にも出会った。彼女たちの「ライフ・チャート」から分かる過去は、悪夢としか言いようがなかった。とくにタキーシャの方は悲惨だった。二〇〇六年に七歳でセネカ・センターに入所した時の彼女は、妄想があり、警戒心と猜疑心が強く、非協力的で、薬で鎮静させていると記されていた。私は彼女たちとキッチンテーブルで三〇分ぐらい、スター発掘番組『アメリカン・アイドル』の話やディズニーランドに行った時の話をしたが、その後、タキーシャが外に出てフットボールでキャッチボールをしようと提案した。しばらくキャッチボールに興じた後、タキーシャは自転車で外を走る許可をもらってきた。ただし左右の数軒先の家までだ。通りに出る前に、突然、彼女はキキーッとブレーキを踏んだ。「バーガーキングに行ってくるね。何が食べたい？」。そして数秒後、特大サイズのバーガー、フライドポテト、コカコーラの入った袋を抱えたつもりになって、意気揚々と戻ってきた。私も五ドルを渡すそぶりをし、おつりを頼んだ。別れ際に、ライラが私に抱きついてきた。タキーシャはというと、大急ぎで自分の部屋に何かを探しに行ったかと思うと、ガムの箱を私に差し出した。箱から突き出した一枚は、金属製のように見えた。

ピリッと軽く電気が走ってたじろぐ私に、ライラは「ただのガムだよ！」とキャッキャッと笑い声を立てた。

翌日、私は授業を見学した。教師や何人かの助手と少し話したが、彼らは口々にこう言った。「この子たちは凄いですよ。ここはいい場所です。薬を飲ませて服従させることもできるでしょうが、それが何のためになるでしょう。ここはいい場所です」。私は顧問精神科医のトニー・スタントンと一緒に見学したが、しばらくして私たちの存在がライラにもタキーシャにもジレンマになっているのが分かった。授業に集中しなくてはいけないし、そうしないとタイムアウトになることも分かっているのだが（絶えず、誰かがタイムアウトのコーナーに向かっていた）、それでも私たちに接触したくてしかたがないようだ。私たちは流しのそばに座っていたので、しまいには二人とも口実を作って手を洗いに来た。ライラは席に戻る前に、ハイタッチをしたが、もちろんこれはルール違反である。タキーシャの方は、私の横を通り過ぎながら「ボブ・マーリー、こんなとこで何やってんの」と囁いた。

これ以上強力な転帰データはあるまいと、そのとき私は思った。

計画段階の試み

精神医学も他の医学分野も「根拠に基づく」治療を標榜する。本章で紹介したどの解決策もこの基準にかなっている。精神科治療薬は慎重に使用すべきというデビッド・ヒーリーの信念も、トルニオのオープン・ダイアログ・セラピーも、軽度から中度のうつ病の最初の治療として運動療法を処方することも、全て正当な科学に根ざしている。トニー・スタントンの方針である薬物離脱もそうだ。これまで見てきたように、刺激薬や抗うつ薬、抗精神病薬を投与された子どもの長期的な転帰は悪化することが多く、カクテルの服用にまで至った子どもは医原病に悩まされることがままある。薬が病気の原因だとも言えるのだから、トニー・スタントンがセネカ・センターの子どもを薬から離脱させるのは、実質的には「病気」の治療なのである。この治療の効果は、子どもたちが「生気を取り戻した」というスタッフの所見の裏付け通りである。

それを踏まえて、離脱過程の研究から生まれたメインストリームの成人薬物離脱プログラムがあれば、大いに有益だろう。離脱はどのぐらいのペースで進めるべきか。離脱後、脳が「正常な機能を回復する」のにどれだけの期間がかかるのか。また回復できるのか。神経フィードバックのメカニズムはリセットできるのか。シナプス前ニューロンの神経伝達物質の分泌量や受容体の密度は正常に戻るのか。精神医学は半世紀以上も向精神薬を使用してきたが、まだこうした問いに基本的に答えられていない。それどころか、薬を止めたい人は自力で試みるしかなく、インターネットや同病者の様々なネットワークを通して情報交換をしているのが現状だ。

だが二〇〇九年秋、マサチューセッツ東部・中部の大規模な精神保健サービス事業者であるアドボケイツ社が、薬物離脱研究の構想を立てた。アドボケイツ社は精神医学的問題のある人々数千人にサービスを提供しているが、二〇〇八年に「新しいアイディア」を利用者から募ったところ、多くの人が希望リストの筆頭に薬物離脱を挙げた。回復およびピアサポート・サービス部長のキース・スコットは言う。「『もし、家とかサービスとか大切な人との関係を失う心配なしに、薬の離脱を試せるような場所があったら、どんなにいいか』という声が多く寄せられました。それは至極当然な願いに思えたのです[24]」。

アドボケイツ社の医療部長でハーバード大学医学部精神科臨床助教授でもあるクリス・ゴードンは、州政府の精神保健部か連邦機関から助成金を獲得したいと考えている。このアドボケイツ社の「薬物削減・除去」研究では、医療的支援と社会的支援の両方を患者に提供する計画だ。また離脱の過程で患者が苦しみ始めたとき、投薬を再開せずに乗り越える方法を探ってみたいと、ゴードンは話す。被験者は五年間追跡し、長期的な転帰の概観をつかみたいと言う。

この計画のある動機づけは、精神病患者が同年代の人よりも二五年も早く死亡しているという事実、そして非定型抗精神病薬が明らかに代謝機能不全を引き起こし短命に関係しているという事実だと、ゴードンは言う。「ずっとそれを目の当たりにしてきました。私たちが直接知り、治療した人があまりに若くして亡くなるのを、いやと言うほど見てきたのです[25]」。

アラスカ・プロジェクト

もし今のアメリカで「システムの変革」のために最も尽力している人の名を一人挙げるとすれば、アラスカ州の弁護士、ジム・ゴットスタインを選ぶだろう。一九七八年にハーバード大学法科大学院を卒業した彼は、一九八〇年代に躁病の発作で二度入院したことがある。そうした個人的体験から、この社会で精神病を抱える人々の苦境を改善するために闘うことが、彼のライフワークになった。

一九八〇年代から九〇年代にかけて、ゴットスタインは他の弁護士らと共に、州を相手取ったアラスカ精神保健協会の大きな訴訟に関わった。事の起こりは、一九五六年に連邦議会がアラスカ準州に対し、連邦保有の一等地一〇〇万エーカー[訳注(2)]を精神保健プログラム用の資産とすることを許可したにもかかわらず、一九七八年にアラスカ州議会がこの土地を「一般交付金用地」に指定し、精神病患者への福祉をなおざりにしたことにある。ゴットスタインに言わせると、州は実質的に、この土地を「盗んだ」のである。彼は他の弁護士と共に和解金一一億ドルの交渉をした[26]。その結果、州は新設の精神保健信託公社に二億ドルと約一〇〇万エーカーの土地を譲渡し、信託公社は議会の承認がなくても、適宜、この資金を使用できることになった。

二〇〇二年、ゴットスタインはＮＰＯ団体、サイキライツ（PsychRights）を創設し、最初の活動として「広報」キャンペーンに取り組んだ。様々な講師をアンカレッジに招き、抗精神病薬の転帰に関して、裁判官、弁護士、精神科医、一般の人々を対象に講演を開いた。[*1] こうした講演は、薬の強制投与に関する州の権利を問い直す訴訟や、神経遮断薬を望まない患者のためにソテリアのような施設を創設するよう精神保健信託公社に資金援助を訴えるロビー活動の土台作りになると、ゴットスタインは考えた。

「薬は効果があるものだ、正常な判断力があれば薬は自分のためになると分かるはずだ、というのが世間一般の認識なのです」とゴットスタインは言った。「しかし、薬が必ずしも益になるとは限らなくて、むしろ大きなリスクもあることを、裁判官や弁護士が理解してくれたら、彼らは患者の治療を拒否する権利を尊重するようになるでしょう。同じように、もし一般の人々が、ソテリアのように薬を使用せずに効果をあげている治療法があることを知れば、そうした選択肢を支持するようになると思いませんか」。

精神病患者の強制治療に関する州判例法は、一九七〇年代後半にまで遡る。一般的には、州最高裁は患者の治療を拒む権利を認めていたが（緊急事態を除く）、抗精神病薬は「精神疾患の医学的に有効な治療」だと理解されていたので、病院は裁判所に強制治療の認可を申請することができた。審問になると、病院側は正常な判断力のある人なら「医学的に有効な治療」を拒んだりしないと訴え、裁判所は患者に薬の服用を命じるのが常だった。[27] だが二〇〇三年、ゴットスタインはフェイス・マイヤーズという女性の代理人として薬の強制に関する訴訟を起こし、抗精神病薬

＊1　十分な開示のために報告するが、私もいくつかのイベントで講演をした。

の服用が彼女の医療面での最善の利益であることを州は示せないと主張して、薬物治療を裁判の場で問い直した。ゴットスタインは専門家証人としてローレン・モッシャーと転帰研究の文献に詳しい精神科医グレース・ジャクソンを召喚し、神経遮断薬が長期的な転帰を悪化させる可能性があることを示す数々の研究論文を提出した。

科学文献を熟読したアラスカ州最高裁は、二〇〇六年、サイキライツに画期的な勝利判決を与えた。判決文には「向精神薬は患者の心身に重大で永続的な悪影響を及ぼすことがある」し、薬は「数々の破壊的な副作用を引き起こす可能性があることが知られている」と述べている。このようにして、この「マイヤーズ対アラスカ精神病院訴訟」では、薬物治療を強制できるのは、裁判所が「明白で説得力のある証拠によって、提案された治療が患者の最善の利益であり、より侵襲的でない治療法が行えないことが明らかであると判断した場合」に限るという裁定が下った[28]。アラスカ州の判例法では、もはや抗精神病薬は必ず精神病患者を救う治療法とは見なされていない。

二〇〇四年、ゴットスタインは、一九七〇年代にローレン・モッシャーがソテリア・プロジェクトで実践したようなケアを行う施設をアンカレッジに建てるための資金援助を、精神保健信託公社に訴え始めた。この時も、彼は説得力のある科学文献に依拠して主張し、ついに二〇〇九年夏、都心から南に数マイルのところに七床のソテリア・ホームがオープンした。このプロジェクトの責任者スーザン・ムサンテは、かつてニューメキシコ大学精神保健センターの精神科リハビリテーション・プログラムを指導した経験を持つ。また顧問精神科医のアーロン・ウォルフは、アラスカの精神医学界で尊敬を集めている医師である。

「まだ短期間しか薬物治療を受けていない若年層を受け入れたいと考えています。薬からの離脱と回復を支援することによって、病気の慢性化を防ぎたいのです」とムサンテは言う。「私たちの望みは患者さんが回復すること。職場や学校に復帰し、年齢相応に行動できるようになることです。もう一度、夢を抱き、夢を追いかけるのを支援するのが、私たちの仕事です。ＳＳＩやＳＳＤＩに頼る生活に送り込むことではないのです」[29]。

ゴットスタインは今、連邦レベルの訴訟を視野に入れている。彼はアラスカで里子や貧困層の子どもに対する薬物治療（貧困層はメディケイドの扱い）を問い直す訴訟をいくつか手がけているが、最終的にはそのうちのどれかを連邦最高裁に上訴したいと考えている。彼は、この問題は適正な法的手続きを経ずに子どもの自由を奪うという、アメリカ合衆国憲法修正条項第一四条に抵触する問題だととらえている[訳注(3)]。こうした訴訟の核心には、ある科学的な疑問がある。子どもたちは、本当にその子の益になる薬を与えられているのか、それとも長期的被害を引き起こす鎮静薬を飲まされているのだろうか。

「私はこうした訴訟を『ブラウン対教育委員会訴訟』になぞらえているのです」[訳注(4)]とゴットスタインは言う。「判決前のアメリカでは、人種別に分離してもかまわないという考えが、広く受け入れられていました。以前に最高裁が分離は合憲としたからです。ところが、『ブラウン対教育委員会訴訟』で違憲判決が出た。すると一般の人々の認識ががらりと変わったのです。今日、分離してよいという人は誰もいません。この活動もそのようになることが、私のビジョンです」。

そして私たちは

社会の人々は、医療の専門家があらゆる種類の疾患や病気について、できるかぎり良い治療を開発してくれると信じている。その役割において、嘘はつかないと思っている。ところが、この国に発生した精神病による障害という流行病を食い止める方策を探すとき、残念ながら、私たちは精神医学の専門家がその任を果たせると信じることができない。

過去二五年間、精神医学界の主流派は誤った筋書きを私たちに語り続けてきた。統合失調症、うつ病、双極性障害が脳の疾患であることは既知の事実だと言いながら、マインドフリーダムのハンストで露呈したように、それを実証する科学的研究を何一つ示すことができない。また精神科治療薬は脳内の化学物質のアンバランスを修復するという説にしても、数十年の研究の積み重ねにもかかわらず証明されていない。プロザックや他の第二世代の向精神薬が第一世代よりもずっと良質で安全だという主張にしろ、臨床研究からは、一切そうした結果は出ていない。何より彼らは、薬が長期的な転帰を悪化させることを私たちに教えなかったのだ。

もし嘘や隠し立てがなければ、流行病はとっくの昔に防げていたかもしれない。長期的な転帰が一般に公開され議論されていれば、社会に警鐘を鳴らすことができただろう。ところが精神医学界が薬のイメージを守る筋書きに固執したので、とんでもなく大きな惨禍を生む結果になった。現在、アメリカでは、六五歳未満の成人四〇〇万人が精神病による障害によって、ＳＳＩまたは

SSDIの給付を受けている。また若年成人（一八歳から二六歳）の一五人に一人に、精神病による「機能的障害」がある。そして毎日、約二五〇人の子どもたちが精神病を理由に、新たにSSIに登録されている。こうした衝撃的な数字にもかかわらず、流行病を生むシステムは相変わらず稼動し続けている。今やこの国では二歳児が双極性障害の「治療」を受けているのだ。

本章の最初で触れたように、マインドフリーダムの六人は、この流行病を食い止めるためになすべきことを示してくれた。私たちは、本書で紹介した長期的な転帰に関する文献を熟読し、NIMHやNAMI、APA、そして精神科治療薬を処方する全ての医師に、こうした文献が投げかける多くの疑問に答えるよう求めるべきである。つまり、私たちには誠実な科学的議論が必要なのである。精神障害の生物学要因や、薬の実際の作用や、薬が病気の慢性化を招くリスクなどについて、私たちは本当に分かっていることを話し合う必要がある。もしそんな議論が実現したら、必ず変化は生まれるだろう。社会は薬物によらない治療を歓迎し促進するようになるだろう。医師はもっと限定的に慎重に薬を処方するようになる。また強力なカクテルを里子に飲ませることや、それが医療であるかのようにとりつくろうことも止めさせることができる。すなわち、「薬物療法革命」にまつわる社会的妄想は消え失せ、正しい科学がよりよい未来への道を照らしてくれるだろう。

【訳注】

（1） ジャマイカのミュージシャン。

（２）　四万四七〇〇ヘクタール。
（３）　修正条項第一四条には、適正手続や平等保護の条項が含まれている。
（４）　一九五四年、公立学校の人種分離を違憲とする画期的判決が下され、公民権運動に大きな影響を与えた裁判。

【注】

（１）　MindFreedom, "Original statement by the fast for freedom in mental health," July 28, 2003.
（２）　James Scully から David Oaks への書簡、二〇〇三年八月一二日。
（３）　MindFreedom 科学者パネルから James Scully への書簡、二〇〇三年八月二二日。
（４）　"diagnosis and treatment of mental disorders" に関するＡＰＡの声名、二〇〇三年九月二六日。
（５）　MindFreedom 科学者パネルから James Scully への書簡、二〇〇三年一二月一五日。
（６）　David Oaks へのインタビュー、二〇〇九年一〇月四日。
（７）　J. Modrow, *How to Become a Schizophrenic* (Seattle: Apollyon Press, 1992), ix.
（８）　ウェールズ、バンゴールでの David Healy へのインタビュー、二〇〇九年九月四日。
（９）　D. Healy, "Psychiatric bed utilization," *Psychological Medicine* 31 (2001) : 779-90; D. Healy, "Service utilization in 1896 and 1996," *History of Psychiatry* 16 (2005) : 37-41. 一八七五－一九二四年および一九九四－二〇〇三年の初回エピソード精神病の再入院率に関する未発表データ。
（10）　フィンランド、トゥルクにおける Yrjö Alanen, Jukka Aaltonen および Viljo Räkköläinen へのインタビュー、二〇〇九年九月七日。
（11）　V. Lehtinen, " Two-year outcome in first-episode psychosis treated according to an integrated model," *European Psychiatry* 15 (2000) : 312-20.

(12) フィンランド、ユバスキュラにおける Jaakko Seikkula へのインタビュー、二〇〇九年九月九日。
(13) J. Seikkula, "Five year experience of first-episode nonaffective psychosis in opendialogue approach," *Psychotherapy Research* 16 (2006) : 214-28. 以下も参照。J. Seikkula, "A two-year follow-up on open dialogue treatment in first episode psychosis," *Society of Clinical Psychology* 10 (2000) : 20-29; J. Seikkula, "Open dialogue, good and poor outcome," *Journal of Constructivist Psychology* 14 (2002) : 267-86; J. Seikkula, "Open dialogue approach: treatment principles and preliminary results of a two-year follow-up on first episode schizophrenia," *Ethical Human Sciences Services* 5 (2003) : 163-82.
(14) フィンランド、トルニオ、ケロプダス病院の職員へのインタビュー、二〇〇九年九月一〇日および一一日。
(15) 二〇〇二～〇六年の研究の結果と西ラップランドの精神科医療費は、ヤーコ・セイクラおよびビルギッタ・アラカレへのインタビューより。前掲書のセイクラ発表の論文も参照。
(16) J. Cullberg, "Integrating intensive psychosocial therapy and low dose medical treatment in a total material of first episode psychotic patients compared to treatment as usual," *Medical Archives* 53 (1999) : 167-70.
(17) W. Buchan, *Domestic Medicine* (Boston: Otis, Broaders, and Co., 1846), 307.
(18) National Institute for Health and Clinical Excellence, "Depression," December 2004.
(19) ロンドンでの Andrew McCulloch へのインタビュー、二〇〇九年九月三日。
(20) F. Dimeo, "Benefits from aerobic exercise in patients with major depression," *British Journal of Sports Medicine* 35 (2001) : 114-17; K. Knubben, "A randomized, controlled study on the effects of a short-term endurance training programme in patients with major depression," *British Journal of Sports Medicine* 41 (2007) : 29-33; A. Ströhle, "Physical activity, exercise, depression and anxiety disorders," *Journal of Neural Transmission* 116 (2009) : 777-84.

(21) J. Blumenthal, "Effects of exercise training on older patients with major depression," *Archives of Internal Medicine* 159 (1999) : 2349–56.
(22) Ibid.
(23) カリフォルニア州サンリアンドロ、セネカ・センターでの Tony Stanton と職員へのインタビュー、二〇〇九年七月一三日および一四日。
(24) マサチューセッツ州、フラミンガムでの Keith Scott および Chris Gordon へのインタビュー、二〇〇九年一〇月一日。
(25) Ibid.
(26) アラスカ州アンカレッジでの Jim Gottstein へのインタビュー、二〇〇九年五月一〇日。
(27) M. Ford, "The psychiatrist's double bind," *American Journal of Psychiatry* 137 (1980) : 332–39.
(28) マイヤーズ対アラスカ精神病院訴訟（*Myers v. Alaska Psychiatric Institute*）、アラスカ州最高裁 No. S-11021。
(29) アラスカ州アンカレッジでの Susan Musante へのインタビュー、二〇〇九年五月一〇日。

エピローグ
Epilogue

「望まれざる真実を敢えて公表しようとする者は少ない」

――エドウィン・パーシー・ウィップル（一八六六年）[1]

本書には、読者を後味の悪い気分にさせる科学の歴史が綴られている。アメリカ社会では、精神科治療薬が精神疾患の治療に「革命的」進歩をもたらしたと信じられているのに、この本には、薬が原因で人生を台無しにする精神疾患が蔓延した経緯が語られている。言うなれば、世間では美しい女性と思われていたのに、本書に促されて視点を変えたら老婆に見えたようなものだ。社会の一般通念とかけ離れた信念を持つのは、決して容易なことではない。まして今回の場合、進歩をもたらした薬物療法という筋書きを披露しているのが、ＡＰＡ、ＮＩＭＨ、ハーバード大学医学部をはじめ一流大学の精神科医といった他ならぬ医学界の権威であるため、反論するのは一層難しい。この問題で一般通念に異を唱えるのは、地球平面説[訳注(1)]を大真面目で信奉するに等しいことだろう。

けれど本書で語られた歴史にいまだ疑念を抱いている方のために、最後にもう一つのエピソードを紹介したい。それに目を通してから、先ほどの喩えを使えばこの「地球平面説」を信じるかどうか、みなさん自身が判断してくだされぱよい。

私はフィンランドにあるユヴァスキュラ大学のヤーコ・セイクラにインタビューした後、抗精神病薬の歴史について彼の同僚数人に簡単に説明してくれるよう頼まれた。セイクラをはじめ、トルニオにあるケロプラス病院の医師たちは今のところ、薬のせいで長期的に精神病症状が悪化するという理由で、抗精神病薬の使用に慎重になったりはしていないという。だが実際には、多くの患者は薬を使わない方が転帰が良いことを、彼ら自身も確認していた。従って、私がセイクラの同僚たちに話をしたとき、抗精神病薬は症状を慢性化させるおそれがあるという説は、彼らがこれまでほとんど考えてこなかった主張だったのだ。私の話を最後まで聞いてから、彼らの一人が、抗うつ薬についても同じことが言えるのかとたずねた。彼らはそれまで、フィンランドにおけるうつ病患者の長期的な転帰を研究し、薬の服用の有無も詳しく記録してきた。だが、その研究結果を見て彼ら自身も驚いたのだという。

さて、読者のみなさんは、彼らが一体どんな結果を目にしたと思われるだろうか？　そしてその結果を聞いて、みなさん自身は果たして驚かれるだろうか？

【訳注】

（1）地球が球体ではなく、平面体であるという考え方。

【注】

（1） E. whipple, *Character and Characteristic Men* (Boston: Ticknor & Fields, 1866). 1.

謝辞
Acknowledgments

本書の執筆に着手した際、私はインタビューする「患者」を探すため様々な「消費者」団体のリーダーに連絡をとった。多様な診断名を持つ幅広い年齢層の人に話を聞きたかったのだ。やがて私に話をしてくれるという一〇〇人以上の人のリストができた。インタビュー対象を探すのに協力してくださった全ての方々、および自分の人生を語ってくださった全ての方々に深く感謝する。本書に名前を挙げた人に加え、以下の皆さんに謝意を表したい。カミーユ・サントロ、ジム・ライ、サラ・スターンバーグ、モニカ・カッサーニ、ブレンダ・デイビス、ローレン・テニー、シェリル・スティーブンス、エレン・リバーセッジ、ハワード・トラックマン、ジェニファー・キンジー、キャスリン・カシオ、ショーナ・レイノルズ、マギー・マクルール、ルネ・ラプリューム、チャヤ・グロスバーグ、ライル・マーフィー、オリックス・コーエン、ウィル・ホール、イブリン・カウフマン、ダイアン・ドラゴン、メリッサ・パーカー、アマンダ・グリーン、ニッキ・グラッサー、スタン・ケイバース、シンディ・ヴォット、エヴァ・デック、デニス・ウェセル、ダイアナ・ペトラコス、バート・コフマン、ジャニス・ソレンセン、ジョー・カールソン、リック・ウィンケル、パット・リッサー、スーザン・ホフマン、レス・クック、エイミー・フィロ、ベンジャミン・バセット、アンティ・セパラ、クリス・ラブルシアーノ、カーミット・コール、デビッド・オークス、ダービー・ペニー、マイケル・ギルバート。

どこへ出かけても、インタビューした方々は十分に時間を割いてくださった。シラキュースでは、グウェン・オーツ、ショーン・オーツ、ジェイソン・スミス、ケリー・スミスの各氏が私を自宅に招いてくださった。カリフォルニア州では、トニー・スタントンがセネカ・センターの管理責任者、スタッフ、子どもたちとの二日間のインタビューを手配してくれた。本企画を通じてデビッド・ヒーリーが私からの様々な質問に答えてくれ、ノースウェールズでインタビューを実施した際は、妻のヘレンと共に私を手厚くもてなしてくれた。フィンランドでは、オープン・ダイアログ・セラピーの考案者のみなさんと一週間を共に過ごした。フィンランド訪問を実現させてくれたユリエ・アラネン、ヤーコ・セイクラ、バージッタ・アラケア、およびトルニオで楽しい一夜を共に過ごしてくれたタピオ・サロとその家族に深く感謝する。

本書を書き進める中で、何度も友人や家族に支えられた。ジャン・ホー・チャのおかげで、マサチューセッツ総合病院で開かれた脳解剖に関するセミナーに参加できた。ハーバード大学公衆衛生大学院のマット・ミラー准教授は、医学的治療を評価・査定する方法を検討する上で貴重な相談役を務めてくれた。私の仕事場の隣にオフィスを構えるシンシア・フローリーは、本書をいろどる数多くの図表を作成してくれた。さらにライター稼業の浮き沈みについて常日頃から語り合っている仲間、ジョー・レイデン、ウィニー・ユー、クリス・リングウォルドにも感謝する。

この本は私にとって四冊目の著作だが、本の執筆は——最初に構想がひらめいた瞬間から刊行の日まで——共同作業と呼ぶにふさわしい取り組みだと今まで以上に強く実感している。出版エージェントのテレサ・パークは、企画書の作成を手伝い、私がこのプロジェクトを手掛ける上で貴重なアドバイスを与えてくれた。担当編集者のショーン・デスモンドは、本書で扱うテーマの幅を広げ、話の起承転結を明確にするよう促し、編集段階では原稿に手を入れ様々な形で改良してくれた。テレサのように心強いエージェント、ショーンのように才能あふれる編集者に恵まれた書き手は、本当に幸運としか言いようがない。原稿を手際よく整理してくれたリック・ウィレット、人目を引く表紙をデザインしてくれたローラ・ダフィー、素晴らしいレイアウトに仕上げてくれたソン・ヒー・キム、プロジェクトの進行を入念に管理してくれたステファニー・チャン、それに本書に才能を捧げてくれたクラウン出版の多くのスタッフにも感謝を伝えたい。最後に、本書で語った歴史は万人が知るに値すると信じてくれたティナ・コンステーブルに心から感謝する。

監訳者紹介

小野　善郎（おの・よしろう）

1959年愛知県生まれ。和歌山県立医科大学卒業。現在和歌山県精神保健福祉センター所長。精神保健指定医、日本精神神経学会精神科専門医、日本児童青年精神医学会認定医、子どものこころ専門医。主な著書に、『思春期を生きる』（福村出版、2019年）、『児童虐待対応と「子どもの意見表明権」』（明石書店、2019年）、『思春期の育ちと高校教育』（福村出版、2018年）、『ラター 児童青年精神医学【原書第6版】』（明石書店、2018年）、『思春期の子どもと親の関係性』（福村出版、2016年）、『子どもの攻撃性と破壊的行動障害』（中山書店、2009年）、『子ども虐待と関連する精神障害』（中山書店、2008年）、『異常行動チェックリスト日本語版（ABC-J）による発達障害の臨床評価』（じほう、2006年）など多数。

訳者紹介

門脇　陽子（かどわき・ようこ）

翻訳者。津田塾大学学芸学部国際関係学科卒業。

共訳書に『親教育プログラムのすすめ方――ファシリテーターの仕事』（ひとなる書房、2002年）、『ドナ・ウィリアムズの自閉症の豊かな世界』（明石書店、2008年）、『詳解 子ども虐待事典』（福村出版、2009年）、『子ども虐待・ネグレクトの研究――問題解決のための指針と提言』（福村出版、2010年）、訳書に『自閉症スペクトラム障害のある人が才能をいかすための人間関係10のルール』（明石書店、2009 年）、『一流のプロは「感情脳」で決断する』（アスペクト、2009年）。
　＊翻訳担当：第1章～第5章、第13章～第16章

森田　由美（もりた・ゆみ）

翻訳者。京都大学法学部卒業。

共訳書に『ドナ・ウィリアムズの自閉症の豊かな世界』（明石書店、2008年）、『詳解 子ども虐待事典』（福村出版、2009年）、『子ども虐待・ネグレクトの研究――問題解決のための指針と提言』（福村出版、2010年）、『発達障害事典』（明石書店、2011年）、訳書に『アスペルガー症候群がわかる本』（明石書店、2003年）、『すべてがわかる妊娠と出産の本』（アスペクト、2004年）、『ADHD医学モデルへの挑戦――しなやかな子どもの成長のために』（明石書店、2006年）、『一生モノの人脈力』（ランダムハウス講談社、2006年）、『子ども虐待とネグレクト――教師のためのガイドブック』（明石書店、2008年）、『最強の集中術』（エクスナレッジ、2008年）など。
　＊翻訳担当：はじめに、第6章～第12章、謝辞

原著者紹介

ロバート・ウィタカー（Robert Whitaker）

新聞記者、製薬関係の出版社の共同経営を経て、フリージャーナリストとして精神科医療と製薬業界について精力的な執筆活動を行い、George Polk Award for medical writing や National Association of Science Writers Award for best magazine article などの賞を受賞している。精神医学研究における患者への虐待を扱った1998年の『ボストン・グローブ』の連載記事はピューリッツァ賞の最終候補に残った。主な著書として、*Mad in America: Bad Science, Bad Medicine, and Enduring Maltreatment of Mentally Ill*（Perseus Publishing, 2002），*On the Laps of God: The Red Summer of 1919 and Struggle for Justice that Remade a Nation*（Crown Publishing, 2008）などがある。

心の病の「流行」と精神科治療薬の真実

2012年9月20日　初版第1刷発行
2020年4月25日　　　第3刷発行

著　者　ロバート・ウィタカー
監訳者　小野善郎
訳　者　門脇陽子
　　　　森田由美
発行者　宮下基幸
発行所　福村出版株式会社
〒113－0034　東京都文京区湯島2－14－11
電　話　03－5812　9702
ＦＡＸ　03－5812－9705
https://www.fukumura.co.jp
印　刷　シナノ印刷株式会社
製　本　本間製本株式会社

ISBN978-4-571-50009-1
定価はカバーに表示してあります。

Printed in Japan
落丁・乱丁本はお取替えいたします。